AF783664

Haug

Eliane Zimmermann, Sabrina Herber

Aromapraxis für Pflege- und Heilberufe

20 ätherische Öle für über 150 Indikationen

45 Abbildungen

Karl F. Haug Verlag · Stuttgart

Bibliografische Information der Deutschen Nationalbibliothek
Die Deutsche Nationalbibliothek verzeichnet diese Publikation in der Deutschen Nationalbibliografie; detaillierte bibliografische Daten sind im Internet über https://dnb.d-nb.de abrufbar.

Ihre Meinung ist uns wichtig! Bitte schreiben Sie uns unter:
www.thieme.de/service/feedback.html

© 2024. Thieme. All rights reserved.
Karl F. Haug Verlag in Georg Thieme Verlag KG
Rüdigerstraße 14, 70469 Stuttgart, Germany
www.thieme.com

Printed in Germany

Covergestaltung: © Thieme
Bildnachweis Cover: © Thieme/Eliane Zimmermann, Glengarriff/Irland
Zeichnungen: Roland Geyer, Weilerswist
Redaktion: Stefanie Teichert, Itzehoe
Satz: Ziegler und Müller, text form files, Kirchentellinsfurt
Druck: Grafisches Centrum Cuno, Calbe

DOI 10.1055/b000 000 853

ISBN 978-3-13-245365-4 1 2 3 4 5 6

Auch erhältlich als E-Book:
eISBN (PDF) 978-3-13-245366-1
eISBN (epub) 978-3-13-245367-8

Thieme Publikationen streben nach einer fachlich korrekten und unmissverständlichen Sprache. Dabei lehnt Thieme jeden Sprachgebrauch ab, der Menschen beleidigt oder diskriminiert, beispielsweise aufgrund einer Herkunft, Behinderung oder eines Geschlechts. Thieme wendet sich zudem gleichermaßen an Menschen jeder Geschlechtsidentität. Die Thieme Rechtschreibkonvention nennt Autor*innen mittlerweile konkrete Beispiele, wie sie alle Lesenden gleichberechtigt ansprechen können. Die Ansprache aller Menschen ist ausdrücklich auch dort intendiert, wo im Text (etwa aus Gründen der Leseleichtigkeit, des Text-Umfangs oder des situativen Stil-Empfindens) z. B. nur ein generisches Maskulinum verwendet wird.

MIX
Papier | Fördert gute Waldnutzung
FSC® C043106

Wichtiger Hinweis: Wie jede Wissenschaft ist die Medizin ständigen Entwicklungen unterworfen. Forschung und klinische Erfahrung erweitern unsere Erkenntnisse, insbesondere was Behandlung und medikamentöse Therapie anbelangt. Soweit in diesem Werk eine Dosierung oder eine Applikation erwähnt wird, dürfen die Lesenden zwar darauf vertrauen, dass Autor*innen, Herausgeber*innen und Verlag große Sorgfalt darauf verwandt haben, dass diese Angabe dem Wissensstand bei Fertigstellung des Werkes entspricht.
Für Angaben über Dosierungsanweisungen und Applikationsformen kann vom Verlag jedoch keine Gewähr übernommen werden. Jede*r Benutzende ist angehalten, durch sorgfältige Prüfung der Beipackzettel der verwendeten Präparate und gegebenenfalls nach Konsultation eines/r Spezialist*in festzustellen, ob die dort gegebene Empfehlung für Dosierungen oder die Beachtung von Kontraindikationen gegenüber der Angabe in diesem Buch abweicht. Eine solche Prüfung ist besonders wichtig bei selten verwendeten Präparaten oder solchen, die neu auf den Markt gebracht worden sind. **Jede Dosierung oder Applikation erfolgt auf eigene Gefahr des Benutzenden.** Autor*innen und Verlag appellieren an alle Benutzenden, ihnen etwa auffallende Ungenauigkeiten dem Verlag mitzuteilen.

Marken, geschäftliche Bezeichnungen oder Handelsnamen werden nicht in jedem Fall besonders kenntlich gemacht. Aus dem Fehlen eines solchen Hinweises kann nicht geschlossen werden, dass es sich um einen freien Handelsnamen handelt.

Das Werk, einschließlich aller seiner Teile, ist urheberrechtlich geschützt. Jede Verwendung außerhalb der engen Grenzen des Urheberrechtsgesetzes ist ohne Zustimmung des Verlages unzulässig und strafbar. Das gilt insbesondere für Vervielfältigung und Verbreitung in gedruckter Form, Übersetzung, Übertragung und Bearbeitung in andere Sprachen oder Fassungen sowie die Einspeicherung und Verbreitung in elektronischen Medienformen (z. B. CD-Rom, DVD, USB-Speicher, Datenbank, cloud-basierter Dienst, e-book und sonstige Formen des electronic publishing) und auch öffentlicher Zugänglichmachung (z. B. Internet, Intranet oder andere leitungsgebundene oder -ungebundene Datennetze), u. a. durch Wiedergabe auf stationären oder mobilen Empfangsgeräten, Monitoren, Smartphones, Tablets oder sonstigen Empfangsgeräten per Download (z. B. PDF, ePub, App) oder Abruf in sonstiger Form etc.

Wo datenschutzrechtlich erforderlich, wurden die Namen und weitere Daten von Personen redaktionell verändert (Tarnnamen). Dies ist grundsätzlich der Fall bei Patient*innen, ihren Angehörigen und Freund*innen, z. T. auch bei weiteren Personen, die z. B. in die Behandlung von Patient*innen eingebunden sind.

Die abgebildeten Personen haben in keiner Weise etwas mit der Krankheit zu tun.

Geleitwort

Seit über 30 Jahren beschäftige ich mich als Apothekerin mit ätherischen Ölen. Lange Jahre wurden in meiner Apotheke regelmäßig Rezepturen hergestellt – nach Aromatogramm oder nach individuellen Bedürfnissen. Und immer wieder konnte ich feststellen, dass die ätherischen Öle wirken. Als Seminarleiterin habe ich mich regelmäßig mit Pflegekräften und Therapeuten ausgetauscht – und auch hier wurde mir immer wieder bestätigt, dass ätherische Öle sanft und sicher wirken.

Das Buch „Aromapraxis für Pflege- und Heilberufe" schließt eine große, bisher bestehende Lücke bei den bereits vorhandenen Fachbüchern zur Aromatherapie für Pflege- und Heilberufe und ergänzt fundiert auch einige Bücher, die sich an interessierte Laien wenden. Eliane Zimmermann und Sabrina Herber haben es verstanden, mit viel Sachverstand, aber auch didaktischem Geschick wissenschaftliche Studien zu den ätherischen Ölen so zu erklären, dass es nicht nur der angehende oder auch bereits erfahrene Heilpraktiker, der Therapeut oder die Pflegekraft gut verstehen und umsetzen können, auch interessierte Laien werden das Buch mit Gewinn lesen.

Viele Heilpraktiker, Pflegekräfte und Therapeuten möchten gerne Aromatherapie oder Aromapflege in ihre Arbeit integrieren, es fehlt aber entweder die Zeit, sich das notwendige Wissen umfassend anzueignen, oder sie möchten ein Nachschlagewerk, um alle wichtigen fachlichen Aspekte sofort bei der Hand zu haben und sich mit diesen zunächst vertraut zu machen.

Selbstverständlich sind eine gute Ausbildung und fachliches Wissen unbedingt notwendig, um verantwortungsvoll mit ätherischen Ölen in Pflege und Praxis umgehen zu können – ein gutes Buch unterstützt aber bei der „Einführung in die Praxis".

Dieses Werk gibt dem erfahrenen Aromapraktiker, aber auch dem wissbegierigen Einsteiger in dieses Thema ein umfassendes Basiswissen und viele erprobte Rezepturen, um damit arbeiten zu können. Sehr bewusst haben die beiden Autorinnen versucht, mit wenigen ätherischen Ölen auszukommen: So werden lediglich 20 ätherische Öle und 10 fette Öle sowie einige Hydrolate als Grundausstattung empfohlen und verwendet. Diese 20 Öle werden praxisnah, mit allen notwendigen Details beschrieben, wobei auch wirkungsähnliche Öle kurz gestreift werden. Sehr schön sind auch die Fotos der entsprechenden Pflanzen.

Die vorgestellten Basisrezepturen lassen sich mit diesen beschriebenen Ölen alle herstellen. Eine Erweiterung ergibt sich durch die sogenannten Spezialrezepturen, bei denen auch noch einige andere wichtige Öle eingesetzt werden. So können auch Pflegekräfte in Einrichtungen, die nur auf ein kleines Budget zurückgreifen können, sofort starten.

Auch die rechtliche Seite, was ein Therapeut darf, was eine Pflegekraft darf, wird von den Autorinnen gut erläutert.

Aus meiner Sicht als Apothekerin finde ich es sehr wichtig, dass die chemischen Inhaltsstoffe der ätherischen Öle gut und verständlich erklärt werden. Auch die physiologische und pharmakologische Wirkung der Duftstoffe über die Strukturen des Geruchsinns, über Neurotransmitter und Rezeptoren sind gut zu verstehen.

Ich hoffe, dass dieses Buch für viele Aromaexpertinnen und -experten ein regelmäßiger Begleiter wird im duftenden Alltag. Das vorliegende Werk zeigt die Liebe der Autorinnen zur Aromatherapie, die mich mit ihnen seit vielen Jahren verbindet.

Ich freue mich, wenn das Buch erscheint und kenne auch schon einige, die auf das Erscheinen warten.

Dorothea Hamm
Apothekerin und Aromaexpertin

Karlsruhe, im März 2024

Vorwort

Der Umgang mit ätherischen Ölen macht seit den Zehnerjahren dieses Jahrtausends einen rapiden Wandel durch. Nicht nur eroberten bedenkliche Praktiken der Überdosierung und damit Verschwendung der kostbaren Pflanzenessenzen unsere Branche, auch müssen wir uns inzwischen regelmäßig mit neuen Vorschriften und sogar Restriktionen seitens der Gesetzgeber befassen.

Wir sind dankbar für das seltene Privileg, seit zusammen gut 50 Jahren den täglichen Umgang mit ätherischen Ölen praktizieren zu dürfen: Uns ist das seltene Glück bewusst, dass wir Leidenschaft, Lebensaufgabe und Beruf kombinieren dürfen.

Auch nach all den Jahren sind wir noch oft genug erstaunt über diese duftenden Signalstoffe, die Pflanzen und Tiere wie beispielweise Insekten einsetzen, um sich etwas mitzuteilen. Wir bewundern mit jedem Chemieunterricht, den wir abhalten, die Fähigkeit von Pflanzen, sich mit gezielt eingesetzten Molekülen gegen Krankheitskeime und Fressfeinde zu wehren oder ihresgleichen andere „Nachrichten" zukommen lassen zu können. Regelmäßig erleben wir Menschen, die uns mit Dank und Lob überschütten, weil einzelne Öle oder bestimmte Rezepturen, die wir ihnen nach gründlicher Beratung und mit viel Fingerspitzengefühl empfohlen haben, für sie ganz besondere Verbesserungen ihres Wohlbefindens hervorgerufen haben.

Es ist gut zu beobachten, dass einerseits die jüngeren Naturduft-Enthusiast*innen sich bewährte und erprobte Rezepturen von Kolleg*innen wünschen. Andererseits dürfen insbesondere die engagierten Pflegenden immer seltener mit individuell ausgesuchten Ölen den Genesungsprozess ihrer Schützlinge begleiten. Es bedarf mutiger Vorgesetzter, dennoch wohltuende Aromapflege durchzusetzen. Evidenzbasiertes Wissen, kombiniert mit Erfahrungen aus der Praxis, ist aus unserer Sicht ein guter Weg, die Arbeit mit ätherischen Ölen sicher und effektiv zu gestalten.

Mit diesem Buch wagen wir den Spagat, alle diese Wünsche zu erfüllen. Dabei berücksichtigen wir eine preiswerte Grundausstattung, die fast jede Person, die sich bereits mit Aromapflege und Aromatherapie beschäftigt, zur Hand hat. Denn wir wissen aus unzähligen Beispielen, dass kaum jemand bei drei oder fünf Ölen bleibt: Wenn einen die Freude an besonderen Nasenerlebnissen gepackt hat, kommen nach und nach immer mehr Düfte ins Haus.

Dennoch gibt es für bestimmte Fälle oft nur ein ganz bestimmtes Öl, das sozusagen der „Gamechanger" ist. Beispielsweise können bei Prellungen und anderen stumpfen Verletzungen allerlei Öle helfen – ohne das fast wundersam wirkende Immortellenhydrolat ist der Erfolg jedoch nur halb so gut, wie er sein könnte. Wessen Brustenge mit oder ohne Husten nicht so recht mit den üblichen „medizinischen Düften" von Cajeput, Eucalyptus oder Ravintsara klarkommt, wird erstaunt sein, wie deutlich Khellaöl Erleichterung bringen kann. Um auch stärkere Blutungen, z. B. der Nase oder bei medikamentenbedingten Petechien, zu stillen, wirkt am überzeugendsten Cistrosenöl.

Somit finden Sie für beinahe jede Befindlichkeit und Beschwerde eine Anwendungsempfehlung mit einer sinnvollen Auswahl aus den 20 Naturdüften der Grundausstattung und zusätzlich eine möglicherweise noch deutlich wirksamere Rezeptur mit – auf den ersten Blick – selteneren Ölen.

Wie bei allen Anwendungen ist eine zuverlässige Compliance vonseiten der Patient*innen nötig: Die wunderbaren ätherischen Öle haben zwar den großen Vorteil, dass sie den Körper relativ schnell wieder verlassen, also kaum unerwünschte Nebenwirkungen verursachen können. Doch genau dieser ist auch der Grund, weswegen sie regelmäßig wieder inhaliert oder eingerieben werden sollten, idealweise dreimal täglich bei körperlichen Beschwerden, bei seelischen Schieflagen eher öfter.

Dafür sind die handlichen, selbst befüllbaren Riechstifte eine grandiose Erfindung, die nun bei vielen Anbietern zu erwerben sind. Wie die Wissenschaftlerin und Autorin Prof. Dr. Bettina Pause mit ihren Experimenten bestätigt: „Jedes Riechmolekül verursacht ein Gefühl". Gute Gefühle sind unerlässlich für die ganzheitliche Heilung. Wir sind davon überzeugt, dass Sie, liebe Leserin und lieber Leser, unsere Vorschläge lieben werden und von Ihren Patient*innen und Familienangehörigen ähnlich viele positive Rückmeldungen erhalten werden wie wir.

Eliane Zimmermann und Sabrina Herber

Glengarriff/Irland und Schwollen, im März 2024

Danksagung

Unser Dank geht an die zahlreichen Zuhörerinnen und Zuhörer unseres Podcasts, die uns mit Mut machenden und wirklich bereichernden Schilderungen ihrer eigenen Erfahrungen versorgen. Ein Dank geht auch an unsere vielen Kursteilnehmerinnen, von denen wir immer noch viel lernen dürfen, insbesondere, wenn sie uns „Löcher in den Bauch“ fragen.

Ferner sind wir besonders dankbar für die wohlwollende, geduldige und wunderbar gründliche Betreuung dieses umfangreicher als zunächst angedacht gewordenen Projekts: Stefanie Teichert, Eva Wallstein und Christian Böser.

Inhalt

Teil 2 Grundausstattung von A bis Z

Teil 3 Rezepturen für unterschiedliche Indikationen

Teil 4 Anhang

Die beiden Autorinnen

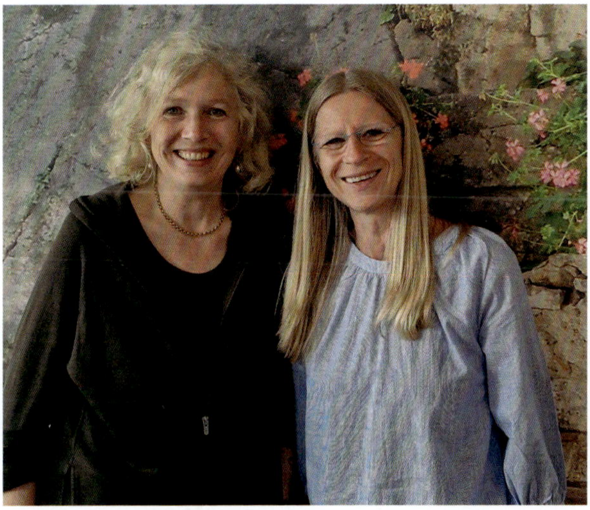

Die beiden Autorinnen, die viele gemeinsame Projekte ausführen wie den Podcast „Aromatherapie für die Ohren" und Webseminare, außerdem Magazine, Plakate und andere Lernmaterialien zusammen erstellen – von links nach rechts:

Eliane Zimmermann
Ardaturrish Beg
P75DN80 Glengarriff, Co. Cork
Irland

Sabrina Herber
Schulstr. 17
55767 Schwollen
Deutschland

Wie ihr erst im Leben als Erwachsene bewusst wurde, war **Eliane Zimmermann** bereits als Kind ein „Nasentier": Der Rasierwasserduft des zu oft verreisten Vaters konnte sie trösten, mehrere Generationen ihrer Ahnen waren Gärtner. Ende der 1990er-Jahre absolvierte sie ihre Ausbildung in Aromatherapie, seit 1992 bietet sie Fortbildungen an. Im Jahr 2000 verlegte sie ihren Lebensmittelpunkt nach Südwest-Irland; in der subtropischen Flora leitet sie Gartenwochen und hegt eigene Duft- und Heilpflanzen. Sie ist auch fasziniert von wissenschaftlichen Studien, die ihre zahlreichen Bücher zum Thema bereichern. Seit 2010 schreibt sie regelmäßig im ersten deutschsprachigen Blog über Aromatherapie, www.aromapraxis.de; wer lieber hören als lesen möchte, kann ihr in über 100 Podcast-Folgen beim Fachsimpeln über Düfte und naturheilkundliche Anwendungen „über die Schultern hören".

Lange bevor **Sabrina Herber** ihre Ausbildung in Aromatherapie genoss, durfte sie von den Heilkräften der Natur erfahren, denn ihre Urgroßmutter war von allen in ihrer Region wachsenden Kräutern fasziniert. Seit 2002 leitet sie Fortbildungen für Pflegende, 2008 gründete sie ihre Schule für Aromatherapie und Aromapflege im Hunsrück (Rheinland-Pfalz). Sie unterrichtet Pflegekräfte, HeilpraktikerInnen und Ärzte im verantwortungsvollen Umgang mit ätherischen Ölen. Sie schreibt Fachbeiträge, spricht regelmäßig auf Kongressen und schreibt seit 2017 Bücher zum Thema. Seit 2011 erscheinen auf ihrer Seite www.vivere-aromapflege.de Beiträge zum Thema Aromatherapie und Aromapflege. Seit April 2023 berät sie in ihrem Fachgeschäft für Aromatherapieprodukte ihre Kunden vor Ort.

Teil 1
Grundlagen der Aromatherapie und -pflege

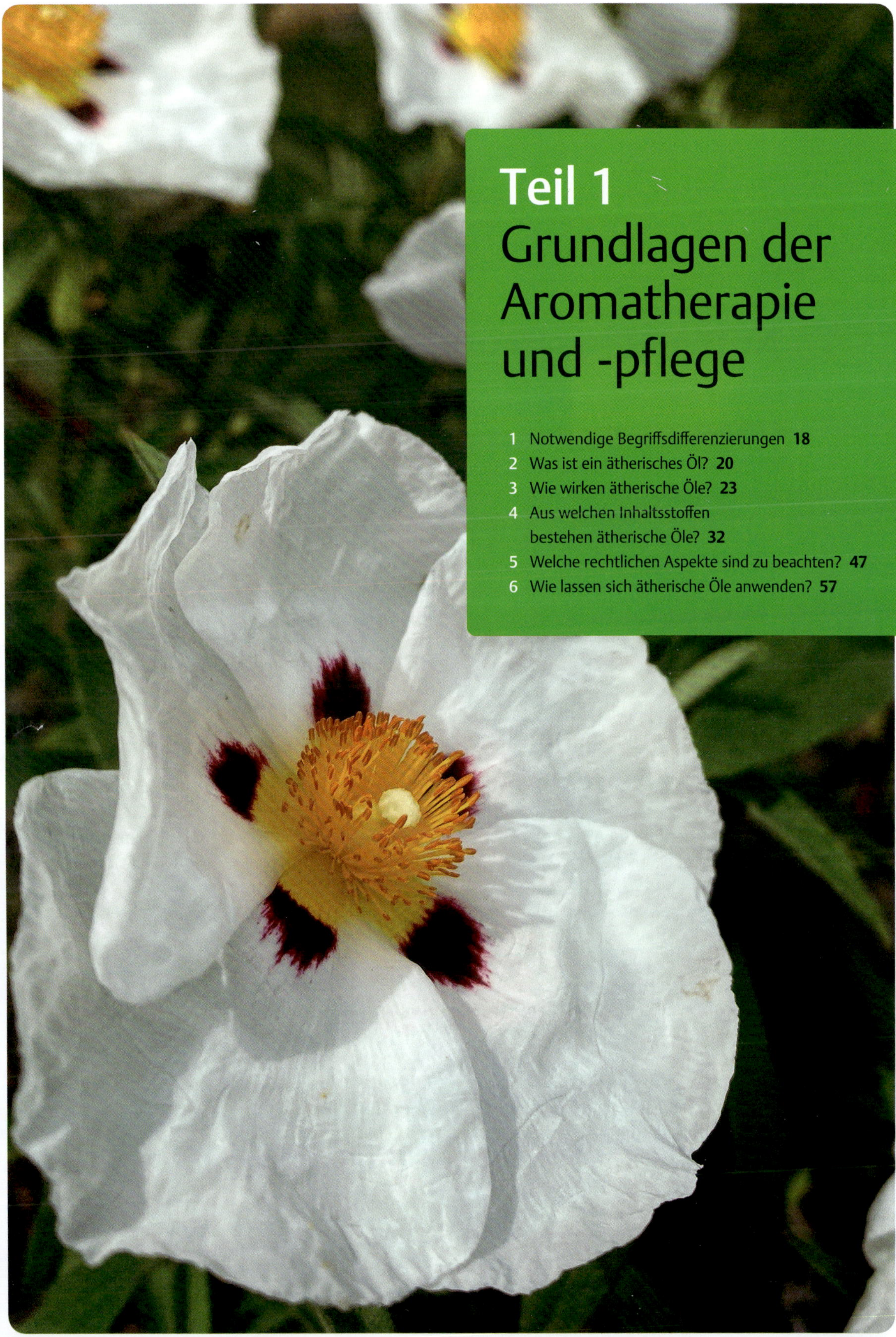

1 Notwendige Begriffsdifferenzierungen

Wir unterscheiden unterschiedliche Arbeitsfelder im Bereich der gesundheitsunterstützenden Arbeit mit ätherischen Ölen: die Aromatherapie, die Aromapflege und die Aromapraxis.

Aromatherapie praktizieren diejenigen, die nicht nur über die qualifizierte Fortbildung in Aromakunde verfügen, sondern die entweder Ärzte (in Deutschland, Österreich und der Schweiz) oder Heilpraktiker (in Deutschland) sowie Naturärzte und (Natur-)Heilpraktiker (in der Schweiz) sind. Sie dürfen ätherische Öle therapeutisch, also zu Behandlungszwecken, einsetzen und diese auch verschreiben (z. B. in Form von Privatrezepten für Fertigpräparate wie Gelomyrtol oder auch als selbst komponierte Rezepturen zur Herstellung in der Apotheke). In Österreich gibt es keine anerkannte Heilpraktikerausbildung.

Weitere Angehörige von Heilberufen wie Krankenpflegende, die unter ärztlicher Aufsicht und Genehmigung pflegend und unterstützend arbeiten, üben **Aromapflege** aus. Diese erfahrenen Fachleute setzen ätherische Öle, fette Pflanzenöle und Hydrolate zur Gesundheitsvorsorge und -pflege vor allem im klinischen Umfeld und in der Altenpflege ein. In Deutschland gibt es bislang keine einheitliche Regelung, zumeist erwartet die Pflegedienstleitung, dass wenigstens ein Teammitglied eine mehr oder minder umfangreiche Fortbildung mit ätherischen Ölen absolviert; diese Person erarbeitet dann erste Standards und schult weitere Kollegen. In Österreich benötigen Pflegekräfte eine Fortbildung nach § 64 des Gesundheits- und Krankenpflegegesetzes (GuKG). Inzwischen hat sich der Begriff der Aromapflege vor allem in diesem Bereich gut etabliert. In der Schweiz gibt es neben staatlich anerkannten Naturheilpraktikern, die neben Therapieeinrichtungen auch in eigenen Praxen arbeiten dürfen, auch sogenannte Komplementärtherapeuten, die auf ärztliche Verordnung Behandlungen in der Therapierichtung ausführen, in der sie ausgebildet sind.

Der Begriff der **Aromapraxis** ist ursprünglich eine Erfindung aus den frühen 1990er-Jahren durch die Autorin Eliane Zimmermann, um eine nachvollziehbare Berufsbezeichnung für medizinische Laien, die ausreichend in Aromakunde ausgebildet sind, nutzen zu können. Hierzu gehören beispielsweise stressabbauende Massagen mit entsprechender Beratung. Auf **intakter** Haut dürfen Aromapraktiker unterschiedliche pflegende Anwendungen und Massagen sowie im Sinne einer Ersten Hilfe Beratungen bei banalen Störungen des Wohlbefindens durchführen. In Österreich dürfen sogenannte Energetiker nicht massieren, sondern allenfalls „energetische Streichungen“ mit dazu passenden Beratungen vornehmen. In der Schweiz gelten je nach Kanton unterschiedliche Regelungen; an vielen Orten kann die Aromapraxis recht frei ausgeübt werden, an anderen nur nach Erwerb bestimmter Zertifikate. In Deutschland wird der Begriff Aromapraxis mittlerweile auch für die professionelle Anwendung durch Pflegende und Behandelnde am Patienten verwendet, also die praktische Anwendung ätherischer Öle im konkreten Fall. Einer unserer wichtigsten Grundsätze bei der Anwendung von Aromapflege oder Aromatherapie lautet dabei: Wir arbeiten immer im Einklang mit dem Menschen (▸ **Abb. 1.1**) und seinen individuellen Bedürfnissen.

Hintergrundwissen

Aromapflege als komplementäre Pflegemethode

Fälschlicherweise wird die Aromapflege oft als alternative Pflegemethode bezeichnet. Der Begriff „alternativ“ würde jedoch bedeuten, dass sich die Pflegekraft zwischen der konventionellen Pflege und der Aromapflege entscheiden müsste. Dies ist jedoch nicht der Fall. Vielmehr kommt der Aromapflege als Ergänzung zur herkömmlichen Pflege eine viel größere Bedeutung zu. Der Begriff „komplementär“ hat seinen Ursprung in der französischen Sprache: Er bedeutet „ergänzend“. Da diese Begriffe zwei völlig unterschiedliche Bedeutungen haben, sollten sie mit Bedacht verwendet werden! In Bezug auf die Medizin handelt es sich bei naturheilkundlichen Anwendungen, zu denen die Aromapflege gehört, um komplementäre Methoden – wir sprechen also von komplementärer Pflege (Zangenfeind 2010, S. 3 f.).

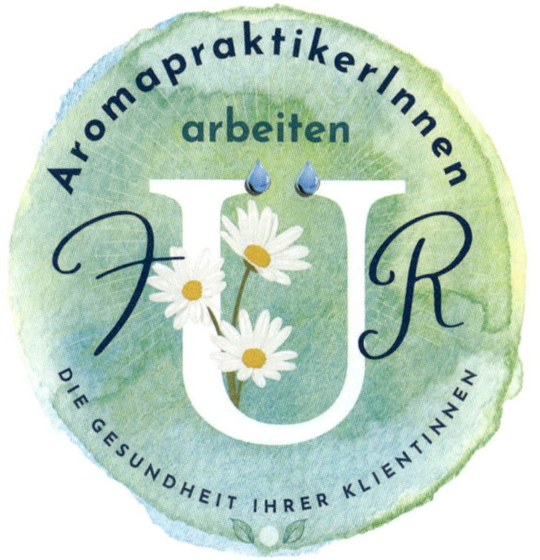

Abb. 1.1 In der Aromatherapie und -pflege werden die Selbstheilungsfunktionen der Klientinnen und Klienten gezielt unterstützt, anstatt lediglich Symptome zu bekämpfen. (Quelle: Zimmermann. Aromatherapie für Pflege- und Heilberufe. 7. Aufl. Karl F. Haug Verlag 2022.)

2 Was ist ein ätherisches Öl?

Ätherische Öle sind leicht verdunstende lipophile Extrakte aus Pflanzen oder Pflanzenteilen, die deutliche, für die jeweilige Herkunftspflanze charakteristische Gerüche aufweisen.

Vermutlich leitet sich der Begriff „ätherisch" von der alten Bezeichnung für Himmel (Äther) ab, denn die kostbaren Öle steigen in Richtung Himmel auf wie einst die duftenden Räucherwerke der Ägypter. Deren Idee war es, den Gottheiten „dort oben" duftende Opfer und Geschenke zu überbringen. Als „ätherisch" wurde zudem vieles bezeichnet, das kaum sichtbar war, wie „ätherische Elfenwesen" und auch Substanzen wie Quecksilber und Ether, die alte Form der Narkose. Daher werden sie auch als etherische Öle bezeichnet (wobei nur wenige ätherische Öle hauptsächlich aus Ethermolekülen bestehen).

Ätherische Öle werden durch Wasserdestillation oder durch Wasserdampfdestillation gewonnen. Auch durch Raspeln und Zentrifugieren gewonnene Zitrusöle (Agrumenöle, auch Essenzen genannt) zählen zu den ätherischen Ölen.

Für Menschen, die erstmals mit ätherischen Ölen in Kontakt kommen, ist es kaum vorstellbar, wie viel Pflanzenmaterial in einem einzigen Tropfen steckt. Bei den käuflich zu erwerbenden Naturdüften handelt es sich um extreme **Konzentrate**, die in großen Destillationsanlagen gewonnen werden. Wenn wir selbst zu Hause destillieren, gewinnen wir nur wenige Tropfen oder wenige Milliliter ätherisches Öl, selbst wenn wir erhebliche Mengen im Garten ernten konnten, beispielsweise eine Schubkarre voller Kräuter oder Rosenblütenblätter.

Im Gegensatz zu fetten Ölen (▶ **Tab. 2.1**) verdunsten ätherische Öle vollständig und hinterlassen auf Papier keine „Fettflecken". Viele davon sind jedoch gelblich, rötlich, blau und/oder braun und können somit farbige Flecken auf Papier verursachen.

Ätherische Öle sind aus vielen verschiedenen Einzelmolekülen zusammengesetzt, 200 und mehr sind keine Seltenheit. Je nach Analysemethode und bei Bestimmung auch minimaler Mengenanteile (mit mehreren Nullen nach dem Komma) kann ein gutes Lavendelöl beispielsweise aus ca. 1200 unterschiedlichen Molekülen bestehen (Schnaubelt 2011). Sie sind kaum in Wasser löslich; hineingetropft, schwimmen sie tropfenförmig auf der Wasseroberfläche.

Diese chemischen Verbindungen können Einfluss auf unsere Physiologie nehmen und daher für die Behandlung von Erkrankungen eingesetzt werden. Ebenfalls können sie Keime unschädlich machen oder ihr Wachstum hemmen und auf diese Weise zu unserem Wohlergehen oder unserer Gesundung beitragen. Sie wirken darüber hinaus nicht nur auf körperlicher, sondern auch auf psychischer Ebene. Im Folgenden befassen wir uns noch vertiefend mit der Wirkweise dieser Inhaltsstoffe (S. 32).

Tab. 2.1 Unterschiede zwischen ätherischen und fetten Pflanzenölen.

Ätherisches Öl	Fettes Öl
Kohlenwasserstoffmoleküle: vor allem C10, C15 und Benzenverbindungen C6	Kohlenwasserstoffmoleküle: vor allem C16 und C18
• wirken antioxidativ („entgiftend") und antitumoral (viele Bestandteile) • wirken modulierend auf den Hormonhaushalt der Pflanze	• wirken antioxidativ („entgiftend") und unterstützen Reparaturvorgänge • Grundbausteine für menschliche Zellen
„Hausapotheke der Pflanze": wirken gegen Bakterien, Viren, Pilze	Nahrungsreserve für die nachfolgende Pflanzengeneration (finden sich meist in den Samen)
• zählen zu den sekundären Pflanzenstoffen • müssen mit der Nahrung (in Spuren) aufgenommen werden	• einige Fettbegleitstoffe zählen zu den sekundären Pflanzenstoffen • bestehen aus Fettsäuren, teilweise essenziell (müssen vom Menschen aufgenommen werden)
enthalten keine Kalorien	• 1 g enthält ca. 9 kcal • landen weniger „auf der Hüfte" als tierische Fette, da stoffwechselaktiver
• flüchtig • hinterlassen keinen bleibenden Fleck auf Papier (es sei denn, sie sind farbig wie Schafgarbenöl)	• ölig-fettig • hinterlassen einen bleibenden, leicht transparenten Fettfleck auf Papier

! *Beachte*

Ätherische Öle sind lipophil (fettlöslich), enthalten jedoch keine Fette. Sie können sich noch in der Pflanze mit ähnlich lipophilen Agrargiften wie Pestiziden verbinden, sodass die Haut und die Schleimhäute nur mit von unabhängigen Instituten zertifizierten Bio-Ölen in Kontakt kommen sollten.

Manchmal werden auch Pflanzenauszüge (Extrakte), die mithilfe anderer Lösungsmittel als Wasser hergestellt werden, als ätherisches Öl bezeichnet. Korrekterweise verwenden wir in Abhängigkeit vom Grundstoff (z. B. Blüte, Harz) und/oder vom verwendeten Lösungsmittel (Beispiele in Klammern) die folgenden Begriffe:

- Blüten-Absolues (z. B. Hexan oder Petrolether): Rose, Jasmin, Frangipani, Mimose, Osmanthus, Champaca
- Harzextrakte bzw. Resinoide (z. B. Ethanol): Benzoe, Copaibabalsam, Myrrhe
- alkoholische Extrakte von Gewürzen (z. B. Ethanol): Tonka, Vanille, Benzoe

Ätherische Öle sind sozusagen die **Hausapotheke** der Pflanze: Sie wirken gegen Keime, als Fänger reaktiver Sauerstoffverbindungen (antioxidativ), die bei vielen Stoffwechselprozessen entstehen, und damit entgiftend; außerdem haben sie keinen Nährwert (0 kcal/g). Fette Öle dagegen sind die **Nahrungsreserve** für die nächste Pflanzengeneration und demzufolge zumeist in Samen enthalten; ihr Energiegehalt liegt bei 9 kcal/g.

Manche Duftpflanzen enthalten 1–2 % ätherisches Öl, viele Pflanzen wesentlich weniger; nur einige wenige enthalten sehr viel mehr, beispielsweise die Gewürznelke mit einem Anteil von bis zu 12 %. Mit dieser von der Natur vorgegebenen „Verdünnung" haben wir bereits einen deutlichen Hinweis auf die verträgliche Konzentration von Naturdüften in den Trägersubstanzen der Produkte, die mit Haut und Schleimhäuten in Berührung kommen. Ein Fläschchen mit ätherischem Öl enthält also, um es in Bildern zu verdeutlichen, etliche Säcke, wenn nicht sogar Schubkarren prall gefüllt mit Pflanzenmaterial. Aus zwei Handvoll Kiefernnadeln beispielsweise lassen sich ca. 15 Tropfen

Nadelöl destillieren, ein einziger Tropfen Rosenöl wird aus ca. 30 Rosenblüten gewonnen!

Noch kurz vor der Jahrtausendwende wurde davon ausgegangen, dass ätherische Öle Abfallprodukte des pflanzlichen Stoffwechsels sind. Mittlerweile hat sich gezeigt, dass sie – je nach Pflanze und Umweltbedingungen – zum Sekundärstoffwechsel gehören und vielfältige Funktionen (S. 24) erfüllen, die für ihr Überleben unabdinglich sind. Unzählige Studien konnten belegen, dass diese Riechmoleküle auch in Lebensmitteln wichtige „Gesundstoffe" sind. Monoterpene und Phenole – beides sind wirksame chemische Verbindungen in ätherischen Ölen – zählen in der Ernährungsmedizin inzwischen zu den wichtigen sekundären Pflanzenstoffen.

Ätherische Öle werden auf mehreren unterschiedlichen Stoffwechselwegen in Pflanzen gebildet, die zum Teil räumlich getrennt in den Pflanzen ablaufen: Terpenverbindungen (S. 36), also Monoterpene und ihre zahlreichen Abkömmlinge, sind Nebenprodukte des Mevalonat- und Methylerythritolphosphatwegs (MEP-Wegs), die beide wichtige Bestandteile des Sekundärstoffwechsels der Pflanzen und u. a. auch für die Bildung bestimmter Vitaminvorstufen zuständig sind. Die phenolischen Verbindungen (S. 42), die vor allem den stark duftenden Gewürzen aus heißen Ländern ihr Aroma geben, sind Nebenprodukte des Stoffwechsels der Shikimisäure, aus dem die Proteine entstehen.

Die allermeisten ätherischen Öle bestehen vorwiegend aus Terpenverbindungen (z. B. Bergamotte, Mandarine, Rosengeranie, Pfeffer, Zypresse) mit einem kleinen Anteil an phenolischen Verbindungen – fast alle sind damit selbst bei leichten Überdosierungen noch gut verträglich. Bei sehr wenigen Ölen finden wir das umgekehrte Verhältnis (z. B. Bohnenkraut, Gewürznelke, Oregano, Thymian, Zimt): Dadurch haben sie häufig ein höheres Potenzial, Hautreizungen hervorzurufen, und müssen unbedingt korrekt verdünnt werden. Sie eignen sich dennoch für eine gezielte therapeutische Anwendung, da sie über eine sehr ausgeprägte „medizinische" Wirkung verfügen.

Auf einen Blick

Was zeichnet ätherische Öle aus?

- Ätherische Öle sind leicht flüchtige, lipophile Extrakte aus Pflanzen, die charakteristische Gerüche aufweisen.
- Zur Gewinnung von ätherischen Ölen für therapeutische Zwecke werden überwiegend Pflanzenmaterialien in Wasser oder Wasserdampf destilliert.
- Die Bestandteile ätherischer Öle entstehen u. a. im Sekundärstoffwechsel von Pflanzen.
- Hauptbestandteil ätherischer Öle sind Terpen- und phenolische Verbindungen.

3 Wie wirken ätherische Öle?

Es gibt inzwischen eine kaum noch überschaubare Menge an Forschungserkenntnissen zu den vielfältigen Funktionen und Wirkungen von Riechstoffen. Das Wissen um diese faszinierenden Substanzen dringt allerdings nur langsam in das allgemeine Bewusstsein, auch weil wissenschaftliche Studien oft sehr spezifisch gefasst sind und recht viel chemisches Vorwissen voraussetzen. Es beginnt schon mit der vermeintlich einfachen Bezeichnung „Riechstoff".

Riech- oder Geruchsstoff ist eine streng genommen irreführende Bezeichnung für eine Substanz, da ein Geruch bzw. dessen Wahrnehmung davon abhängt, ob ein Organismus über bestimmte Sinneszellen (Rezeptoren) verfügt, die mit diesen Geruchsstoffen interagieren können. Der Geruch bezeichnet damit keine chemische Eigenschaft eines Stoffs, sondern er muss erst vom Riechenden als solcher wahrgenommen werden. Zur Wahrnehmung von Gerüchen gibt es spezifische Geruchsrezeptoren, die sich beim Menschen vor allem in der Nasenschleimhaut, genauer dem Riechepithel in der Riechschleimhaut, befinden. Eine Schädigung des Riechepithels durch Toxine oder Verletzungen kann zu einer Beeinträchtigung (Hyposmie) oder dem Verlust der Riechfähigkeit (Anosmie) führen, wenngleich das Riechepithel eine sehr hohe Regenerationsfähigkeit aufweist.

Ätherische Öle zeichnen sich durch ihren oft intensiven Geruch aus, da sie als leicht flüchtige Substanzen gut über die Luft an die Riechzellen im Riechepithel gelangen und so von uns Menschen wahrgenommen werden können. Daneben gibt es eine Reihe weiterer Körperzellen, die ebenfalls auf Riechstoffe reagieren, auch wenn wir dies nicht als Geruch wahrnehmen; diesem Thema widmet sich ein eigener Abschnitt (S. 27).

Gerüche werden sehr subjektiv wahrgenommen und bewertet – als wohlriechender Duft oder als Gestank. Je nachdem, wie gut der jeweilige Geruchssinn ausgeprägt und geschult ist, reagiert jeder Mensch sehr unmittelbar und individuell auf einen Geruch. Dies erfolgt oft eher im unterbewussten Bereich. Hintergrund hierfür ist, dass der Geruchssinn, evolutionsgeschichtlich einer der ältesten Sinne, mit evolutionär ebenfalls sehr alten Gehirnstrukturen wie dem limbischen System eng verbunden ist, das autonom arbeitet und sich unserer unmittelbaren bewussten Kontrolle entzieht.

Im limbischen System erfolgt u. a. die Verarbeitung von Emotionen und die Triebsteuerung. Gerüche sind daher eng mit Emotionen verbunden. Außerdem ist der Geruchssinn besonders komplex, da er nicht nur durch Riechreize selbst, sondern auch durch taktile und chemische Reize in der Nase sowie Geschmacksreize im Mund beeinflusst wird. Über den Nervus trigeminus, das nasal-trigeminale Riechen, reagiert außerdem der Gesichtsnerv auf scharfe und beißende Gerüche wie Chlor, Salmiak oder Rauch und schützt uns so vor Verletzungen und Schäden. Daneben entfalten Duftmoleküle und ätherische Öle als Vielstoffgemische auf körperlicher Ebene objektiv messbare Wirkungen.

Bevor wir uns eingehender mit den Wirkungen von Geruchsmolekülen als Bestandteil ätherischer Öle auf Menschen befassen, soll es zunächst darum gehen, welche Funktionen und Wirkungen diese bei Pflanzen (und Tieren) erfüllen bzw. entfalten.

3.1 Ursprache von Lebewesen: die chemische Kommunikation

Eine Vielzahl von Studien zeigt, wie ausgeprägt und vielfältig sich Kommunikation bei Pflanzen auch über Artgrenzen hinweg gestaltet. Pflanzen tauschen sich untereinander und mit anderen Pflanzen- und Tierarten mithilfe von sehr spezifischen Molekülen aus, die in vielen Fällen von uns Menschen als Gerüche wahrgenommen werden können. Daneben findet auch eine elektrische Signalweiterleitung statt und/oder eine Kombination aus beidem.

Besonders gut untersucht ist die Kommunikation der Pflanzen – auch mit Tieren – mithilfe von Duftstoffen. Mit speziellen Duftstoffen locken Pflanzen einerseits bestäubende Insekten an, andererseits wehren sie mit diesen auch Schädlinge ab. Insekten setzen ihrerseits Signalstoffe ein, die als Lockstoffe potenzieller Partner und zur Verteidigung dienen. In einer umfangreichen Studie zeigte Florian P. Schiestl, ein Schweizer Evolutionsbiologe, dass es bei Pflanzen zwei chemische Substanzgruppen gibt, die auch Insekten nutzen: Pflanzenfressende Insekten setzen hauptsächlich Monoterpene (S. 36) frei, bestäubende Insekten hingegen aromatische Verbindungen (S. 42). Er kommt zu dem Schluss, dass Pflanzen analog mithilfe aromatischer Verbindungen, zu denen viele phenolische Verbindungen gehören, Bestäuber anlocken und mithilfe von Monoterpenen Fressinsekten abwehren (Schiestl 2010). Allerdings gestalten sich diese Zusammenhänge in der Natur oft noch sehr viel komplexer, wie die folgende Darstellung zeigt.

Wenn beispielsweise Raupen wie Eulenfalterraupen Blätter von Tomatengewächsen fressen, bilden diese toxisches Methyljasmonat, um die Schädlinge abzuwehren, warnen mit diesem Duftstoff aber auch gleichzeitig ihre Nachbarpflanzen. Dieser Duftstoff ist in der Parfümindustrie nicht nur bekannt, sondern auch äußerst beliebt. Tomatenpflanzen reagieren zudem auf von anderen Pflanzenarten freigesetztes Methyljasmonat, getestet wurde dies z. B. mit Wüsten-Beifuß (Farmer u. Ryan 1990).

Kiefern erkennen den Kleber der gefährlichen Kiefernbuschhornblattwespe, deren Larven ganze Wälder kahlfressen können, und setzen kurz nach deren Eiablage trans-β-Farnesen – ein Sesquiterpen – frei, durch das eine andere Wespenart, die als Eiparasitoid die Eier der Kiefernbuschhornblattwespe schädigt, angelockt wird (Mumm u. Hilker 2005). Diese Buschtrommel funktioniert sogar über eine Entfernung von bis zu zwei Kilometern.

Wird Mais von Eulenfalterraupen angefressen, sendet auch er Riechstoffe wie das Pflanzenhormon Jasmonsäure (diese verleiht ansonsten den Jasminblüten ihren charakteristischen Duft) und Ethylen aus, die Schlupfwespen anlocken. Diese legen Eier in die Raupen, die sich daraus entwickelnden Larven ernähren sich von den Raupen (Huffaker et al. 2013). Nordamerikanischer Mais lockt mithilfe von β-Caryophyllen, ebenfalls Bestandteil vieler ätherischer Öle, Fadenwürmer und Schlupfwespen an, die den für die Maispflanze schädlichen Maiswurzelbohrer in Schach halten (Köllner et al. 2008).

Eine Forschungsgruppe um Axel Mithöfer konnte aufdecken, dass Limabohnen aus Südamerika auf die raspelnden Kaubewegungen ihrer Feinde, den Baumwolleulenraupen, reagieren können (Li et al. 2019). Die Forschenden bauten einen Roboter-Wurm namens SpitWorm, der am Bohnenlaub „kaute“ und „Speichel“ absonderte. Das beeindruckte das Leguminosengewächs allerdings zunächst nicht. Erst das Nachahmen eines ganz bestimmten Kaurhythmus der gefräßigen Raupe in Kombination mit der Speichelsekretion ließ die Pflanze reagieren, indem sie Jasmonsäure absonderte (Li et al. 2019). Durch die Jasmonsäure wird bei Limabohnen auch außerhalb der Blütezeit die Nektarproduktion aus Blattorganen angeregt, wodurch u. a. Raubmilben und Ameisen angelockt werden, die natürliche Fressfeinde der Raupen sind (Radhika et al. 2010).

Neben der chemischen Kommunikation gibt es noch andere Signalwege bei Pflanzen. Beispielsweise konnte Eric Brenner, Forscher im Botanischen Garten in New York, nachweisen, dass sich elektrische Signale (Aktionspotenziale) über 30 cm weit innerhalb einer Sonnenblume ausbreiten können (Anhäuser 2010). Untersuchungen an Kulturpflanzen wie Tabak, Mais, Gerste und Ackerbohne erbrachten ebenfalls Nachweise für die elektrische Reizweiterleitung nach Verletzung der Pflanzen. Die Weiterleitung der Reize beruht auf einem Austausch von negativ und positiv geladenen Ionen und findet entlang von Leitbündeln statt. Sie erfolgt graduell und unterscheidet sich grundlegend von der Erregung tierischer Nervenzellen. Ausgelöst wird sie auch durch Raupenfraß, sodass innerhalb von wenigen Minuten die gesamte Pflanze alarmiert wird und entsprechende Abwehrmechanismen, also die Ausschüttung von Duftstoffen, in Gang setzen kann (Zimmermann et al. 2009).

Diese Abwehrmechanismen kosten die Pflanze allerdings viel Energie: Sie wachsen in diesen Abwehrsituationen weniger gut und stehen unter Stress. Durch die hohe Stoffwechselaktivität entstehen mehr reaktive Sauerstoffverbindungen, die direkt zellschädigend wirken können. Stress wird nicht nur durch Insektenbefall ausgelöst, sondern auch durch veränderte Umweltbedingungen wie Hitze/Kälte und Luftverschmutzung (Hasanuzzaman u. Fujita 2022). Als Reaktion auf Hitzestress bilden Pflanzen u. a. Isopren (ein halbes Monoterpenmolekül und Bestandteil fast aller ätherischer Öle), das stärker als die eigentlichen Duftwarnstoffe riecht. Nützlinge sowie andere Pflanzen nehmen dann den Hilferuf der Pflanze nicht mehr wahr (Loivamäki et al. 2008).

(i) Hintergrundwissen

Analogien zwischen Pflanzen- und Tierreich

Einige Forschende sehen deutliche Analogien zwischen dem Pflanzen- und dem Tierreich. Laut Baluška unterscheiden sich die im Wurzelbereich von Pflanzen stattfindenden physiologischen Abläufe wenig von denen in einem Gehirn in der Tierwelt. Im Pflanzenreich gibt es ihm zufolge also eine mit dem Nervensystem vergleichbare Struktur, die die gleichen Aufgaben habe, jedoch völlig anders aufgebaut sei (Lange 2009; vgl. auch Baluška et al. 2006). Daneben wurde die Annahme geäußert, dass Bäume befähigt seien, über ein riesiges unterirdisches Netzwerk Signale auszutauschen, das in der Presse zuweilen auch als „Wood Wide Web" bezeichnet wird (Lamm 2022). Dabei soll die Netzwerkkommunikation über Artgrenzen hinweg erfolgen, also von Bäumen zu Pilzen, den Mykorrhiza, und umgekehrt.

Diese Positionen sind allerdings aus wissenschaftlicher Sicht umstritten (Anhäuser 2010). Vor allem die teilweise in diesem Kontext verwendeten Begriffe, die eng an die Tierphysiologie angelehnt sind (z. B. pflanzliche Nervenzelle, Synapsen, Gehirn), stoßen auf Ablehnung. In einem Brief drückten über 30 Forschende ihre Bedenken aus und distanzierten sich nachdrücklich von dem Konzept der sogenannten Pflanzenneurobiologie (Alpi et al. 2007).

Befürworter hingegen wünschen sich weniger Dogmatismus. Ihnen zufolge sei der Begriff „Pflanzenneurobiologie" als Metapher aufzufassen, die vor dem Hintergrund genutzt werde, dass sie den menschlichen Geist für erweiterte Denkansätze öffne. Sie wünschen sich, dass wir Menschen lernen, Pflanzen auf eine neue Art und Weise zu betrachten (Anhäuser 2010).

3.2 Riechmoleküle: Highway in die Emotionswelt

Kann sich das menschliche Gehirn Düfte vorstellen? Kann es also auf eine Art und Weise denken, dass Impulse der Nervenzellen ausgelöst werden, die auch beim Riechen von echten Duftmolekülen entstehen? Die Vorstellung, dass es Menschen mit einer sogenannten **mentalen Nase** gibt, die Gerüche direkt aus ihrem Gedächtnis abrufen können, ist noch nicht lange Forschungsthema. Wir Autorinnen gehören vermutlich ebenfalls zu diesem Personenkreis, denn wir können uns Duftmischungen sozusagen im Kopf vorstellen, sie mit unserer „inneren Nase" riechen: ob sie frisch oder dumpf duften, ob die Einzeldüfte zusammenpassen, ob sie zur betreffenden Person oder zur Beschwerde passen. Vertiefend hat sich Heike Astrid Weitz (2010) in ihrer Dissertation mit dem Titel „Mentale Geruchsvorstellungen im Schlaf" mit dem Thema befasst. Ihre Studienergebnisse zeigen, dass einige Menschen Geruchsträume haben, die mit denen anderer Sinnesmodalitäten vergleichbar sind. Beispielsweise rufen sie in ähnlicher Weise Gefühle hervor. Das Auftreten derartiger Träume hing auch davon ab, wie viel Bedeutung Gerüche für die Träumenden im Alltag hatten.

An der Universität Düsseldorf und an der Ruhr-Universität Bochum erforscht das Team um Prof. Dr. Bettina Pause die Geruchswahrnehmung. Die Forschenden entwickelten verschiedene Methoden, mit denen objektiv gemessen werden konnte, in welcher Geschwindigkeit Riechmoleküle auf uns einwirken. Wir nehmen diese tatsächlich in einem Bruchteil von Sekunden wahr. Das sprichwörtliche „Bauchgefühl" hat nach den Erkenntnissen von Prof. Pause sehr viel mit der unterschwelligen Wahrnehmung von Gerüchen zu tun. So erklärt sich auch, warum Studien mit Filmen zum Fallschirmspringen oder zu anderen beängstigenden Situationen nicht auf reale Bedingungen übertragbar sind – es fehlt das passende Geruchsumfeld (Pause u. Seul 2020).

Mithilfe verschiedener psychophysiologischer Methoden konnten Adolph et al. (2013) zeigen, dass Menschen auf bestimmte Riechmoleküle im Schweiß anderer Menschen reagierten, die sich zuvor in Angstsituationen befunden hatten. In der Studie handelte es sich u. a. um Schweißproben Studierender, die auf ihre Prüfungen warteten. Das Wahrnehmen dieser sogenannten **chemosensorischen Angstsignale** löste aber nicht nur Angst, sondern auch Empathie aus. Bei Personen mit stärker ausgeprägter sozialer Angst, die u. a. in größeren Menschengruppen auftreten kann, waren die Reaktionen (z. B. der mimische Angstausdruck, Schreckreflex) auf diese chemosensorischen Angstsignale insgesamt stärker ausgeprägt (Adolph et al. 2013). Ebenso wurde eine Hyperreaktivität gemessen, wenn chemische Aggressionssignale im Schweiß der anderen wahrzunehmen waren. In dieser Versuchsreihe wurde Aggression durch Frustration mithilfe eines Computerprogramms und nachfolgender Bestrafung eines virtuellen Computergegners (mit scharfer Soße) induziert, Sportschweiß wurde bei Tätigkeiten wie Fahrradfahren gesammelt. Nach Präsentation von Aggressionsschweiß veränderte sich die Risikobereitschaft der Versuchspersonen messbar, bei der Präsentation von Sportschweiß oder Luft als neutralem Geruch nicht (Schlösser 2014). Die beschriebenen Mechanismen ergaben bereits für die frühen Menschen, die noch Höhlen bewohnten, Sinn – sie konnten eine anrückende Gefahr buchstäblich „von Weitem riechen", und der Körper wurde entsprechend frühzeitig in Alarmbereitschaft versetzt.

Es besteht also ein enger Zusammenhang von **Gerüchen** und **Emotionen**. Dieser ist darauf zurückzuführen, dass Gerüche und Emotionen in denselben Gehirnbereichen verarbeitet werden, und zwar zunächst unbewusst im limbischen System, genauer im orbitofrontalen Kortex, der Teil des Assoziationskortex ist, und erst danach bewusst in der Großhirnrinde. Damit ist „der Bereich, in dem das Gehirn geruchliche Informationen verarbeitet, [...] derselbe, der auch für soziale Wahrnehmung und flexible emotionale Verarbeitung zuständig ist" (Pause u. Seul 2020, S. 194).

Außerdem sind vorgeschaltete Bereiche wie der primäre olfaktorische Kortex (piriforme

Kortex) – er empfängt die Signale aus dem sogenannten Riechkolben (Bulbus olfactorius) – dafür verantwortlich, dass wir Geruchswahrnehmungen auch von **visuellen emotionalen Eindrücken** anderer abhängig machen. Um dies zu untersuchen, haben Schulze et al. (2017) Versuchspersonen vor einer Geruchsprobe Gesichter mit angeekeltem, freundlichem oder neutralem Gesichtsausdruck gezeigt. Gerüche, zu denen vorab ein freundliches Gesicht gezeigt wurde, wurden als angenehmer wahrgenommen, nach Präsentation des angeekelten Gesichtsausdrucks fiel die Bewertung entsprechend negativer aus. Das Besondere an diesem Versuch war, dass die Reize nacheinander und nicht wie oft gemeinsam präsentiert wurden, und sich bereits bei der Präsentation des Gesichtsausdrucks ohne Geruch eine Aktivität im primären olfaktorischen Kortex mittels funktioneller Magnetresonanztomografie (fMRT) messen ließ (Schulze et al. 2017).

Pause und Seul (2020, S. 194) verweisen in diesem Zusammenhang auf Folgendes: „Unser Gehirn ist in erster Linie nicht für unsere Intelligenz zuständig, sondern um Bindung einzugehen." Da Gerüche unbewusst Einfluss auf unsere Gefühle nehmen, wir umgekehrt aufgrund von Emotionen ohne bewusste Einflussnahme einen unterschiedlichen Körpergeruch aufweisen, den wiederum andere Personen wahrnehmen können, gehören olfaktorische Signale zu einem der zuverlässigsten **sozialen Hinweisreize**. „Ein Lächeln kann aufgesetzt und falsch sein. Ein Tonfall kann gespielt sein. Der Geruch jedoch ist unbestechlich [...] unsere olfaktorischen Signale können wir nicht willentlich steuern" (Pause u. Seul 2020, S. 210).

Diesen unmittelbaren **Zugang zur psychischen Ebene** machen wir uns bei aromatherapeutischen Beratungen und Behandlungen zunutze, bei denen nicht nur auf das Eindringen der ätherischen Öle durch die Haut, sondern auch und vor allem auf das Einatmen der natürlichen Riechmoleküle wert gelegt wird. So entfalten sich einerseits die mehr körperlichen und klar nachweisbaren Wirkungen der pharmazeutisch aktiven Inhaltsstoffe. Diese lassen sich messen durch den Nachweis des Ölgehalts im Blut oder durch Veränderungen von Blutdruck, Puls, Herzfrequenz oder Hirntätigkeit (gemessen mittels Elektroenzephalogramm, EEG). Andererseits ergänzt die olfaktorische Geruchswahrnehmung diese Wirkung um die psychische bzw. seelische Ebene, sodass bereits eine einzige Behandlung zu einer erheblichen Steigerung des Wohlbefindens beitragen kann. Dieser Effekt ist aus der Psychoneuroimmunologie bekannt, er unterstützt die Aktivität des Immunsystems und die Selbstheilungskräfte des Körpers.

3.3 Gerüche müssen gar nicht gerochen werden

In einer kleinen Studienreihe an der Universität Wien wurden Parameter zur Selbsteinschätzung der Stimmung sowie einige physiologische Parameter verglichen, wenn Versuchspersonen eine Einreibung des Unterbauchs mit diversen ätherischen Ölen erhielten (Hongratanaworakit u. Buchbauer 2007). Die Personen atmeten während des Experimentes Luft aus Atemmasken ein, sodass die Ätherisch-Öl-Moleküle nicht zum Riechepithel mit den Riechzellen gelangen konnten. Als physiologische Parameter wurden Blutdruck, Atemfrequenz, Hauttemperatur und Herzfrequenz gemessen. Die Selbsteinschätzung wurde in Bezug auf Wachsamkeit, Aufmerksamkeit, Gelassenheit, Stimmung, Entspannung und Vitalität bewertet. Bei der Anwendung von verdünntem Orangenöl (20 %ig in neutralem fettem Öl) ergab sich beispielsweise ein Herzfrequenzanstieg und eine Erhöhung der subjektiven Wachsamkeit, was auf die anregende Wirkung des Orangenöles zurückgeführt wurde (Hongratanaworakit u. Buchbauer 2007). Die Autorin und der Autor formulierten in diesem Zusammenhang außerdem die Annahme, dass der Einsatz von Orangenöl bei leichten Formen von Depression und Stress beim Menschen hilfreich sein kann.

Wie aber erklärt sich dieser Effekt? Mittlerweile ist bekannt, dass nicht nur die Sinneszellen in der Nase die Aufgabe haben, Riechstoffe wahrzunehmen. Sie werden unterstützt von Abermillionen Zellen in den unterschiedlichsten Geweben auf und im Körper. Diese verfügen über verschiedene Strukturen, die auf Riechstoffe reagieren. In den vergangenen 15 Jahren wurden dazu an der Ruhr-Universität Bochum unter der Leitung von Prof. Dr. Hanns Hatt zahlreiche Experimente durchgeführt. Diese belegen, wie sich Riechstoffe auf verschiedenste Zellen direkt auswirken – ohne den Weg über die Nase zu nehmen.

Allseits bekannt dürfte die Tatsache sein, dass **Spermien** einem chemischen Signal der reifen Eizelle folgen und diese durch positive Chemotaxis (Anlockung durch chemische Stoffe) finden. Üblicherweise erfolgt dies aufgrund der Ausschüttung von bestimmten Lockstoffen, in diesem Fall dem weiblichen Sexualhormon Progesteron durch die Eizelle. Über bestimmte Progesteronrezeptoren in Ionenkanälen, die sich in der Zellmembran der Spermiengeißeln befinden, kommt es bei Anwesenheit von Progesteron über Spannungsänderungen zu einem Öffnen der Kanäle, wodurch die Geißelbewegung angeregt wird. Der zunehmenden Konzentration des Lockstoffs folgend finden die Spermien somit ihren Weg zur Eizelle. Allerdings wirkte u. a. Bourgeonal, ein Riechstoff des Maiglöckchens, oder Menthol in ausreichend hoher Dosierung im Laborexperiment ebenfalls wie Progesteron auf die Spermien und löste eine chemotaktische Annäherung aus; der Rezeptor scheint also nicht sehr selektiv zu sein (Brenker et al. 2012).

Ätherische Öle bestehen weitgehend aus unterschiedlichsten Terpenen. Diese können das Wachstum verschiedener **Krebszellen** hemmen. Es ist u. a. bekannt, dass Prostatakrebszellen auf Veilchenduft reagieren, genauer gesagt auf Ionon, ein Molekül, das den Duft von Veilchenblüten und Iriswurzeln bestimmt. Prostatakrebszellen stellen große Mengen eines Proteins her, das als Proteinrezeptor für Ionon identifiziert wurde. Zwar ist die Prostata selbst nicht mit dem entsprechenden Duftstoff ausgestattet, jedoch findet sich in Prostatagewebe ein sehr ähnlich aufgebautes Molekül, ein Stoffwechselprodukt des männlichen Sexualhormons Testosteron. Weitere Untersuchungen zeigten, dass Testosteron den Rezeptor für Ionon ebenfalls aktivieren kann. Besonders interessant war für die Forschenden die Wirkung des Veilchenduftes bzw. des Steroidhormons auf die Krebszellen: Das Zellwachstum nahm signifikant ab und sank gegen null. Weitere Untersuchungen zeigten, dass der Signalweg ein völlig anderer ist als bei Riechzellen. Das Rezeptorsignal wird direkt an den Zellkern übermittelt, der dann dafür sorgt, dass die Zellteilungsrate reduziert wird. Die Forschenden hoffen, dass auf Basis dieser Erkenntnisse neue Behandlungsansätze für Prostatakrebs entwickelt werden können (Neuhaus et al. 2009).

Wir können die **Muskelzellen in unseren Bronchien** nicht willkürlich steuern, doch sie reagieren ebenfalls auf Riechstoffe, z. B. auf Amylbutyrat. Dabei handelt es sich um einen fruchtigen Bananen- und Aprikosenduft, der in ganz ähnlicher Form in einigen ätherischen Ölen vorkommt (diverse Butyrate in Römischer Kamille und Khella/Bischofskraut). Dieses Duftmolekül aktiviert in den Muskelzellen der Bronchien den Duftrezeptor OR2AG1. Der Effekt: Die Bronchien entspannen und weiten sich. Dieser Effekt war im Experiment so stark ausgeprägt, dass er die bronchokonstriktive Wirkung von Histamin aufheben konnte (Kalbe et al. 2016). Daraus leiten Kalbe et al. einen möglichen therapeutischen Nutzen von Amylbutyrat für Erkrankungen wie Asthma und Allergien, die mit einer Histaminausschüttung einhergehen, ab. Auch für die Behandlung anderer Krankheiten, etwa der chronisch-obstruktiven Lungenerkrankung, könne dieser Duftrezeptor interessant sein. Andere Riechstoffe wiederum bewirken genau das Gegenteil: Sie führen zu einer Bronchokonstriktion. Sie könnten z. B. dafür verantwortlich sein, dass manche Menschen auf synthetische Düfte aus Weichspülern, Waschmitteln, Kosmetika, Parfüms oder auch Fertiggerichten mit Atemnot reagieren. Daran beteiligt ist der Duftrezeptor OR1D2 (Kalbe et al. 2016).

Geruchsrezeptoren sind auch in der **Haut** vorhanden. Die Erforschung der physiologischen Aufgaben dieser sogenannten ektopischen Geruchsrezeptoren deutet bereits auf wertvolle therapeutische und diagnostische Anwendungen bei Wunden, Haarausfall, Asthma, Fettleibigkeit und Krebs hin (Lee et al. 2019). Drei dieser Rezeptoren (OR10A6, OR2AG2 und OR11H4) wurden in der Haut identifiziert. In einer randomisierten, doppelblinden Studie von Duroux et al. (2020) wurde an einer Gruppe gestresster Frauen gezeigt, dass ein fraktioniertes Rosenöl mit seinem Hauptbestandteil Phenylethylalkohol diese Geruchsrezeptoren aktivierte. Beobachtet wurde, dass sich das Auftreten von Augenringen verringerte, die u. a. infolge einer hohen Adrenalinausschüttung durch Stress entstehen. Die Forschungsergebnisse deuten darauf hin, dass Geruchsrezeptoren einen neuen, vielversprechenden Weg zur Behandlung stressbedingter Hauterkrankungen darstellen könnten (Duroux et al. 2020).

Zurückzuführen sind die therapeutischen Wirkungen ätherischer Öle auf ihre chemischen Eigenschaften. Sie können aufgrund ihrer Fettlöslichkeit die lipidartigen Zellmembranen der äußeren Hautschichten gut durchdringen und so in den Blutstrom gelangen. Außerdem bestehen sie aus sehr kleinen/leichten Molekülen, wodurch die Passage und der Transport durch Haut und Schleimhäute erleichtert werden. Daneben sind sie leicht flüchtig und können über die Atemwege bis ins Lungengewebe gelangen. Sie erreichen also auf mehr oder minder direktem Weg (und nicht über menschliche Stoffwechselprozesse) die Zellen, an denen sie ihre Wirkung entfalten können.

Hintergrundwissen

Krebserkennung anhand von Gerüchen

Krebsgeschwüre sondern ebenfalls spezifische Gerüche ab. Inzwischen können entsprechend trainierte Hunde eine Vielzahl von Tumorarten anzeigen. Sogenannte elektronische Nasen („e-noses") können laut ersten Forschungsergebnissen Tumoren ebenfalls an ihren jeweiligen Geruchsmolekülen erkennen. Diese könnten somit als Biomarker zur Krebsfrüherkennung eingesetzt werden (Schmidt u. Podmore 2015). Elektronische Nasen zeichnen sich dadurch aus, dass sie minimalinvasive, patientenfreundliche Diagnosemethoden darstellen. Ihre Weiterentwicklung eröffnet interessante Forschungsgebiete (Fitzgerald u. Fenniri 2017).

3.4 Pharmakologische Wirkungen

Ätherische Öle sind **Vielstoffgemische** mit sehr unterschiedlichen pharmakologischen Wirkungen. Diese können reproduzierbar nachgewiesen werden – genau wie deren Dosis-Wirkungs-Beziehung. Einige ätherische Öle bestehen aus wenigen Inhaltsstoffen, beispielsweise Ackerminze, Litsea und Ho-Blätter, andere – wie manche Rosenöle – enthalten Hunderte unterschiedlicher Moleküle. Weil bei naturidentischen (synthetischen) Düften nur einige vermeintlich relevante Duftmoleküle gemischt werden – sonst wäre der Duft aus der Retorte teurer als sein Original –, fehlt diesen meistens die olfaktorische Tiefe, sie riechen flach oder seifig.

Feine Nuancen, also ein minimaler Anteil von Inhaltsstoffen, entscheiden jedoch oft über die schillernden Facetten eines Duftes und auch über die Verträglichkeit sowie über manche therapeutische Einsatzgebiete. Beispielsweise bestehen Orangen-, Grapefruit- und Mandarinenöl zu ca. 90 % aus d-Limonen. Dennoch sind sie selbst für Laien olfaktorisch unterscheidbar. Die jeweiligen restlichen 10 % bestehen aus einer Mixtur von besonderen und unverwechselbaren Molekülen, die den typischen Duft prägen, bisweilen scheint auch die emotionale Wirkung von diesem kleinen Anteil stark beeinflusst zu werden. Im Mandarinenöl ist beispielsweise das zu weniger als 1 % enthaltene Methylanthranilat (eine Stickstoffverbindung) für die ungewöhnlich entkrampfende und beruhigende Wirkung des beliebten Duftes verantwortlich.

Grundsätzlich wirken fast alle ätherischen Öle **keimwidrig**, denn diese Eigenschaft hilft beim Überlebenskampf der damit ausgestatteten Pflanzen (S. 24).

Zudem ist seit der Jahrtausendwende bekannt, dass viele jener Moleküle, die wir Menschen als Duft empfinden, von vielen Mikroorganismen als „störender Gestank" registriert werden. Durch den Einsatz ätherischer Öle wird die chemische Kommunikation (Quorum sensing) zwischen krankmachenden Keimen erschwert, sodass ihre **Virulenz** reduziert wird, denn sie können sich weniger gut abstimmen (Cáceres et al. 2020). Der Körper gewinnt somit Zeit für die Abwehr der Krankheitserreger und zur Aktivierung der Selbstheilungskräfte. Daneben wird die Bildung von Biofilmen reduziert, was in Bezug auf Implantate, Dauerkanülen und auch in dem Hohlorgan Harnblase wichtig ist (Sharifi u. Nayeri Fasaei 2022).

Manche ätherische Öle verhindern die **Resistenzbildung**, indem sie die Effluxpumpen von Bakterien behindern, die dazu dienen, eine Vielzahl von Substraten aus der Bakterienzelle hinauszubefördern; der Keim kann sich sozusagen nicht mehr entgiften (Beier et al. 2022). Bei genuinen natürlichen ätherischen Ölen sind kaum Resistenzen bekannt.

Auf der physiologischen Ebene lassen sich Reaktionen auf ätherische Öle beim Menschen – also allgemein als angenehm empfundene Düfte – gut messen, denn diese Vielstoffgemische können unzählige physiologische Prozesse im menschlichen Körper auslösen. Dies konnte in verschiedenen (wiederholbaren) Experimenten sowie in randomisierten Doppelblindstudien belegt werden. Mithilfe von Speicheltests können Veränderungen von **Neurotransmittern** wie Acetylcholin, Kortisol, γ-Aminobuttersäure (GABA) und Oxytozin unter dem Einfluss von eingeatmeten Naturdüften beobachtet werden (Tadokoro et al. 2017). Auf diese Weise konnten beispielsweise angstlösende (anxiolytische) Wirkungen bestätigt werden.

In In-vitro-Studien, also Laborstudien, konnten zudem sehr vielfältige Wirkungen auf diverse Gewebe und physiologische Abläufe im Körper nachgewiesen werden. Ätherische Öle bzw. deren Bestandteile können sich beispielsweise durch folgende Wirkungen auszeichnen (Zimmermann 2022):

- antiinflammatorisch (gegen Entzündungen wirkend)
- analgetisch (schmerzlindernd)
- antibakteriell (gegen Bakterien wirkend)
- antimykotisch (gegen Pilze wirkend)
- antioxidativ (gegen reaktive Sauerstoffverbindungen wirkend)
- antitumoral (gegen Tumoren wirkend)
- antiviral (gegen Viren wirkend)
- karminativ (blähungswidrig)
- penetrationsverstärkend (die Hautdurchlässigkeit erhöhend, wichtig bei der Verabreichung äußerlich applizierter Medikamente)
- sekretolytisch (schleimlösend)

Beim Einsatz von ätherischen Ölen erkennt das geschulte Auge an der Mimik sowie an der gesamten Körpersprache einer Person, ob die ganz spontane Empfindung dabei eher positiv oder negativ ausfällt – was von ihr oft überhaupt nicht wahrgenommen wird. Jeder Mensch bringt seine Biografie mit ins Spiel, also seine eigenen Erfahrungen und Erlebnisse, die ihrerseits mit Gerüchen verbunden sind, d. h. jedes Riechmolekül löst in Bruchteilen von Sekunden bestimmte Emotionen aus. So kann für den einen der Duft gebackener Zimtkekse mit Wohlbehagen, für den anderen aber mit Stress, Hektik und Streit in der Familie zur Weihnachtszeit verbunden sein. Mit ihrer Nase, den Geruchsrezeptoren im gesamten Körper und ihrer Körpersprache bringen unsere Patienten also eine perfekte „Ausstattung" mit, um uns bei der Auswahl der richtigen ätherischen Öle den Weg zu weisen. Allgemeine Reaktionen des Wohlfühlens wie Lächeln, eine entspannte Körperhaltung, ein gelöstes Seufzen oder Sätze wie „Da könnte ich mich reinsetzen" weisen uns den Weg.

Auf einen Blick

Wie wirken ätherische Öle in der Natur?

- Ätherische Öle bzw. viele ihrer Einzelmoleküle sind Botenstoffe von Pflanzen und Tieren.
- Spezielle Duftstoffe helfen Pflanzen beim Überlebenskampf; viele dieser Duftstoffe werden auch von den Tieren gebildet.
- Ätherische Öle dienen u. a. der inner- und zwischenartlichen Kommunikation, die sich sehr komplex gestalten kann.

Wie wirken ätherische Öle auf den Menschen?

- Menschen haben Rezeptoren für viele pflanzliche Duftstoffe, die messbare physiologische Reaktionen auslösen.
- Gerüche und Emotionen werden in identischen Strukturen des menschlichen Gehirns verarbeitet.
- Olfaktorische Signale (z. B. im Schweiß) können nicht willentlich vom Menschen gesteuert werden.
- Geruchswahrnehmungen werden auch von Erwartungen beeinflusst.
- Das Erkennen von und Reagieren auf Riechmoleküle erfolgt nicht nur im Riechepithel der Nase, sondern in vielen anderen Körpergeweben (z. B. in Geschlechtsorganen, Lunge und Haut).
- Wirkung auf der körperlichen Ebene: Je nach Anwendungsart und Öl werden unterschiedliche Prozesse im Körper beeinflusst. Dies erfolgt auf zellulärer Ebene über Rezeptoren für Riechmoleküle im gesamten Körper.
- Wirkung auf der psychischen/seelischen Ebene: Impulse an der Riechschleimhaut erreichen das limbische System über den Riechnerv. Dadurch werden verschiedene Gehirnareale stimuliert, in denen auch Emotionen verarbeitet werden, und die Ausschüttung von Neurotransmittern beeinflusst.

Wie wirken ätherische Öle auf Haut und Schleimhäute?

- Weil ätherische Öle fettlöslich sind, können sie die lipidartigen Zellmembranen der äußeren Hautschichten gut durchdringen und gelangen in den Blutstrom.
- Weil ätherische Öle aus sehr kleinen/leichten Molekülen bestehen, sind die Passage und der Transport durch Haut und Schleimhäute erleichtert.
- Weil sie flüchtig sind, gelangen ätherische Öle auch leicht in die Atemwege und können dort z. B. Entzündungen hemmen.

Wie wirken ätherische Öle auf Krankheitskeime?

- Sie können die Zellwand von Bakterien und Pilzen stören oder zerstören, sodass der Keim sich nicht vermehren kann oder sogar abstirbt.
- Sie können die Fähigkeit von Viren hemmen, an menschliche oder tierische Zellen anzudocken, sodass das Immunsystem bei der Abwehr von Erregern unterstützt wird.
- Einige ätherische Öle stören Quorum-Sensing-Signale (Schwarmkommunikation) von Bakterien und Pilzen (z. B. die ätherischen Öle von Rose, Rosengeranie, Lavendel und Rosmarin), sodass ihre Virulenz reduziert wird.
- Einige ätherische Öle können die Effluxpumpen von Bakterien behindern, sodass der Keim sich nicht mehr gegen bestimmte Antibiotika wehren kann.
- Bakterien weisen kaum Resistenzen gegen natürliche ätherische Öle auf.

4 Aus welchen Inhaltsstoffen bestehen ätherische Öle?

4.1 Vielstoffgemische und ihre Besonderheiten

Die Vielfalt der sehr unterschiedlichen Inhaltsstoffe jedes einzelnen ätherischen Öles macht die oft erstaunliche Wirkung der Aromatherapie und -pflege aus. Keine Heilpflanze besteht aus nur einem einzigen Wirkstoff. Selbst wenn er 95 % eines daraus hergestellten Pflanzenheilmittels ausmachen sollte, bestehen die restlichen 5 % aus einem oft bunt gemischten Cocktail zahlreicher anderer Moleküle. Monosubstanzen, also Einzelmoleküle, haben meist nicht die gleiche Wirksamkeit wie natürliche Vielstoffgemische, zu denen ätherischen Öle zählen. Auf diesen als **Synergismus** – dem Zusammenwirken von sich fördernden Substanzen – bekannten Zusammenhang wird schon sehr lange verwiesen, allerdings gibt es mittlerweile sehr viel detailliertere Erkenntnisse zu den zugrunde liegenden Mechanismen.

Marco Valussi (2014) geht noch einen Schritt weiter und verweist in diesem Zusammenhang auf die sogenannte **Netzwerkpharmakologie** („network pharmacology"), also das vernetzte oder gemeinsame Wirken unterschiedlicher Substanzen, durch das sich deren Wirkkraft erhöht. Auch pflanzliche Substanzen, die isoliert verabreicht eher schwach wirken, können auf diese Weise stärker wirksame Moleküle aktivieren; diese Wirkung entfalten sie auch bei Menschen (Wink 2005). Somit können Vielstoffgemische oft effektiver als Monosubstanzen wirken, denn sie steuern unterschiedliche „targets", also Wirkstoffziele, in der Zelle an.

Anhand der verschiedenen Inhaltsstoffe von Thymianöl lässt sich dieser Mechanismus gut darlegen: p-Cymen – ein Monoterpen (S. 36), es ist oft nur in geringen Spuren in ätherischen Ölen enthalten – kann die Zellmembranen von bestimmten Bakterien kompromittieren. Diese werden weniger stabil und durchlässiger. Dann erst kommt die Rolle des sehr viel stärker antibiotisch wirkenden Moleküls Carvacrol zum Tragen: Dieses Monoterpenphenol (S. 43) kann nun leicht in die destabilisierte Bakterienzellmembran eindringen und seine antibiotische Wirkung entfalten. Geraniol – ein Monoterpenol (S. 38), das in vielen ätherischen Ölen vorkommt, auch in kleinen Mengen in Thymianöl – stört Pumpmechanismen in Zellmembranen und kann ebenfalls zur Störung oder Zerstörung der Bakterien beitragen. Dieses sanft antiseptisch wirkende Molekül kann stärker wirkende Moleküle weiter in ihrer Wirkung verstärken (Valussi 2014).

Die besonders stark antibiotisch wirkenden Inhaltsstoffe in ätherischen Ölen können also aufgrund ihres Molekülaufbaus die Bakterienwand nicht gut durchdringen. Auch so manches Antibiotikum stößt inzwischen diesbezüglich an seine Grenzen. Die nicht so stark antibiotisch wirkenden Inhaltsstoffe in ätherischen Ölen können jedoch aufgrund ihrer ganz anderen Molekülstruktur die Bakterienzellmembran sehr viel leichter durchdringen und den „starken Kollegen" sozusagen die Türen öffnen. Wink (2005) geht ebenfalls davon aus, dass ein gleichzeitiger Angriff auf Proteine und Biomembranen, also nicht nur auf ein einzelnes Wirkstoffziel, zu einem größeren antimikrobiellen Effekt führt.

Auf den Synergismus von unterschiedlichen Bestandteilen verweisen auch Duarte et al. (2012) in ihrer Arbeit zur antibakteriellen Wirkung von Korianderöl. Dass Heilpflanzen und ätherische Öle eine größere Wirkung als die separate Gabe ihrer Einzelbestandteile haben, konnten Hamoud et al. (2012) an einem komplexen ätherischen Öldestillat, das als Fertigarzneimittel erhältlich ist, nachweisen.

Diese neueren Erkenntnisse sind übrigens ein schöner Beleg für die inzwischen über 20 Jahre alte Arbeit der (damals) Jugend-forscht-Schülerin Ute Runkel zu genau dieser Zusammenarbeit von Antibiotika und ätherischen Ölen (Runkel 2003). Über das wichtige Zusammenspiel mit Antibiotika – es kann lebensrettend in Zeiten vermehrt auftretender resistenter Keime sein – gibt es zahlreiche weitere Laboruntersuchungen (Beier et al. 2022).

Die Theorie der Netzwerkpharmakologie wirft laut Marco Valussi (2014) zwar nach wie vor viele Fragen auf, kann aber als umfassende Erklärung für die ausgesprochen gute Wirksamkeit vieler ätherischer Öle herangezogen werden. Die Wirkungen einer Pflanze sind ihm zufolge nie auf einen einzelnen Wirkstoff zurückzuführen; sie darauf zu reduzieren, sei schlechte Wissenschaft („bad science"). Es stimmt – überspitzt ausgedrückt – eben nicht, dass beispielsweise Pfefferminzöl (nur) aufgrund des kühlenden und schmerzlindernden Menthols gegen Kopfschmerzen hilft; die Wirkung von Eukalyptusöl bei Erkältungen (nur) auf das schleimlösende und entzündungshemmende Eucalyptol (1,8-Cineol) zurückzuführen ist, und sich Kamillenöl zur Behandlung von Entzündungen (nur) aufgrund des enthaltenen Azulens eignet.

4.2 Vorkommen und Gewinnung ätherischer Öle

Pflanzen bilden und speichern ihre ätherischen Öle in ganz unterschiedlichen Geweben und Pflanzenteilen. Dabei haben die verschiedenen Pflanzenteile unterschiedliche **Aufgaben**. Beispielsweise schützen Blütenblätter die Blütenbestandteile und sollen Bestäuber anlocken. Die Rindenschicht von Bäumen dient dem Schutz vor Wettereinflüssen, besonders vor Hitze und Kälte. In den Blättern finden die Fotosynthese und der Gasaustausch statt, sie erzeugen über die Verdunstung einen Sog, der der Wasserversorgung dient. Fruchtschalen schützen die Frucht. Sie alle sind dabei mehr oder weniger Luft, Wasser oder UV-Licht ausgesetzt, sodass sich unter verschiedenen klimatischen und ökologischen Bedingungen auch eine unterschiedliche Notwendigkeit ergibt, sich beispielsweise mithilfe ätherischer Öle vor einer zu großen Verdunstung oder vor dem Druck von Fressfeinden sowie von schädlichen Mikroorganismen zu schützen. Diese unterschiedlichen Aufgaben beeinflussen die Zusammensetzung der jeweiligen ätherischen Öle.

Aus manchen Pflanzen werden unterschiedlich zusammengesetzte Öle gewonnen, z. B. sind es beim Orangenbaum drei verschiedene (Orangenöl aus der Fruchtschale, Neroliöl aus den Blüten, Petit-Grain-Öl aus Blättern und unreifen Früchten) oder beim Gewürznelkenbaum vier verschiedene (Nelkenblätteröl aus den Blättern, Gewürznelkenknospenöl aus den getrockneten Blütenknospen, das selten erhältliche Gewürznelkenknospenöl aus den frischen Blütenknospen sowie das ebenfalls selten erhältliche Nelkenöl aus den Stielen der getrockneten Blütenknospen).

▸ **Tab. 4.1** zeigt eine Übersicht über die zur Ätherisch-Öl-Herstellung verwendeten Pflanzenteile verschiedener Pflanzen.

Tab. 4.1 Ätherische Öle enthaltende Pflanzenteile verschiedener Pflanzen.

Pflanzenteil mit ätherischem Öl	Pflanze
Blätter/Zweige	Cajeput, Eukalyptus, Ho-Baum, Lorbeer, Myrte, Niaouli, Petitgrain (Orangenbaum), Ravintsara, Teebaum, Zimtbaum, Zitronenmyrte
Nadeln	Kiefer, Fichte, Tanne, Wacholder
oberirdische Teile der Pflanze/Kraut	Basilikum, Bohnenkraut, Kamille, Melisse, Oregano, Rosengeranie, Patchouli, Salbei, Thymian, Veilchen, Zitronenverbene
Grashalme	Citronella, Lemongrass, Palmarosa
Blüten	Jasmin, Lavendel, Magnolie, Mimose, Muskatellersalbei, Neroli, Osmanthus, Rose, Ylang Ylang
Blütenknospen	Cassiazimt, Gewürznelke
Früchte/Samen/Beeren	Anis, Fenchel, Kardamom, Karotten, Khella, Koriander, Linaloe, Litsea, Pfeffer, Wacholder, Vanille
Fruchtschalen	Bergamotte, Grapefruit, Limette, Mandarine, Orange, Yuzu, Zitrone
Harz	Benzoe, Copaibabalsam, Myrrhe, Weihrauch
Holz	Adlerholz (Oud), Amyris, Atlaszeder, Sandelholz, Virginiazeder
Rinde	Cassiazimtbaum, Zimtbaum
Wurzel	Angelika, Baldrian, Narde, Vetiver
Rhizome (verdickte Wurzel)	Alant, Kurkuma, Ingwer, Iris

Naturdüfte können auf ganz unterschiedliche Art gewonnen werden (▸ Tab. 4.2), wobei die **Wasserdampfdestillation** die häufigste Methode ist, gefolgt vom Raspeln, Pressen und Zentrifugieren der Zitrusschalen (diese verlieren durch die durchaus manchmal praktizierte Destillation einen erheblichen Anteil ihres frisch-fruchtigen Duftes). Manche Pflanzenteile verlieren ihren Duft fast gänzlich, wenn sie dem heißen Wasserdampf ausgesetzt sind, oder sie sind zu klebrig-kompakt für dieses Verfahren, beispielsweise einige Harze und die meisten Blüten. Sie werden für unsere Zwecke mit Hexan oder Bio-Alkohol extrahiert; in der Parfümindustrie werden auch andere Lösungsmittel eingesetzt.

Die **Extraktion durch Kohlendioxid**, die auch Destraktion genannt wird, ist ein neueres Herstellungsverfahren, das in der industriellen Duft- und Heilmittelherstellung Anfang der 1980er-Jahre, in der Lebensmittelindustrie zur Entkoffeinierung von Kaffee bereits 1970 eingeführt wurde. Dieses Produktionsverfahren ist immer noch wesentlich teurer als die Destillation, da die kostspieligen Apparaturen für einen extrem hohen Druck von 75 bar konstruiert sein müssen. Dieser ist knapp zehnmal so hoch wie der Druck einer leistungsfähigen Espressomaschine.

Tab. 4.2 Gewinnungsmethoden und Bezeichnungen ätherischer Öle.

Gewinnungsmethode	Bezeichnung	Pflanzen(teile)	Duft
Wasserdampf-destillation	ätherisches Öl	Blätter und Zweige von Kräutern und Bäumen, Hölzern, Wurzeln, Harzen, Duftgeranien	Feine und frische Duftkomponenten verschwinden. Der Duft fällt manchmal anders aus als der der Pflanze.
Wasserdestillation (auch in Kombination mit Wasserdampf)	ätherisches Öl	Rosenblüten, Kamillenblüten, Orangenblüten, Ylang-Ylang-Blüten	Feine und frische Duftkomponenten verschwinden. Der Duft fällt manchmal anders aus als der der Pflanze.
Raspeln, Expression (mechanisches Auspressen), Zentrifugieren	ätherisches Öl oder Essenz	Zitrusschalenöle	Der Duft gleicht dem der Pflanze, auch Wachse, Farbstoffe und fotosensibilisierende Moleküle werden herausgelöst.
Extraktion mit Lösungsmitteln wie Hexan oder Petrolether	Concrète, Absolue	die meisten Blütendüfte: Champaca, Frangipani, Jasmin, Orangenblüten (Neroli), Osmanthus, Rosen, Tuberose	Der Duft gleicht dem der Pflanze, auch Wachse und Farbstoffe werden herausgelöst.
Extraktion mit Fett (tierisches Schmalz, Kokosfett, Palmfett): Enfleurage	ätherisches Öl	Gardenie, Jasmin, Tuberose	Der Duft gleicht dem der Pflanze. Indol bleibt erhalten, ein Fäkalriechstoff, der von Pflanzen und Tieren/Menschen gleichermaßen gebildet wird.
Extraktion mit Lösungsmitteln wie Alkohol (Ethanol)	• bei Harzen: Resinoid • bei Gewürzen: Extrakt	Benzoe, Kakao, Tolu, Tonka, Vanille	Der Duft gleicht dem der Pflanze, alkoholische Note.
Extraktion mit überkritischem Kohlenstoffdioxid („CO_2-Extraktion“)	Extrakt, vereinfacht auch: ätherisches Öl	alle Duftpflanzen (und auch nicht stark duftende Heilpflanzen)	Sehr naturgetreu, Duft fast identisch mit dem der Pflanze, Scharfstoffe wie in Ingwer oder Pfeffer werden ebenfalls herausgelöst.

4.3 Ein Blick in den duftenden Chemiebaukasten

Den größten Anteil in den meisten ätherischen Ölen bildet eine Inhaltsstoffgruppe namens Terpene, die aus 2, 3 oder (sehr selten vorkommend) 4 Isopreneinheiten mit je 5 Kohlenstoffatomen, gebildet werden. Sie entstehen sowohl ausgehend von Acetyl-Coenzym A (AcetylCoA) über Mevalonsäure, sind also Nebenprodukte des **Mevalonatwegs**, der im Zytosol der Zellen abläuft, als auch von Pyruvat über den in den Plastiden ablaufenden **Methylerythritolphosphatweg** (MEP-Weg). Monoterpene und Sesquiterpene kommen als einfache Kohlenwasserstoffketten und deren Sauerstoffabkömmlinge vor. Je nachdem, wie und wo die einzelnen Kohlenstoffatome verbunden und gefaltet sind und wo sich Doppelbindungen befinden, weist das Molekül sehr unterschiedliche therapeutische Eigenschaften auf und duftet auch anders. Diese speziellen 10er-Ketten werden Monoterpene genannt; bestehen die Ketten aus 15 Kohlenstoffatomen, handelt es sich um Sesquiterpene.

Eine zweite, kleinere Gruppe von Inhaltsstoffen – Phenole und die davon abgeleiteten Phenolderivate – besteht aus einem aromatischen Kohlenwasserstoff, dem Benzen (früher Benzolring genannt), der auf bestimmte Weise mit unterschiedlichen, eher kurzen Ketten aus Kohlenstoff, Wasserstoff und Sauerstoff bestückt sein kann. Diese aus dem Proteinstoffwechsel (**Shikimisäureweg**) stammenden Moleküle befinden sich nur in wenigen Ölen in nennenswerten Spuren. Sie sind überwiegend sehr aggressiv zur Haut, wirken jedoch auch stark schädigend auf die Zellwände von Bakterien und Pilzen, sodass manche davon als pflanzliche Antibiotika bezeichnet werden können. Einige dieser Moleküle haben auch eine besondere Wirkung auf unsere Botenstoffe im Gehirnstoffwechsel, sodass wir sie für stimmungsaufhellende Duftmischungen verwenden können.

(i) Hintergrundwissen

Benzen als Bestandteil von Arzneimitteln
Einer dieser aromatischen Kohlenwasserstoffe wurde bei der Entwicklung von Tamiflu, dem Vogelgrippemedikament, bekannt. Auf Benzen sind auch einige Antibiotika aufgebaut.

4.3.1 Terpenverbindungen

Robert Tisserand, der Pionier der neuzeitlichen Aromatherapie und Autor des umfassendsten Fachbuches zur Sicherheit im Umgang mit ätherischen Ölen, weist immer darauf hin, dass wir Gruppen von Duftmolekülen keine verallgemeinernden Eigenschaften zuordnen sollten. Zum Erlernen dieser komplexen Materie erscheint uns jedoch der „Weg durch die Gruppen“, der nun im Folgenden beschrieben wird, als sinnvoll. Es ist also immer zu bedenken, dass es sich beim Betrachten und Bewerten einzelner Inhaltsstoffe und Inhaltsstoffgruppen nur um **Modelle** handelt, die genauso wenig die Realität eines Duftes in einer lebenden Pflanze widerspiegeln, wie Musikpartituren und Noten keine hörbaren Klänge erzeugen (Tisserand u. Young 2014).

Monoterpene

Beispiele: Limonen (▸ **Abb. 4.1**), Pinen, Myrcen, p-Cymen, δ-Caren

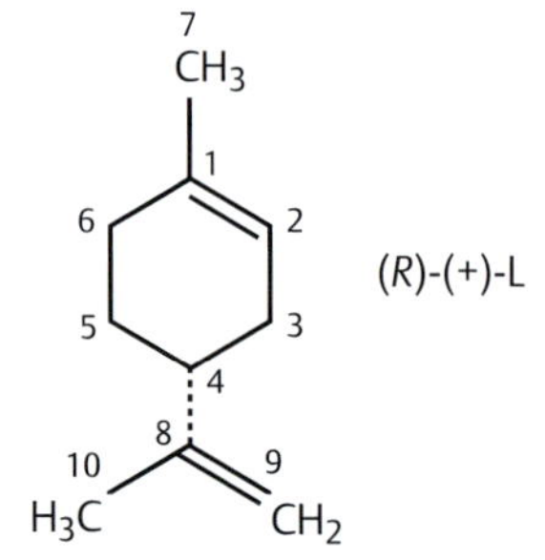

Abb. 4.1 Strukturformel von d-Limonen. (Quelle: Zimmermann. Aromatherapie für Pflege- und Heilberufe. 7. Aufl. Karl F. Haug Verlag 2022.)

Beispiele für ätherische Öle, die reich an Monoterpenen sind: Angelikawurzel, Cistrose, Nadelöle (Fichte, Kiefer, Tanne), Pfeffer, Wacholder, Weihrauch, Zitrusöle (Grapefruit, Orange, Mandarine)

Chemische Charakterisierung: Monoterpene (Endung „-en") bestehen aus 10 C-Atomen (2 Isopreneinheiten) und 16 Wasserstoffatomen mit 2 Doppelbindungen: $C_{10}H_{16}$. Sie können ketten- oder ringförmig angeordnet sein. Die kleinen Monoterpen-Kohlenwasserstoff-Moleküle prägen das Aussehen und die Eigenschaften dieser Öle: Sie sind relativ klar und recht dünnflüssig (gut zu tropfen), haben also eine geringe Viskosität. Sie oxidieren im Allgemeinen, auch kühl gelagert, sehr schnell. Vorwiegend aus Monoterpenen bestehen beispielsweise zahlreiche Zitrus- und Nadelöle.

Wirkweise: Rein chemisch betrachtet handelt es sich bei vorwiegend aus Monoterpenen bestehenden ätherischen Ölen um Lösungsmittel. Daher eignen sie sich besonders zur Zerstörung der Zellwände und -membranen von Mikroorganismen. Da aber auch unsere Haut und Schleimhaut von diesen Lösungsmitteln stark angegriffen werden können, müssen sie sorgfältig verdünnt und emulgiert werden.

Eine Mischung an Monoterpenen, vor allem mit p-Cymen (in Bohnenkraut, Teebaum) und Myrcen (in Pfeffer, Weihrauch, Wacholder), übt einen Counterirritant- bzw. Gegenreizeffekt aus, der auf eine minimale lokale Reizung zurückzuführen ist, auf die eine Entleerung des Neuropeptids Substanz P ins Gewebe folgt. Hierdurch wird die Schmerzwahrnehmung (Nozizeption) herabgesetzt und eine schmerzlindernde Wirkung, ähnlich einem Lokalanästhetikum, bewirkt.

d-Limonen wirkt gemäß zahlreichen Labor- bzw. In-vitro-Studien antitumoral (z. B. de Vasconcelos C Braz et al. 2021).

Eigenschaften:

- luftreinigend, Reduktion der Keimlast in der Raumluft (Gelmini et al. 2016; Lanzerstorfer et al. 2019)
- psychisch und körperlich ausgleichend, regulierender Einfluss auf das sympathische und parasympathische System und damit auf die Neurotransmitterausschüttung mit Verbesserung der neuroimmunologischen Lage und des Wohlbefindens
- schmerzlindernd
- in vitro: antitumoral
- geringe Haltbarkeit

Besonderheiten: Ein hoher Monoterpengehalt deutet auf eine eher geringe Haltbarkeit des jeweiligen Öles hin. Durch Reaktion mit Sauerstoff (Oxidation) kann das jeweilige Öl schnell hautreizend werden, vor allem im warmen Badewasser.

Sesquiterpene

Beispiele: Azulen, β-Caryophyllen (▶ **Abb. 4.2**), Bisabolen, Viridifloren

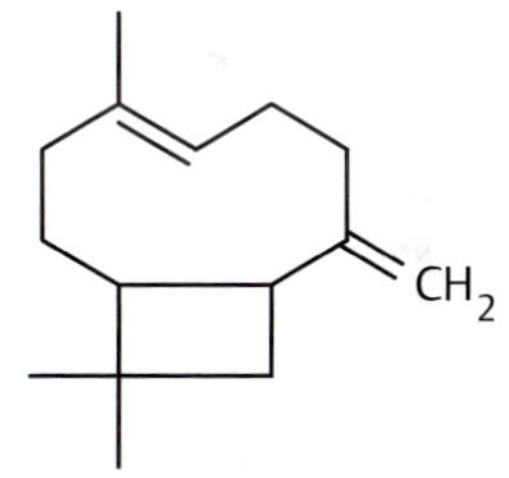

Abb. 4.2 Strukturformel von β-Caryophyllen. (Quelle: Zimmermann. Aromatherapie für Pflege- und Heilberufe. 7. Aufl. Karl F. Haug Verlag 2022.)

Beispiele für ätherische Öle mit über 20 % an Sesquiterpenen: Copaibabalsam, Ingwer, Deutsche Kamille, Melisse, Patchouli, Zeder (Atlaszeder, Himalayazeder, Virginiazeder)

Chemische Charakterisierung: Sesquiterpene (Endung „-en") bestehen aus 15 C-Atomen (3 Isopreneinheiten) und 24 Wasserstoffatomen mit 3 Doppelbindungen: $C_{15}H_{24}$. Diese etwas größeren Moleküle sind für die physikalischen Vorgänge bei der Dampfdestillation fast zu schwer (weniger flüchtig); dementsprechend ist auch ihr Vorkommen in ätherischen Ölen bis auf wenige Ausnahmen gering. β-Caryophyllen kommt in ätherischen Ölen am häufigsten vor.

Wirkweise: β-Caryophyllen hat eine modulierende Wirkung auf das Endocannabinoid-System, das eine Vielzahl von Prozessen reguliert, insbesondere entzündliche Prozesse.

Eigenschaften:
- antientzündlich
- immunsystemregulierend, regulierende („beruhigende") Wirkung auf Mastzellen
- stabilisierende Wirkung, mildern Symptome von Reizüberflutung („gut für die Nerven"), regulieren Dysbalancen zwischen sympathischem und parasympathischem System
- gute Haltbarkeit

Besonderheiten: Ein deutlicher Anteil an Sesquiterpenen in einem ätherischen Öl ist ein Indikator für eine (relativ) gute Stabilität und langanhaltende Wirkung (ideal bei chronischen Krankheiten).

Monoterpenole

Beispiele: Geraniol, Linalool (▶ **Abb. 4.3**), Menthol, Terpineol-4

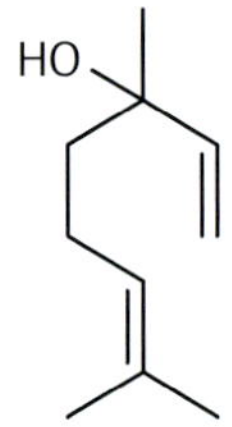

Abb. 4.3 Strukturformel von Linalool. (Quelle: Zimmermann. Aromatherapie für Pflege- und Heilberufe. 7. Aufl. Karl F. Haug Verlag 2022.)

Beispiele für ätherische Öle, die reich an Monoterpenolen sind: Citronella, Ho-Blätter, Koriander, Lavendel, Majoran, Pfefferminze, Rosengeranie, Teebaum

Chemische Charakterisierung: Hierbei handelt es sich um Monoterpenalkohole (Endung „-ol"). In der chemischen Formel findet sich eine Hydroxygruppe (OH-Gruppe) an der Monoterpenkette; durch diese Gruppe zeichnet sich ein Alkohol aus. Es handelt sich (formal) um eine Oxidation. In diesem Fall wurde Monoterpen zu Monoterpenol oxidiert.

Wirkweise: Monoterpenole wirken antiinfektiös (bakterizid, fungizid und antiviral) und gleichzeitig immunmodulatorisch.

Eigenschaften:
- mild, dennoch stark keimtötend, daher ideal für Kinder
- sanft belebend, trotzdem entspannend
- in vitro: antitumoral
- mittlere Haltbarkeit

Besonderheiten: Menthol eignet sich nicht für Kleinkinder und sollte im Bad nur gering dosiert eingesetzt werden.

Sesquiterpenole

Beispiele: α-Bisabolol (▶ **Abb. 4.4**), Carotol, Cedrol, Farnesol, Santalol, Viridiflorol

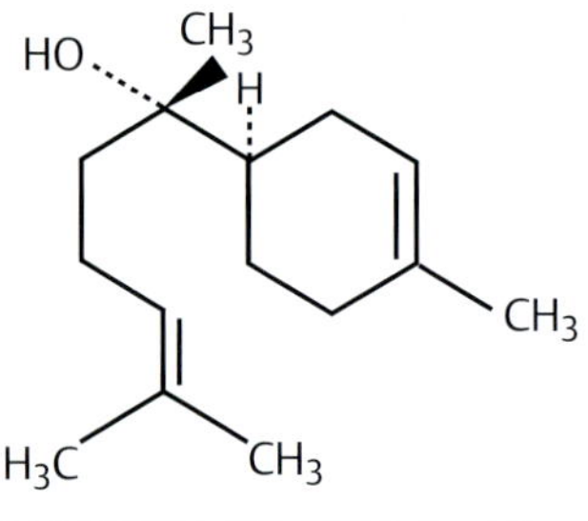

Abb. 4.4 Strukturformel von α-Bisabolol. (Quelle: Zimmermann. Aromatherapie für Pflege- und Heilberufe. 7. Aufl. Karl F. Haug Verlag 2022.)

Beispiele für ätherische Öle, die reich an Sesquiterpenolen sind: Cabreuvaholz, Karottensamen, Patchouli, Sandelholz, Vetiver

Chemische Charakterisierung: Hierbei handelt es sich um Sesquiterpenalkohole (Endung „-ol“). In der chemischen Formel findet sich eine Hydroxygruppe (OH-Gruppe) an der Sesquiterpenkette und bildet so einen Alkohol. Es handelt sich (formal) um eine Oxidation. In diesem Fall wurde Sesquiterpen zu Sesquiterpenol oxidiert. Sesquiterpenole sind in Wasser schwer lösliche Verbindungen.

Wirkweise: Die Wirkungen der sehr hautfreundlichen Sesquiterpenalkohole lassen sich nicht leicht auf einen Nenner bringen, da sie auf unterschiedlichen Wirkmechanismen beruhen. Die meisten wirken stark immunmodulatorisch.

Eigenschaften:
- immunmodulierend (die Abwehr kräftigend/stabilisierend)
- entzündungswidrig
- mildern Symptome von Reizüberflutung („gut für die Nerven“), regulieren Dysbalancen zwischen sympathischem und parasympathischem System
- pheromonähnlich, modulieren Stress- und Sexualhormone
- gute Haltbarkeit

Besonderheiten: Sesquiterpenole sind ausgezeichnet verträglich und verleihen den jeweiligen Ölen und Mischungen eine bessere Haltbarkeit.

Monoterpenaldehyde

Beispiele: Citral (eine Mischung aus Geranial und Neral), Citronellal, Geranial (▶ **Abb. 4.5**)

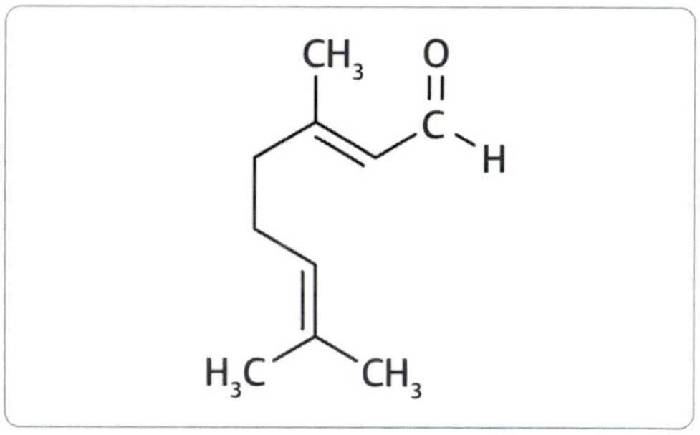

Abb. 4.5 Strukturformel von Geranial. (Quelle: Zimmermann. Aromatherapie für Pflege- und Heilberufe. 7. Aufl. Karl F. Haug Verlag 2022.)

Beispiele für ätherische Öle, die reich an Monoterpenaldehyden sind: Citronella, Kaffir-Limette (Combava Petit Grain), Lemongrass, Litsea, Zitroneneukalyptus, Zitronenmyrte, Zitronenmanuka (Zitronen-Teebaum), Zitronenverbene

Chemische Charakterisierung: Monoterpenaldehyde (Endung „-al“) entstehen aus einem primären Monoterpenalkohol, der oxidiert ist. Bei einem primären Alkohol hängt die OH-Gruppe an einem C-Atom, das mit 2 zusätzlichen Wasserstoffatomen und 1 Rest im Molekül verbunden ist. Bei diesem C-Atom ist in Aldehyden immer (mindestens) eine der beiden Bindungsmöglichkeiten mit einem Wasserstoffatom besetzt.

Wirkweise: Monoterpenaldehyde wirken bereits in kleinen Mengen stark antiviral und beruhigend. In hoher Verdünnung wirken sie antiinflammatorisch und antipyretisch.

Eigenschaften:
- besonders wirksam gegen Viren
- bei Entzündungen (antiinflammatorisch/antiphlogistisch)
- insektenvertreibend
- geringe Haltbarkeit

Besonderheiten: Citral muss als angebliches Allergen auf Kosmetika deklariert werden. Monoterpenaldehyde oxidieren schnell und neigen zu Polymerisation, d. h., sie verharzen, wodurch sie hautreizend wirken.

Monoterpenketone

Beispiele: Borneon (Campher, korrekt Bornan-2-on), Carvon, Jasmon, Menthon (▶ **Abb. 4.6**), Verbenon

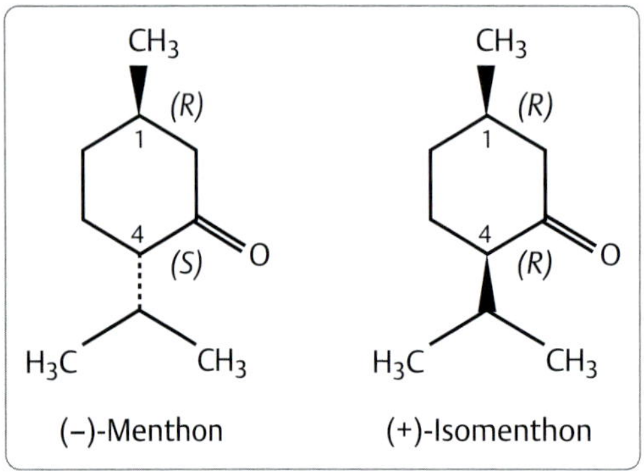

Abb. 4.6 Strukturformel von Menthon. (Quelle: Zimmermann. Aromatherapie für Pflege- und Heilberufe. 7. Aufl. Karl F. Haug Verlag 2022.)

Beispiele für gut verträgliche ätherische Öle, die Monoterpenketone enthalten: Kümmel, Minzöle (Nanaminze, Pfefferminze, Spearmint), Rosmarin Ct. 1,8-Cineol und Verbenon, Speiklavendel, Salbei (kleinblättrig), Ysop (kriechend)

Chemische Charakterisierung: Monoterpenketone (Endung „-on") entstehen durch Oxidation sekundärer Monoterpenalkohole. Bei einem sekundären Alkohol hängt die OH-Gruppe an einem C-Atom, das mit nur 1 zusätzlichen Wasserstoffatom und 2 Resten im Molekül verbunden ist. Dabei hängt eine Carbonylgruppe (>C=O), also ein Sauerstoffatom mit einer Doppelbindung, direkt an einem C-Atom in der Kette oder der Ringstruktur. Die funktionelle Gruppe wird als Ketogruppe bezeichnet und umfasst eine Carbonylgruppe mit 2 Kohlenwasserstoffresten. Monoterpenketone sind reaktionsfreudige Verbindungen.

Wirkweise: In schwacher Dosierung wirken sie granulationsfördernd und epithelisierend sowie sympathikoton. Sie wirken ferner stark schleimlösend und stimulieren das Immunsystem, dazu wirken einige stark choleretisch und cholagog (Menthon in der Pfefferminze und Carvon in Spearmint). In zu hoher (Dauer-)Dosierung und bei oraler Einnahme dagegen können einige dieser Monoterpenketone neurotoxisch, abortiv (Thujon und Pulegon) und epileptisierend (Pinocamphon), also krampfauslösend, wirken.

Eigenschaften:

- bester Inhaltsstoff zur lokalen Behandlung von Narben
- sekretolytisch (schleimlösend): zur Inhalation bei Husten/Bronchitis
- in niedriger Dosierung Gehirn stimulierend (neurotonisch, konzentrationsfördernd)
- Thujon: ähnliche Wirkung wie Acetylcholinesterasehemmer (u. a. Medikamente bei demenziellen Erkrankungen)
- mittlere Haltbarkeit

Besonderheiten: Einige Monoterpenketone sind in höherer Dosierung giftig für das Nervensystem/Gehirn (neurotoxisch), daher ist genau zu prüfen, welche im Öl enthalten sind.

> **! *Beachte***
>
> Vorsicht bei Borneon (Campher), (Iso-)Pinocamphon und Thujon wie in Salbei, Rosmarin, Pfefferminze und Thuja. Nicht für Kinder, Schwangere, Epileptiker, pflegebedürftige Senioren geeignet. Nie bei Säuglingen einsetzen!

Sesquiterpenketone

Beispiele: Atlanton, Ionon (▶ **Abb. 4.7**), Iron, Nootkaton, Vetiveron (= Vetivon)

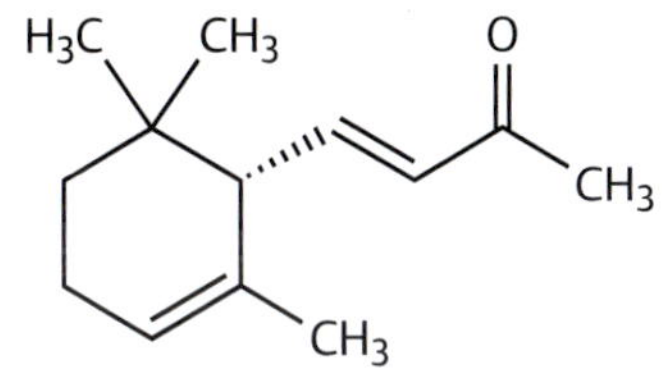

Abb. 4.7 Strukturformel von (S)-α-Ionon.

Beispiele für ätherische Öle, die Sesquiterpenketone enthalten: Atlaszeder, Grapefruit (Spuren, jedoch duftrelevant), Iriswurzel, Vetiver

Chemische Charakterisierung: Sesquiterpenketone (Endung „-on") haben wie die Monoterpenketone eine Carbonylgruppe (>C=O) in ihrem Molekül. Ihr Grundgerüst besteht aus 15 C-Atomen. Im Vergleich zu Monoterpenketonen weisen sie eine höhere Molekülmasse auf und sind deswegen weniger flüchtig als Monoterpenketone.

Wirkweise: Sie vereinen die sekretolytischen und granulationsfördernden Eigenschaften mit einer stark harmonisierenden Wirkung.

Eigenschaften:
- sehr hautpflegend, beruhigend für gereizte Haut, auch zur Behandlung von Narben
- stabilisierend bei allergischen Reaktionen von Haut und Schleimhäuten durch regulierenden („beruhigenden") Einfluss auf die Mastzellen
- antiinflammatorisch (entzündungshemmend)
- „erdend", wenn jemand zu sehr „im Kopf" ist
- gute Haltbarkeit

Besonderheiten: Oft sind Sesquiterpenketone in der Literatur nicht separat von Monoterpenketonen erwähnt, sie haben jedoch völlig andere Wirkungen.

Monoterpenester

Beispiele: Bornylacetat (▶ **Abb. 4.8**), Citronellylformiat, Geranylformiat, Linalylacetat, Nerylacetat, Terpinylacetat

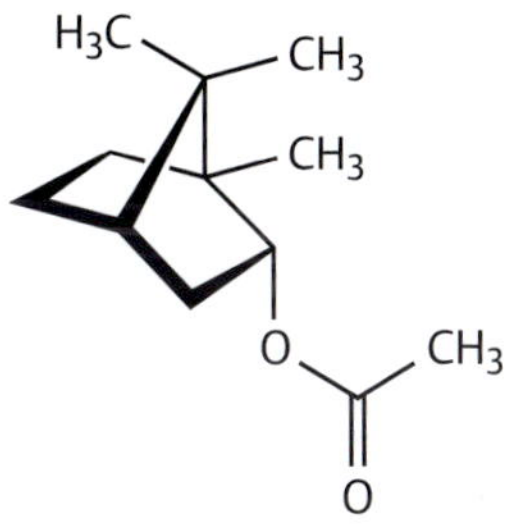

Abb. 4.8 Strukturformel von (−)-Bornylacetat.

Beispiele für ätherische Öle mit Monoterpen- und ähnlichen Estern: Bergamotte, Bergamottminze, Immortelle, Römische Kamille, Lavendel, Linaloe (Früchte), Myrte Ct. Myrtenylacetat, Neroli, Petit Grain, Rosengeranie, Ylang Ylang

Chemische Charakterisierung: Monoterpenester sind Verbindungen, die aus der Reaktion zwischen einer organischen Säure und einem Alkohol unter Abspaltung von Wasser entstehen. Ester sind relativ instabile Verbindungen und können wieder in Säure und Alkohol zerfallen. Ester werden nach dem Wortstamm des beteiligten Alkohols mit der Endsilbe „-yl" (z. B. Geranyl-) und dem angehängten Namen des Salzes der beteiligten Säure mit der Endung „-at" (z. B. -acetat) benannt (im Beispiel also Geranylacetat).

Wirkweise: Sie wirken teilweise stark spasmolytisch, anxiolytisch und beruhigend, zudem antimykotisch oder fungizid. Je länger die Kohlenstoffkette der esterbildenden Säure ist, desto spasmolytischer wirkt das entsprechende ätherische Öl. Ester sind sehr hautfreundlich und können auch bei Entzündungen entstauend wirken. Hier finden wir also die antiinflammatorische Eigenschaft der Säuren kombiniert mit den tonisierenden Wirkungen der Monoterpenalkohole.

Eigenschaften:
- sanft und daher sehr gut verträglich, dabei ausgesprochen effektiv (insbesondere in Bezug auf die Stimmung und bei seelischen Achterbahnfahrten)
- anxiolytisch (angstlösend)
- spasmolytisch (entkrampfend)
- antimykotisch (gegen Pilze)
- mittlere Haltbarkeit

Besonderheiten: Monoterpenester sind meistens sehr gut hautverträglich. Sie eignen sich auch für empfindliche Personen.

Monoterpenoxide

Beispiele: nur relevant in ätherischen Ölen 1,8-Cineol (= Eucalyptol; ▶ **Abb. 4.9**)

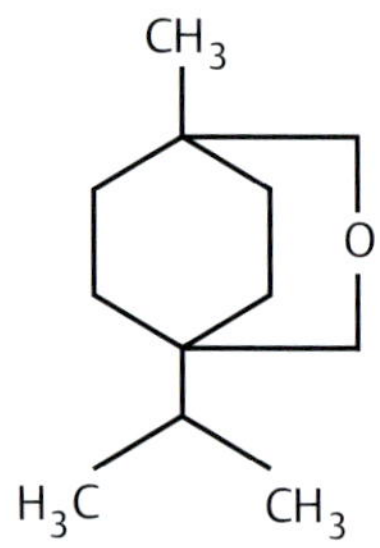

Abb. 4.9 Strukturformel von 1,8-Cineol. (Quelle: Zimmermann. Aromatherapie für Pflege- und Heilberufe. 7. Aufl. Karl F. Haug Verlag 2022.)

Beispiele für ätherische Öle, die reich an 1,8-Cineol sind: Cajeput, Eukalyptus (Eucalyptus globulus und E. radiata), Lorbeer, Myrte, Niaouli, Ravintsara, Rosmarin Ct. 1,8-Cineol, Saro, Spanischer „Majoran" (Thymus mastichina)

Chemische Charakterisierung: Monoterpenoxide sind zyklische Ether, in denen ein Sauerstoffatom in einer Kohlenstoffringstruktur steht. Je weniger C-Atome die Ringstruktur eines zyklischen Ethers aufweist, desto größer ist die Ringspannung und desto reaktionsfreudiger ist die Verbindung.

Wirkweise: 1,8-Cineol (Eucalyptol) wirkt antiinflammatorisch, was eine ideale Wirkungskombination bei Bronchitiden darstellen kann. Die Zilien in den Atemwegen werden gleichsam freigelegt und zu mehr Bewegung angeregt, was ideal bei Husten/Bronchitis ist.

Eigenschaften:
- sekretolytisch (schleimlösend), gute Öle gegen Erkältungen
- in vitro: antiviral, auch gegen das Coronavirus SARS-CoV-2
- hemmt Neurotransmitter, die für die Verengung der Bronchien verantwortlich sind
- entzündungshemmend, Ergänzung zu Kortisonpräparaten (Juergens et al. 2020)
- gehirnstimulierend, ähnliche Wirkung wie Acetylcholinesterasehemmer (u. a. Medikamente bei demenziellen Erkrankungen)
- mittlere Haltbarkeit

Besonderheiten: Bei zu langer und/oder zu heißer Destillation können Oxide entstehen, die hautreizend wirken und daher unerwünscht sind.

4.3.2 Phenolische Verbindungen

In dieser Gruppe, die in ätherischen Ölen mengenmäßig einen deutlich geringeren Anteil hat als Monoterpenverbindungen, gibt es kaum eindeutig zu „Gruppen" zuzuordnende Moleküle. Sie enthalten in vielen Fällen mehrere funktionelle Gruppen. Demzufolge muss jede einzelne auf ihre spezifische Wirkung hin geprüft werden.

Monoterpenphenole

Beispiele: Carvacrol, Eugenol, Thymol (► **Abb. 4.10**)

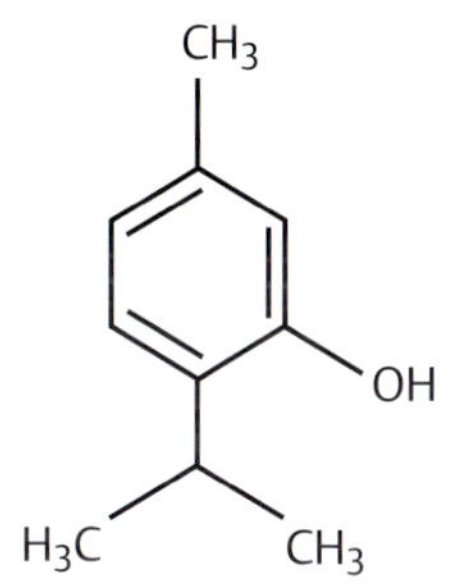

Abb. 4.10 Strukturformel von Thymol. (Quelle: Zimmermann. Aromatherapie für Pflege- und Heilberufe. 7. Aufl. Karl F. Haug Verlag 2022.)

Beispiele für ätherische Öle, die reich an Phenolen sind: Ajowan (Bischofskraut), Bohnenkraut, Gewürznelke, Oregano, Piment, Thymian Ct. Thymol und Carvacrol, Tulsi

Chemische Charakterisierung: Phenolische Verbindungen oder Phenole (Endung „-ol") bestehen aus einem aromatischen Kohlenstoffring (Benzen), der eine oder mehrere Hydroxylgruppen (OH-Gruppen) trägt. Außerdem kann das Ringsystem weitere Substituenten, vor allem Methylgruppen ($-CH_3$) tragen. Ihre „Erweiterungen", die Phenylpropane, haben am Benzen eine Seitenkette aus 3 C-Atomen. Hierzu gehört u. a. Eugenol, das daher auch zu den Oxiden gezählt wird.

Wirkweise: Die Wirkungen der Phenole sind mit denen der Monoterpenalkohole vergleichbar, doch wesentlich intensiver. Phenole wirken vor allem sehr stark antiinfektiös (antiviral, bakterizid, fungizid) und immunmodulatorisch (Regulierung der γ-Globuline).

Eigenschaften:
- stark keimtötend („Breitbandwirkung")
- gute Haltbarkeit

Besonderheiten: Ihre tonisierenden Eigenschaften hängen von der Dosierung ab: Überdosierung kann zu Hyperaktivität führen. Phenole können zudem bei empfindlichen Menschen blutdrucksteigernd wirken.

4

Aromatische Aldehyde

Beispiele: Benzaldehyd, Vanillin (korrekt: 4-Hydroxy-3-methoxybenzaldehyd), Zimtaldehyd (► **Abb. 4.11**)

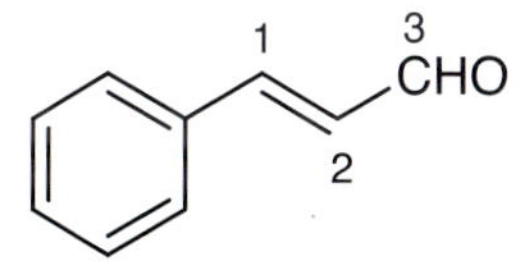

Abb. 4.11 Strukturformel von Zimtaldehyd. (Quelle: Zimmermann. Aromatherapie für Pflege- und Heilberufe. 7. Aufl. Karl F. Haug Verlag 2022.)

Beispiele für ätherische Öle, die aromatische Aldehyde enthalten: Bittermandel, Cassiazimt, Vanille(-Extrakt), Zimtrinde

Chemische Charakterisierung: Aromatische Aldehyde weisen einen Benzolring (Benzen) auf, an dem eine Aldehydgruppe (–CHO) direkt oder über eine Kohlenstoffkette gebunden ist. Aromatische Aldehyde reagieren leicht mit Luftsauerstoff zu Carbonsäuren, wobei die Reaktion durch Licht beschleunigt wird.

Wirkweise: Isoliertes Zimtaldehyd wirkt sehr stark keimtötend und hyperämisierend.

Eigenschaften:
- stark entspannend, wenn niedrig dosiert, sonst hyperaktivierend
- keimwidrig, insbesondere bei viralen Erkrankungen
- gute Haltbarkeit

Besonderheiten: Zimtaldehyd wirkt stark stimulierend, aber auch irritierend auf die Haut. In Zimtrindenöl ist dieser Effekt aufgrund der weiteren enthaltenen Inhaltsstoffe jedoch etwas vermindert.

Aromatische Ester

Beispiele: Benzylacetat, Benzylbenzoat, Methylanthranilat, Methyl-N-Methylanthranilat (M-N-MA), Methylsalicylat (▶ **Abb. 4.12**)

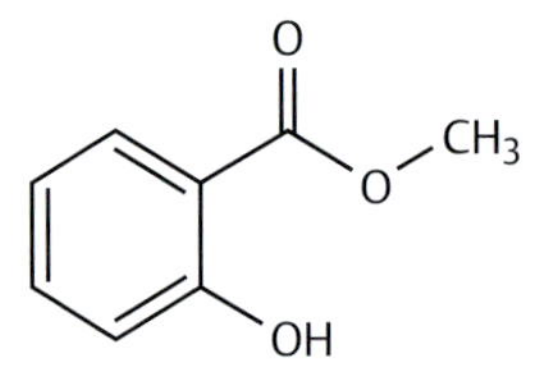

Abb. 4.12 Strukturformel von Methylsalicylat.

Beispiele für ätherische Öle mit aromatischen Estern: Benzoe, Frangipani, Jasmin, Mandarine, Neroli, Tolubalsam, Tuberose, Ylang Ylang

Chemische Charakterisierung: Aromatische Ester (Endungen „-yl" und „-at") enthalten einen Benzolring (Benzen). Sie sind sehr wirksame Verbindungen aus aromatischen Alkoholen und Säuren.

Wirkweise: Aromatische Ester haben stark spasmolytische und deutlich psychoaktive Wirkungen.

Eigenschaften:
- stark entspannend und entkrampfend
- stark stimmungsaufhellend
- gute Haltbarkeit

Besonderheiten: Benzylbenzoat ist als Mittel gegen Milben (Krätze) im Handel. Methylsalicylat ist in zahlreichen kommerziellen Schmerzsalben zu finden, wobei die Anwendung seit 2022 in kosmetischen Produkten höchstmengenbeschränkt ist. Methyl-N-Methylanthranilat wirkt fotosensibilisierend, daher bestehen Restriktionen seitens der Europäischen Union.

! *Beachte*

Vorsicht ist geboten bei Menschen, die Psychopharmaka einnehmen (bei psychiatrischen Patientinnen und Patienten werden immer wieder Überreaktionen beobachtet)! Methylsalicylat darf nicht mehr in Produkten für Kinder unter 6 Jahren enthalten sein.

Phenylether

Beispiele: Anethol (▶ **Abb. 4.13**), Methylchavicol (Estragol), Methyleugenol

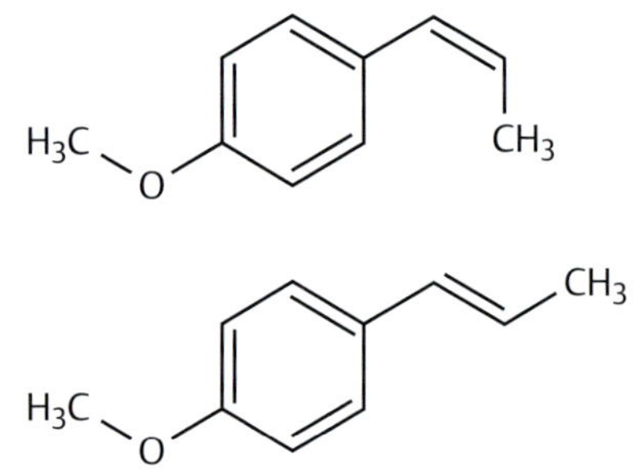

Abb. 4.13 Strukturformel von cis- (oben) und trans-Anethol (unten).

Beispiele für ätherische Öle, die Phenylether enthalten: Anis, Basilikum, Estragon, Fenchel, Muskat

Chemische Charakterisierung: Phenylether (Endungen „-yl" und „-ol") sind chemische Verbindungen, in denen 1 Phenylrest (Benzen) mit 1 Alkylrest (Kohlenwasserstoffgruppe) über 1 Sauerstoffatom miteinander verbunden sind (Sauerstoffbrücke).

Wirkweise: Phenylether verfügen über eine ähnlich entkrampfende Wirkung wie Ester.

Eigenschaften:
- stark entspannend und entkrampfend
- stark stimmungsaufhellend
- gute Haltbarkeit

Besonderheiten: Einige dieser Moleküle werden von Regulierungsbehörden als kritisch betrachtet, da sie in Tierexperimenten (innere Anwendung isolierter/synthetischer Moleküle) leberschädigend wirkten, bei korrekter Anwendung auf der Haut wird die Leber jedoch nicht mit einbezogen.

Cumarine und Fur(an)ocumarine

Beispiele: Angelicin, Bergapten (► **Abb. 4.14**), Imperatorin, Psoralen

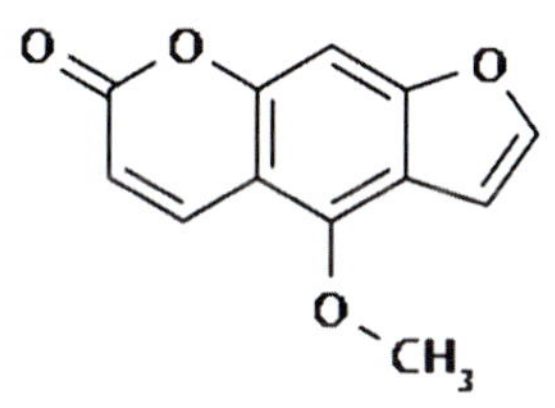

Abb. 4.14 Strukturformel von Bergapten. (Quelle: Zimmermann. Aromatherapie für Pflege- und Heilberufe. 7. Aufl. Karl F. Haug Verlag 2022.)

Beispiele für ätherische Öle, die Cumarine oder Furocumarine enthalten: Cumarine: Cassiazimt, Tonka(-Extrakt); Furocumarine: Angelikawurzel, Bergamotte, Limette

Chemische Charakterisierung: Furocumarine sind fluoreszierende Abkömmlinge von Cumarin (in Waldmeister, Tonkabohnen, Cassiazimt). Bei einer Wellenlänge von 312–320 nm (UV-Licht) entsteht auf feuchter Haut eine Substanz, aus der sich zusammen mit körpereigenem Eiweiß ein Antigen entwickelt. Dieses führt zu leichten bis starken subepidermalen Blasenbildungen bis hin zu einem ausgeprägten Sonnenbrand.

Cumarine sind nicht in destillierten Naturdüften enthalten, sondern nur in Extrakten wie Tonka und Heu-Absolue. Furocumarine sind recht schwere Moleküle, sie kommen hauptsächlich in nichtdestillierten Ölen vor, also in den Fruchtschalen von Zitrusfrüchten (Agrumendüfte). Spuren davon sind jedoch auch in Angelikawurzel-, Kreuzkümmel- und Zitronenverbenenöl enthalten.

Wirkweise: Sie wirken – ähnlich wie die Monoterpenester – beruhigend und anxiolytisch (angstlösend), sie verstärken die spasmolytische Wirkung von Estern und wirken analgetisch.

Eigenschaften:

- Verstärkung des entkrampfenden Effekts von Estern
- stimmungsaufhellend
- in vitro: antitumoral (z. B. Sumorek-Wiadro et al. 2020)
- gute Haltbarkeit

Besonderheiten: Die begrenzte Haltbarkeit der Zitrusöle wird durch Furocumarine etwas verbessert. Furocumarinfreie ätherische Öle (FCF) büßen in den meisten Fällen ihren „runden fruchtigen" Duft ein (Ausnahme: Bergamotte), zudem wird die Haltbarkeit des ätherischen Öles verkürzt. Möglicherweise leidet auch die stimmungsaufhellende Wirkung.

Aufgrund der Fotosensibilisierung bei Exposition gegenüber UV-Licht besteht ein EU-weites Verbot bzw. eine extreme Reduzierung von Furocumarinen in ätherischen Ölen, die als Kosmetika deklariert sind, und in kosmetischen Produkten.

! *Beachte*

Da eine Fotosensibilisierung bei Exposition gegenüber UV-Licht auftritt, ätherische Öle mit Furocumarinen nicht vor Sonnenexposition oder einem Solariumbesuch anwenden (je nach Haut bis zu 6 h warten).

Auf einen Blick

Was ist das Besondere an Vielstoffgemischen wie ätherischen Ölen?

- Ihre Bestandteile wirken synergistisch, d. h., ihre Wirkung verstärkt sich gegenseitig. Dieser Zusammenhang wird auch als Netzwerkpharmakologie bezeichnet.
- Phenolische Verbindungen (im Öl von Thymian, Oregano, Bohnenkraut, Zimtrinde, Zimtblättern, Tulsi, Gewürznelkenknospen etc.) wirken gemeinsam mit den ebenfalls enthaltenen Terpenverbindungen (z. B. Linalool, Geraniol und p-Cymen) effektiver.
- Isoliertes Thymol oder solches, das im Labor synthetisiert wurde (enthält meistens mindestens 3 % chlorierte Trägerstoffe), kann z. B. nicht so effizient gegen Krankheitskeime wirken wie der natürliche „Cocktail“ aus unterschiedlichsten Molekülen.

Wie und aus welchen Pflanzenteilen werden ätherische Öle gewonnen?

- Grundsätzlich kann jede Duftpflanze und jeder duftende Pflanzenteil ätherische Öle liefern. Oft sind die Mengen jedoch unrentabel bzw. traditionelle Verfahren wie die Wasserdampfdestillation zu aggressiv.
- Je nach Verwendungszweck gibt es sehr unterschiedliche Gewinnungsverfahren, da sich die Aromatherapie erst nach der Parfüm- und der Lebensmittelindustrie entwickelt hat.

Woraus bestehen ätherische Öle?

- Den größten Anteil in den meisten ätherischen Ölen machen Terpene aus. Sie entstehen sowohl ausgehend von AcetylCoA über Mevalonsäure, sind also Nebenprodukte des Mevalonatwegs, als auch von Pyruvat über den Methylerythritolphosphatweg (MEP-Weg).
- Die meisten Terpenverbindungen sind gut verträglich und „fehlertolerant“, sie verursachen also auch bei leichten Überdosierungen keine Unverträglichkeiten.
- Die zu einem wesentlich kleineren Anteil in ätherischen Ölen vorkommenden Phenole und die davon abgeleiteten Phenolderivate stammen aus dem Proteinstoffwechsel (Shikimisäureweg).
- Ätherische Öle, die einen gewissen Anteil an phenolischen Verbindungen überschreiten, wirken zwar stark „antibiotisch“ und oft auch deutlich stimmungsaufhellend, können jedoch auch in kleinen Mengen haut- und schleimhautreizend sein.

5 Welche rechtlichen Aspekte sind zu beachten?

! *Beachte*

Wir sind Aromapraktikerinnen und keine Juristinnen. Wir beschreiben in diesem Kapitel daher, wie und unter welchen Voraussetzungen die Aromatherapie und die Aromapflege nach unserem Verständnis, unserer Kenntnis und unserer Einschätzung der Rechtsprechung sowie der entsprechenden Gesetze in der Behandlung durch Heilpraktiker und in der Pflege eingesetzt werden können. Wir nennen, wo notwendig, entsprechende Gesetze und Quellen, die nach unserer Ansicht und Erfahrung dafür wegweisend und wichtig sind. So können Sie, liebe Leserin, lieber Leser, eigene Rückschlüsse ziehen oder – was uns wichtig ist – auch zu Ihrer eigenen, davon abweichenden Interpretation kommen.

5.1 Rechtliche Aspekte für Heilpraktiker

Was für Heilpraktiker erlaubt ist, regeln verschiedene Gesetze, u. a. das Heilpraktikergesetz (HeilprG), das Arzneimittelgesetz (AMG), aber auch das Bürgerliche Gesetzbuch (BGB). Sie regeln und reglementieren die Arbeit des Heilpraktikers.

Mit Blick auf die Aromatherapie sind für Heilpraktiker insbesondere diese genannten Gesetze maßgebend.

5.1.1 Heilpraktikergesetz (HeilprG)

Das Heilpraktikergesetz regelt den Zugang zur Berechtigung der Ausübung der Heilkunde – ohne als Arzt bestallt zu sein. Wer also eine Erlaubnis nach dem HeilprG zur Ausübung der Heilkunde hat und kein Arzt ist, darf Untersuchungen vornehmen und Behandlungen durchführen. Das Verordnen eines Arzneimittels oder auch das Ausstellen einer Rezeptur ist Bestandteil einer Behandlung und für Heilpraktiker daher erlaubt.

Das bedeutet: Ein Heilpraktiker darf beispielsweise einem Patienten, bei dem er eine akute Bronchitis diagnostiziert hat, eine Rezeptur für eine aromatherapeutische Einreibung zur Behandlung der Bronchitis rezeptieren. Der Patient kann das Rezept dann in einer Apotheke, die Mischungen aus ätherischen Ölen herstellt, zubereiten lassen. Der Apotheker hat die Erlaubnis, dieses Rezepturarzneimittel (in diesem Fall eine Mixtur aus ätherischen Ölen) herzustellen und es dem Patienten zu übergeben. Somit hat der Patient die Möglichkeit, diese Einreibung gemäß den Anweisungen des behandelnden Heilpraktikers anzuwenden.

5.1.2 Arzneimittelgesetz (AMG)

Der Heilpraktiker kann allerdings auch unter bestimmten Voraussetzungen eine sogenannte erlaubnisfreie, aber anzeigepflichtige Herstellung in seiner Praxis vornehmen. Diese muss er bei der zuständigen Bezirksregierung (Regierungspräsidium) anzeigen, denn die Herstellung ist anzeigepflichtig! Meist gibt es auf der Website der Bezirksregierung ein Formblatt als Download, das ausgefüllt zurückgesendet werden kann. Es genügt aber auch, eine formlose Anzeige vorzunehmen – also die Bezirksregierung schriftlich darüber zu informieren, welche Arzneimittelmischung hergestellt werden soll (Angabe der verwendeten ätherischen Öle). Damit ist der Anzeigepflicht genüge getan. Eventuell erhält der Heilpraktiker dann doch noch ein Formblatt zugesandt, das er ausfüllen und an die Bezirksregierung zurücksenden muss.

! Beachte

Keine Anzeigepflicht besteht, wenn eine Rezeptur als Rezept aufgeschrieben (also rezeptiert) und dem Patienten mitgegeben wird.

Hat der Heilpraktiker die Rezeptur für seine Einreibung bei akuter Bronchitis angezeigt, kann er sie in der Praxis selbst für einen bestimmten Patienten herstellen und diesen damit unmittelbar behandeln. Er muss die hergestellte Einreibung bei dieser Behandlung am Patienten allerdings aufbrauchen oder die Reste entsorgen. Er darf die Einreibung nicht lagern und dem Patienten auch nicht mit nach Hause geben. Denn das wäre das Inverkehrbringen eines Arzneimittels, wozu gemäß Arzneimittelgesetz nur Apotheken berechtigt sind.

Weil der Heilpraktiker die Einreibung zur Behandlung eingesetzt hat, kommt sie einem Arzneimittel gleich und ist kein Kosmetikum.

(i) Hintergrundwissen

Zuständige Bezirksregierung finden

Unter www.zlg.de gelangen Sie auf die Website der Zentralstelle der Länder für Gesundheitsschutz bei Arzneimitteln und Medizinprodukten. Klicken Sie dort in der linken Menüleiste auf den Menüpunkt „Arzneimittel“. Nun sehen Sie im unteren Drittel der Webseiten in der Mitte unter dem Stichwort „Deutschland“ den Menüpunkt „Länderbehörden“. Klicken Sie diesen an. Auf der sich nun öffnenden Seite sind alle Bundesländer alphabetisch aufgeführt. Klicken Sie das Bundesland an, in dem Sie praktizieren, und wählen Sie auf der nächsten sich öffnenden Seite das für Sie zuständige Regierungspräsidium aus.

5.1.3 Aufklärungspflicht

Grundvoraussetzung dafür, dass ein Heilpraktiker einen Patienten behandeln darf, ist der sogenannte Behandlungsvertrag, ein Dienstvertrag nach §611 des Bürgerlichen Gesetzbuches (BGB). Aus diesem Vertrag ergeben sich für den Heilpraktiker neben Rechten, beispielsweise ein Anspruch auf Honorar, auch Pflichten. Zu diesen Pflichten zählt neben dem Bemühen um eine fachgerechte Behandlung die Aufklärungspflicht: Der Heilpraktiker muss den Patienten u. a. über die Art der Behandlung, das Risiko und mögliche Nebenwirkungen, die Folgen einer Nichtbehandlung, anfallende Kosten und Behandlungsalternativen aufklären. Eine sorgfältige Aufklärung ist die Voraussetzung dafür, dass ein Patient in eine Behandlung einwilligen kann. Umgekehrt kann ein Patient seine Einwilligung in eine Behandlung bei unzureichender Aufklärung im Nachhinein zurückziehen. Eine Behandlung ohne rechtskräftige Einwilligung ist gesetzwidrig. Bei invasiven Maßnahmen würde dies sogar eine Körperverletzung bedeuten.

Um beim oben genannten Beispiel zu bleiben: Vor der Anwendung der Einreibung bzw. dem Ausstellen der Rezeptur für diese muss der Heilpraktiker seinem Patienten erklären, was Aromatherapie ist, wie sie wirkt und was der Einsatz ätherischer Öle bei seiner Erkrankung, der akuten Bronchitis, bewirkt, warum er die Behandlung für sinnvoll erachtet, mit welchen möglichen Risiken und Gefahren die Anwendung einhergehen könnte, was sie kostet und welche Alternativen, beispielsweise eine Behandlung mit Phytotherapie, infrage kommen. Ist der Patient hinreichend informiert und hat er eingewilligt, kann die Behandlung beginnen!

! Beachte

Grundsätzlich darf ein Heilpraktiker die Aromatherapie anwenden, ohne darin ausgebildet zu sein. Aber: Wenn beispielsweise ein Behandlungsfehler auftritt und der Patient den Heilpraktiker anzeigt, muss dieser vor Gericht beweisen, dass er in dem Therapieverfahren hinreichend ausgebildet und zur fachgerechten Anwendung der Aromatherapie in der Lage ist.

Ätherische Öle sind hochwirksame Vielstoffgemische, die nachgewiesen auf die Physiologie einwirken. Wir raten daher dringend dazu, ätherische Öle nur nach einer entsprechenden fachlichen Qualifikation einzusetzen!

5.2 Rechtliche Aspekte für Pflegende

Wer ätherische Öle im Pflegeberuf einsetzen möchte, muss – wie eingangs beschrieben – zwischen den Begriffen Aromatherapie und Aromapflege unterscheiden. Aromatherapie darf nur von Ärzten und Heilpraktikern beruflich angewendet werden. Pflegekräfte dürfen jedoch aromapflegerisch tätig sein.

Als Experten für Aromapflege mit dem Schwerpunkt auf Gesundheits- und Krankenpflege oder Altenpflege erlernen Pflegende wichtige Grundlagen der Aromapflege, um verantwortungsvoll mit ätherischen Ölen, Pflanzenölen und Hydrolaten arbeiten zu können.

In immer mehr deutschen Krankenhäusern wird erfolgreich mit ätherischen Ölen, fetten Pflanzenölen und Hydrolaten gearbeitet, insbesondere im süddeutschen Raum. Je nach Zusatzausbildung der Pflegenden geschieht dies – eine Bewilligung vorausgesetzt – unter der Verantwortung der entsprechenden Ärzte und mit Einverständnis der Pflegedienstleitung.

(i) Hintergrundwissen

Warum Aromapflege? – 7 gute Gründe für die Aromapflege

- Aromapflege hält Pflegende auch in schwierigen Situationen handlungsfähig – auch in Situationen, in denen Pflegende das Gefühl beschleicht, nichts mehr tun zu können, kann mithilfe der Aromapflege noch viel erreicht werden! Insbesondere bei seelischen Dysbalancen, Ängsten oder starker Unruhe hat sich die Anwendung von ätherischen Ölen vielfach bewährt, dazu gibt es zahlreiche klinische Studien.
- Aromapflegeanwendungen sind sanft, richtig angewendet quasi nebenwirkungsfrei, aber dennoch sehr wirkungsvoll.
- Aromapflege kann in der medizinisch orientierten Pflege, insbesondere wenn es keinen anderen Rat mehr gibt, unterstützend, lindernd und effektiv Anwendung finden. So kann mit ätherischen Ölen beispielsweise die medikamentöse Schmerztherapie unterstützt und für mehr Entspannung und Wohlbefinden des Patienten gesorgt werden.
- Die ganzheitlich wirksame Aromapflege dient nur selten der Symptombehandlung – ätherische Öle können wunderbar nach dem salutogenetischen Prinzip eingesetzt werden. Bei der Auswahl der ätherischen Öle, Pflanzenöle und Hydrolate, wird wenn möglich, immer der Patient mit einbezogen.
- Aromapflege ist oft kostengünstiger als andere Methoden.
- Aromapflege hat für therapeutische und pflegerische Einrichtungen eine nicht zu unterschätzende Außenwirkung und wirbt letztendlich für Individualität und eine besondere, dem Patienten zugewandte Pflege.
- Aromapflege stärkt das Selbstwertgefühl und die Kompetenz von Pflegenden.

(Angelehnt an Theierl 2015)

5.2.1 Fort- und Weiterbildung

Anders als in Österreich gibt es in Deutschland keine gesetzliche Grundlage für Fort- und Weiterbildungen in Aromapflege. Entsprechend gibt es hierfür auch keine anerkannte Berufsbezeichnung. Wenn wir von Aromapflege sprechen, meinen wir damit die Anwendung ätherischer Öle oder Aromapflegeprodukte im pflegerischen Bereich.

In Deutschland fehlen zudem rechtliche Vorgaben zu Ausbildungsinhalten und Ausbildungsdauer. Daher kann es schwierig sein, aus den vielen Angeboten qualitativ gute Fortbildungsmaßnahmen auszumachen.

Achten Sie bei der Auswahl der Anbieter auf die nachfolgend beschriebenen Kriterien.

Hintergrundwissen

Kriterien für gut qualifizierte Fachpersonen im Bereich der Aromatherapie

- Ausreichend erfahrene und qualifizierte Fachpersonen können mindestens 150, besser 300 Stunden Ausbildung in Aromatherapie und Aromapflege nachweisen, manchmal sogar an unterschiedlichen Schulen und bei verschiedenen Dozenten.
- Fachpersonen verfügen über mindestens 5 Jahre Erfahrung mit ätherischen Ölen, bevor sie andere Menschen beraten und schulen. Sie reagieren souverän und gelassen, wenn interessierte Fragen an sie gestellt werden, etwa nach ihrem Ausbildungsnachweis oder nach Ölen von anderen Anbietern als die der von ihnen angebotenen Öle.
- Fachpersonen bieten mindestens 100 Stunden an, üben mit möglichst vielen Ölen (teilweise von unterschiedlichen Firmen) und zwingen niemanden, ausschließlich bei einem Anbieter einzukaufen.
- Fachpersonen besuchen selbst regelmäßig Fortbildungen auf einem anerkannten Fortbildungskongress, bei bekannten deutschsprachigen Firmen, bei Wissenschaftlern, bei anerkannten Buchautoren.
- Qualifizierte Aromafachleute kennen die Namen von (einigen) anerkannten Büchern und Autorinnen bzw. Autoren und weisen nicht auf einen einzelnen „Heilsbringer“ hin.
- Fachpersonen bieten Kurse und Preise zu den marktüblichen Preisen und Konditionen an (immer vergleichen!).
- Fachpersonen verwenden oder empfehlen ätherische Öle mit den vorgeschriebenen Haltbarkeitssymbolen, Sicherheitshinweisen oder Gefahrenpiktogrammen (▸ **Abb. 5.1**) und können diese sachlich erklären; Etiketten ohne die jeweiligen Symbole und verdünnte ätherische Öle können sie begründen.
- Fachpersonen kennen sich grundlegend mit Heilpflanzen aus, denken oft ganzheitlich und nachhaltig; sie verstehen auch etwas vom chemischen Aufbau ätherischer Öle und den jeweiligen Folgen für Wirkungen und Nebenwirkungen (z. B. Furocumarine, ihre Bedeutung für die jeweiligen Anwendungen; einige Monoterpenketone, die Laien Probleme machen könnten etc.).
- Fachpersonen verstehen den Hintergrund und Sinn von Bio-Ölen, die von anerkannter neutraler Stelle zertifiziert worden sind.
- Fachpersonen, die keine Heilpraktikerinnen bzw. Heilpraktiker sind, sprechen über therapeutische Empfehlungen allenfalls in der dritten Person („manche Menschen reagieren mit verminderten Schmerzen auf diese Öle“), so bewegen sie sich – auch sprachlich – immer im Wohlfühlbereich.
- Fachpersonen kennen spezifische Kontraindikationen für bestimmte ätherische Öle, die z. B. bei Schwangerschaft, Epilepsie, Krebs, psychiatrischen Problemen etc. nicht verabreicht werden dürfen.
- Fachpersonen verdünnen ätherische Öle für die Anwendung sorgfältig, bewegen sich im Bereich zwischen 0,5 und 3 % (physiologische Verdünnungen); sie weisen die Kunden auf den Sinn von Verdünnungen hin.
- Fachpersonen stellen sich auf ihrer jeweiligen Website vor, erzählen etwas zu ihrem fachlichen Werdegang und vermitteln sachliche Informationen zu ihrer Arbeit.

5.2.2 Implementierung

Möchten Pflegende die Aromapflege in ihrer Einrichtung implementieren, ist es wichtig, sich die erforderliche Erlaubnis dafür bei den entsprechenden Vorgesetzten einzuholen, je nach Struktur also die Stations-/Bereichs-, Pflegedienst- oder Heimleitung. In Krankenhäusern sind auch Apotheker sowie Stationsarzt bzw. leitender Oberarzt oder Chefarzt einer Abteilung einzubeziehen.

Wir empfehlen, eine Implementierung vorab mit einigem Vorlauf zu planen. Dazu zählen Vorbereitungen wie Schulungen von Mitarbeitenden, Kostenplanung und Anschaffung der benötigten Materialien (ätherische Öle, Pflanzenöle, Hydrolate, Raumbeduftungsgeräte, Leerflaschen usw.). Außerdem sollte geklärt werden, wie umfangreich die Aromapflege praktiziert werden soll.

! *Beachte*

Grundsätzlich umfasst Aromapflege die Anwendung ätherischer Öle oder daraus hergestellter Aromapflegeprodukte auf **intakter** Haut! Therapeutische oder therapiebegleitende Maßnahmen müssen immer ärztlich angeordnet werden.

Die Rechtsprechung zur beruflichen Umsetzung der Aromapflege bewegt sich in Deutschland noch teilweise in einer Grauzone. Uns sind drei juristisch begründete Einschätzungen und Gutachten bekannt, die den pflegerischen Einsatz ätherischer Öle von sehr einschränkend bis eher liberal bewerten. Einerseits heißt es, dass ausschließlich Fertigmischungen, die als kosmetische Produkte zugelassen sind, zur Aromapflege angewendet werden dürfen, andererseits spricht ein bekannter Fachjurist den Aromapflegenden Mut zu, durchaus individuelle einmalige Mischungen zur unmittelbaren Anwendung einzusetzen (Böhme 2018).

Unserer Beobachtung nach sind die Hürden umso höher, je größer und durchstrukturierter die jeweilige Institution ist. In kleineren Häusern, insbesondere in Hospizen, steht das ganzheitliche Wohlbefinden der Bewohner und Patienten mehr im Fokus, somit werden die Befugnisse für Pflegende in Bezug auf die Aromapflege oft etwas großzügiger ausgelegt.

Da es unterschiedliche Auffassungen zu vielen Details im Bereich der Aromapflege gibt und sich diese regelmäßig verändern, ist es wichtig, die geplanten Anwendungen gut mit den verantwortlichen Vorgesetzten abzusprechen und sie immer sorgfältig zu dokumentieren.

(i) Hintergrundwissen

Einsatz ätherischer Öle durch medizinische Laien

In Deutschland ist es eindeutig geregelt, dass gewerblich massiert und ergänzend im Sinn der Gesundheitspraxis beraten werden darf, wenn dies für grundsätzlich gesunde Menschen angeboten wird und der Entspannung dient. Die Haut muss zudem intakt sein.

Es ist also aus juristischen Gründen wichtig, die Aromamassage, die von medizinischen Laien ausgeführt wird, als Dienstleistung am gesunden Menschen zu deklarieren, die die Klienten bzw. Kunden aus eigener Tasche bezahlen. Es dürfen keinerlei Krankheiten, Körperleiden oder Körperschäden behandelt werden, sondern nur folgende Bereiche abgedeckt werden (mit denen auch geworben werden darf): Wellness, Schönheit, Prophylaxe, Gesundheitsbegleitung, Gesundheitsberatung, Entspannungsmassage, Wohlfühlmassage, Gesundmassage, intuitive Massage, Fitnessmassage, Stressmanagement usw.

Wir bezeichnen unser Angebot als vorbeugende, kosmetische, entspannende, stressvermindernde und pflegende Anwendungen.

5.2.3 „Komplementäre Pflegemethoden“ und geltendes Recht

In Deutschland wird durch das **Sozialversicherungsrecht** geregelt, dass Angehörige von Pflegeberufen im Krankenhaus und im Hospiz der ärztlichen Gesamtverantwortung für Diagnostik und Therapie unterstehen.

! Beachte

Für die sogenannte Behandlungspflege muss also grundsätzlich eine ärztliche Verordnung vorliegen. Im Bereich der Grundpflege jedoch – diese wird von der Pflegefachkraft bestimmt – bedarf es keiner ausdrücklichen ärztlichen Anordnung.

Auf diesem Gebiet bieten sich viele Anwendungen mit ätherischen Ölen an, vorausgesetzt, das jeweilige Haus ist offen für „komplementäre" Methoden und die verantwortlichen Ärzte haben Vertrauen in die Fachkapazität der Pflegenden. Die Einführung von naturheilkundlichen Maßnahmen ist immer mit sehr viel Behutsamkeit vorzunehmen, da erfahrungsgemäß ein kleiner Fehler in diesem Bereich sehr viel mehr Kritik auf sich zieht als eine Panne in der etablierten „Schulmedizin".

In der deutschen Rechtsprechung wird von dem Grundsatz ausgegangen, dass verschiedene Methoden gleichrangig nebeneinanderstehen (Therapiefreiheit). Es gibt also in der Pflege keine Verpflichtung, ausschließlich schulmedizinische Methoden anzuwenden. Selbstverständlich muss bei jedem Patienten und seiner Krankheit überprüft werden, ob die ausgewählte naturheilkundliche Methode angemessen und vertretbar ist. Die Sicherheit der Patienten hat immer Vorrang.

Wir empfehlen im stationären/klinischen Bereich das Anfertigen einer Mischung aus ätherischen Ölen für den „Gebrauch zur direkten Anwendung". Die Öle werden demzufolge nur für eine Anwendung zusammengestellt. Für die praktische Umsetzung im Pflegealltag bedeutet dies, dass klinikinterne **Standards** für die jeweiligen Erfordernisse des Hauses oder der Station erarbeitet werden müssen, damit in der Kürze der zur Verfügung stehenden Zeit keine Fehler gemacht werden. Zudem müssen Mitarbeitende, die (noch) nicht gut geschult worden sind, mit dem Herstellen von pflegenden Anwendungen betraut werden können. Diese Pflegekräfte arbeiten mit **Grundmischungen** oder nur mit ausdrücklich auf der Station erlaubten ätherischen Ölen und müssen die Aromapflegeprodukte nach detaillierten Vorgaben (beispielsweise auf Karteikarten) mischen oder Fertigprodukte korrekt anwenden.

Die erarbeiteten Standards sollten regelmäßig, etwa halbjährlich, überprüft werden und ggf. den Erfolgen oder Bedürfnissen der Mehrheit der Patienten mit den entsprechenden Bedürfnissen angepasst werden. Ein flexibler Umgang mit den erarbeiteten Lösungen und auch die Offenheit gegenüber „neuen" Ölen und Mischungen daraus ist zum Vorteil der Patienten.

Etliche der Vorschriften (und Verbote) können laut dem Juristen Prof. Hans Böhme vom Institut für Gesundheitsrecht und -politik IGRP durchaus etwas flexibel ausgelegt werden. Seine „Stellungnahme zur Rechtsstellung des Mischens auf Vorrat von ätherischen Ölen und Pflanzenölen in Gesundheitsberufen", also die juristischen Grundlagen zum Mischen und Bevorraten von ätherischen Ölen im Pflegebereich, können nachgelesen werden unter: www.primaveralife.com/news/neues-rechtsgutachten-zur-aromapflege.

5.2.4 Verkauf von ätherischen Ölen

Ätherische Öle werden in Deutschland buchstäblich überall verkauft, z. B. in Supermärkten, Haushaltswarengeschäften, Einrichtungshäusern, HiFi-Läden, Flohmärkten, Buchhandlungen, Drogerien, Parfümerien, Apotheken, Esoterik-Shops, Bioläden und in Fachgeschäften für natürliche Duftstoffe und Naturkosmetik. Auf Großveranstaltungen und in privaten Verkaufstreffen werden seit einigen Jahren teilweise sehr aggressiv und mit manchmal sehr dubiosen Heilsversprechen überteuerte US-amerikanische Öle verkauft.

Diese „Massenöle", **ohne anerkannte, unabhängige Biosiegel**, besitzen trotz gegenteiliger Marketing-Slogans nicht zwangsläufig die notwendige hohe Qualität für eine Behandlung am Menschen. Nicht selten sind sie sogar synthetisch oder Fantasiekreationen der großen Düftehersteller. Die Beratung auf Flohmärkten und in branchenfremden Geschäften ist meist haarsträubend schlecht oder irreführend; selbst in

Fachgeschäften herrschen oft erschreckende Wissenslücken.

In Apotheken und Drogerien erhältlich sind für therapeutische Anwendungen – zumindest streng nach dem **Arzneimittelgesetz** – DAB-Öle sowie Fertigarzneimittel, die ätherische Öle enthalten, beispielsweise Erkältungsbäder, Brustsalben, Kapseln bei Reizdarmsymptomen, Bronchitis oder leichten Angststörungen.

5.2.5 Herstellung aromapflegerischer Rezepturen

Das Mischen ätherischer Öle ist kein Inverkehrbringen im Sinne der EU-Kosmetikverordnung. Solange der Hersteller kein Vermischungsverbot vorsieht oder vor dem Mischen warnt, kann das Mischen nicht zum Inverkehrbringen im Sinne der EU-Kosmetikverordnung führen. Aus- und weitergebildete Aromaexperten dürfen alles umsetzen, was sie im Rahmen ihrer Ausbildung erlernt haben und berufsfachlich erlaubt ist. Derartige Produkte dienen ausschließlich der Anwendung als kosmetische Mittel und unterliegen daher nicht den arzneimittelrechtlichen Vorschriften. Es gilt immer die einzuhaltende **Sorgfaltspflicht!**

> **! Beachte**
>
> Keinesfalls erlaubt ist es, Öle oder Mischungen daraus zu verkaufen, da es sich dabei um ein Inverkehrbringen handeln würde. Bei Bedarf können Patienten allerdings genauestens instruiert werden, wie eine passende Zubereitung hergestellt wird. Die erste Massage, Einreibung, Inhalation etc. kann in der Praxis oder auf Station stattfinden.

Wenn aber Aromaprodukte erstellt werden sollen, um in weiterer Folge, insbesondere in Krankenhäusern, auch zu medizinischen Zwecken nach ärztlicher Anordnung eingesetzt zu werden, oder über die Eigenschaft verfügen, als Mittel zur Heilung, zur Linderung oder zur Verhütung von Krankheiten oder krankhafter Beschwerden bestimmungsgemäß eingesetzt zu werden, so handelt es sich (zumindest auch) um Produkte im Sinne von arzneimittelrechtlichen Vorschriften, sodass dann eine Arzneimittelherstellung vorliegt. Die Herstellung und die Abgabe von Arzneimitteln, also auch von Zubereitungen mit ätherischen Ölen, ist laut Arzneimittelgesetz (AMG), § 13, Inhabern von Apotheken bzw. Krankenhausträgern, die nach dem Gesetz über das Apothekenwesen (ApoG) Arzneimittel abgeben dürfen, vorbehalten.

> **! Beachte**
>
> Unbedingt erforderlich ist das Einverständnis des Arztes, der Pflegedienstleitung sowie des Patienten/Bewohners beim Einsatz aromapflegerischer Zubereitungen.

5.2.6 Regelungen in Österreich und der Schweiz

Aromatherapie in Österreich

Aromapflege wird in Österreich wie folgt definiert (Deutsch-Grasl et al. 2018, S. 14):

> *„Die Aromapflege als anerkannte komplementäre Pflegemethode ist ein Teil der Pflanzenheilkunde. Man versteht darunter den professionellen Einsatz von 100 % naturreinen ätherischen Ölen, fetten Pflanzenölen, Hydrolaten und den daraus hergestellten Pflegeprodukten. Die aromapflegerischen Interventionen betreffen den Tätigkeitsbereich des gehobenen Dienstes für Gesundheits- und Krankenpflege (pflegerische Kernkompetenzen und Kompetenzen bei medizinischer Diagnostik und Therapie). Sie dient prophylaktischen und pflegerischen Maßnahmen und wird im Sinne des Pflegeprozesses sowie deren Pflegediagnosen integriert.*
> *Die Aromapflege zählt zu den ganzheitlichen Pflegekonzepten und unterliegt einem stetigen Entwicklungsprozess. Neue Erfahrungen und Erkenntnisse erweitern das Tätigkeitsfeld im Rahmen der Aromapflege. Die Anwendung und Wirkung erfolgt patientenorientiert, über den Geruchssinn (Raumbeduftung, Duftfleckerl) und über die intakte Haut (Waschungen, Hautpflege, Streichungen und Einreibungen sowie Wickel und Kompressen).“*

Die Aromapflege ist eine komplementäre Pflegemethode und darf nur nach einer nachvollziehbaren Zustimmung des Krankenanstaltenträgers bzw. der Anstaltsleitung/kollegialen Führung am Patienten durchgeführt werden. Weiter gilt es, den Rahmen des Gesundheits- und Krankenpflegegesetzes einzuhalten und die pflegerischen Kernkompetenzen sowie die Kompetenzen bei medizinischer Diagnostik und Therapie zu berücksichtigen.

Die Aromapflege obliegt laut dem Gesundheits- und Krankenpflegegesetz (GuKG) den Gesundheits- und Krankenpflegeberufen (gehobener Dienst für Gesundheits- und Krankenpflege DGKS/DGKP). Pflegeassistenten und Pflegefachassistenten, Altenfachbetreuer sowie Schüler dürfen Aromapflege unter Anleitung durchführen.

Das Aneignen von Fachwissen (Aromapflegeseminare) im Rahmen der Fort- und Weiterbildung (§ 63 u. § 64 GuKG) ist unerlässlich, um die Aromapflege zu integrieren und effektiv damit arbeiten zu können.

Pro Station sollten 2 DGKS/DGKP für den Ablauf der Aromapflege verantwortlich sein und Folgendes umsetzen:

- Erstellen von Aromapflegestandards bzw. Handlungsrichtlinien (vorher Schwerpunkte für die Aromapflege auf der Station setzen)
- Informationsweitergabe an das Team sowie Organisation von Seminaren für die Mitarbeiter, um eine positive Umsetzung zu gewährleisten
- Organisation der Beschaffung von qualitativ hochwertigen ätherischen Ölen, fetten Pflanzenölen und Aromapflegeprodukten
- schrittweiser Aufbau und stetige Kontrolle
- Erstellung einer Aromapflegeinformation für Patienten und Angehörige

Die Anwendung erfolgt im Rahmen des Pflegeprozesses (Pflegeanamnese, Patienteninformation und Einholung des Einverständnisses des Patienten oder der Angehörigen, Pflegediagnose, Planung, Durchführung der Pflegemaßnahmen inklusive Dokumentation, Evaluierung der Pflegemaßnahme).

Aromatherapie in der Schweiz

Seit 2015 gibt es in der Schweiz neue Grundlagen für die Bereiche Alternativ- und Komplementärmedizin. Die eidgenössische Volksinitiative „Ja zur Komplementärmedizin", über die 2009 in der Schweiz abgestimmt wurde, führte zum neuen Verfassungsartikel 118 a. Im Auftrag des Schweizer Volkes wurden dazu das neue Berufsbild und die Höhere Fachprüfung für Naturheilpraktiker mit eidg. Diplom durch die Organisation der Arbeitswelt Alternativmedizin (OdA AM) erarbeitet und im April 2015 durch das Staatssekretariat für Bildung, Forschung und Innovation (SBFI) genehmigt. Im September 2015 wurden auch die Höhere Fachprüfung und das Berufsbild für Komplementärtherapie der OdA KT genehmigt. Was die mittel- und längerfristige Zukunft anbelangt, ist abzusehen, dass die beiden eidgenössischen Diplome für die nichtärztliche Komplementär- und Alternativmedizin in Zukunft mehr und mehr an die Stelle der bisherigen Vielfalt an Diplomen treten werden und Krankenversicherer Leistungen über Zusatzversicherungen rückvergüten.

Die Anwendungen von ätherischen Ölen in Kliniken, Spitälern und Pflegeinstitutionen mit unterschiedlichen Spezialisierungen nehmen zu. Im Rahmen der unten erwähnten Vorschriften ist das unter der Leitung eines ausgebildeten Fachverantwortlichen und mit einem klar strukturierten Konzept in der Schweiz möglich.

Je nach Verwendungszweck unterstehen ätherische Öle in der Schweiz unterschiedlichen Gesetzgebungen: Sie können entweder als Arzneimittel oder als Chemikalien in den Verkauf gelangen.

Gelangen sie als Arzneimittel im Sinne des Heilmittelgesetzes (HMG; SR 812.21) in den Verkauf, müssen sie grundsätzlich durch Swissmedic zugelassen werden (Art. 9, Abs. 1 HMG). Spitalapotheken, öffentliche Apotheken und Drogerien haben aber die Möglichkeit, ätherische Öle an ihre eigenen Kunden abzugeben (Art. 9, Abs. 2b und c). Eine öffentliche Apotheke oder Spitalapotheke kann zusätzlich ad hoc – zur sofortigen Abgabe – oder gemäß PH (Pharmacopoea Helvetica) Mischungen zur Lagerhaltung oder späteren Abgabe herstellen (Art. 9, Abs. 2a).

Die meisten der ätherischen Öle werden in der Schweiz allerdings als „Chemikalien" verkauft. Dadurch sind sie überall frei verkäuflich, vorausgesetzt, dass sie – gemäß Chemikalienrecht – mit Gefahrensymbolen und Gefährdungs- und Sicherheitshinweisen (H- und P-Sätzen) gekennzeichnet sind. Es dürfen keine Heilanpreisungen (im Sinne von Art. 4, Abs. 1a des HMG) gemacht werden, weder auf Etiketten noch auf Packungsbeilagen, separaten Broschüren etc. Zuständig für ätherische Öle, die als „Chemikalien" angeboten werden, sind das Bundesamt für Gesundheit (BAG; www.bag.admin.ch) respektive die kantonalen Chemikalieninspektorate (www.chemsuisse.ch).

Die Aromatherapie in der Schweiz umfasst viele verschiedene Anwendungsformen ätherischer Öle. Dosierungen von unterhalb 3 % (für sogenannte „kosmetische Anwendungen") und Anwendungen von ätherischen Ölen in Duftlampen werden nicht als medizinische Anwendungen betrachtet, vorausgesetzt es werden keine Heilanpreisungen gemacht. Deshalb spricht grundsätzlich nichts gegen den Einsatz von „Chemikalien" in der Aromatherapie. Unter den Begriff „Aromatherapie" fallen aber auch Anwendungen, welche ganz klar in Richtung Arzneimittel gehen (Dosierungen über 3 %, Inhalationen, orale Einnahme etc.); deshalb dürfen Kosmetikprodukte oder „Chemikalien" (ätherische Öle) nicht mit der Bezeichnung Aromatherapie vertrieben werden (www.swissmedic.ch).

Bei Unfällen mit ätherischen Ölen ist das Toxikologische Institut (im Internet unter: www.toxinfo.ch) zuständig, in Notfällen die 24-Stunden-Notfallnummer 145 (Stand: 2022, zusammengestellt von Sibylle Broggi-Läubli).

5.3 Deklaration ätherischer Öle

Grundsätzlich haben Anbieter ätherischer Öle die Möglichkeit, ihre Produkte für unterschiedliche Zwecke zuzulassen. Je nachdem, für welche Zulassung sie sich entscheiden, werden die Produkte dementsprechend geprüft. Es gelten dann jeweils unterschiedliche Vorschriften für das, was auf dem Etikett angegeben werden muss. Es ist nicht möglich, für ein und dasselbe Produkt alle Deklarierungen zu wählen, eine Vorabentscheidung wird also zwingend vorgeschrieben.

In Deutschland sind folgende Deklarierungen möglich:

- Bedarfsmittel
- Kosmetikum
- Lebensmittel
- Arzneimittel

Die häufig gewählte Deklarierung zum **Bedarfsmittel** ist die, die am unkompliziertesten und kostengünstigsten für die Hersteller ist. Die ätherischen Öle werden nur auf die Verwendung z. B. in Duftgeräten, also um die Raumluft zu aromatisieren, geprüft. Sie dürfen damit aber auch nicht für andere Verwendungszwecke ausgelobt werden. Allerdings müssen dann auch alle erforderlichen Gefahrenzeichen (▶ **Abb. 5.1**)

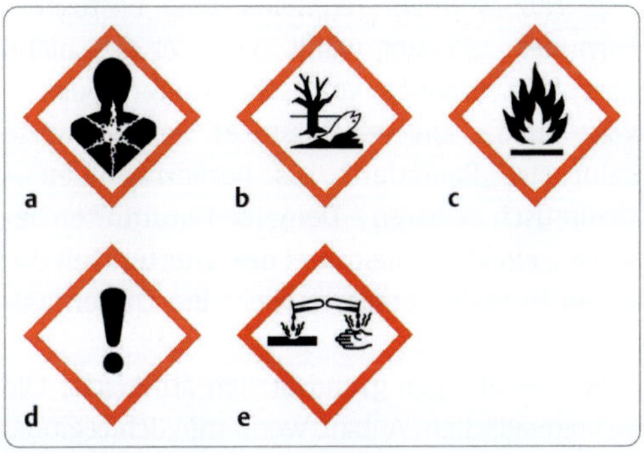

Abb. 5.1 Gefahrenzeichen auf den Etiketts ätherischer Öle laut Globally Harmonised System (GHS) zur Einstufung und Kennzeichnung von Chemikalien. (Quelle: Zimmermann. Aromatherapie für Pflege- und Heilberufe. 7. Aufl. Karl F. Haug Verlag 2022.)

a Gesundheitsschädlich (GHS 08).
b Umweltgefährlich (GHS 09).
c Entzündlich (GHS 02).
d Reizend (GHS 07).
e Stark reizend (GHS 05).

gemäß der Gefahrgutverordnung auf dem Etikett, einem Beipackzettel oder der Umverpackung aufgebracht werden.

Einige Hersteller entscheiden sich aufgrund dieser Tatsache seit einigen Jahren für die aufwendigere und teurere Zulassung als **Kosmetikum**. Bei diesen Ölen wird strenger im Sinne der Kosmetikverordnung geprüft, ob und wie das Produkt auf der Haut angewendet werden darf, ohne dass jemand zu Schaden kommt.

Da sich viele ätherische Öle als ausgezeichnetes, natürliches **Lebensmittelaroma** eignen, gibt es einige wenige Firmen, die diese Form der Deklaration wählen. In diesem Fall werden die Gesetze für die Zulassung als Lebensmittel zugrunde gelegt. Auf den Etiketten findet sich der Zusatz „Lebensmittelaroma", ein Haltbarkeitsdatum und Hinweise, wie das Produkt verwendet werden kann.

Die Zulassung als **Arzneimittel** ist die seltenste Form und wird in Deutschland zumeist nur für Produkte, die aus mehreren verschiedenen Komponenten (ätherische Öle und anderen Zusätzen) bestehen, gewählt. Sie ist teuer und kann von kleinen und mittelständischen Herstellern ätherischer Öle oftmals nicht geleistet werden, somit ist sie am ehesten pharmazeutischen Herstellern vorbehalten.

Die Deklarationsform ätherischer Öle sagt allerdings nichts über die Qualität in der Flasche aus! Nur weil ein Hersteller eine bestimmte Form der Zulassung wählt, bedeutet dies nicht, dass sein Produkt von schlechterer Qualität wäre als das anderer Hersteller. Beispielsweise kann ein „Raumduft" aus hervorragenden – theoretisch essbaren – Demeter-Naturdüften bestehen, ein als Arzneimittel deklarierter Duft dagegen kann fraktionierte Nicht-Bio-Öle enthalten.

Wir bevorzugen grundsätzlich ätherische Öle aus biologischem Anbau, wenn möglich regional (europäisch) und von Anbietern, die Wert auf Nachhaltigkeit legen, beispielsweise durch eher kurze Transportwege.

Auf den Etiketten sollten Informationen zum Anbau der Ursprungspflanze, dem verwendeten Pflanzenteil, der Haltbarkeit und auch der wissenschaftliche Name zu finden sein. Wir erwarten außerdem, dass ätherische Öle, die in Deutschland in Verkehr gebracht werden, auch in deutscher Sprache deklariert sind.

Auf einen Blick

Welche rechtlichen Aspekte sind von Heilpraktikern zu beachten?

- Was für Heilpraktiker erlaubt ist, regeln u. a. das Heilpraktikergesetz (HeilprG), das Arzneimittelgesetz (AMG), aber auch das Bürgerliche Gesetzbuch (BGB). Sie regeln und reglementieren die Arbeit des Heilpraktikers.
- Das Verordnen (auch von ätherischen Ölen) oder auch das Ausstellen einer Rezeptur ist laut HeilprG Bestandteil einer Behandlung und für Heilpraktiker daher erlaubt.
- Laut AMG können Heilpraktiker auch eine sogenannte erlaubnisfreie, aber anzeigepflichtige Herstellung von ätherischen Ölen in der Praxis vornehmen. Allerdings dürfen diese nur in der Praxis verwendet und weder gelagert noch verkauft werden.
- Laut § 611 des Bürgerlichen Gesetzbuches (BGB) haben Heilpraktiker eine umfassende Aufklärungspflicht.

Welche rechtlichen Aspekte gelten für Pflegende?

- Aromapflege ist die Anwendung verdünnter ätherischer Öle und daraus hergestellter Aromapflegeprodukte auf **intakter** Haut.
- In Deutschland gibt es im Gegensatz zu Österreich keine einheitlichen Vorgaben zur Ausbildung im Bereich der Aromapflege.
- Da es aus rechtlicher Sicht unterschiedliche Auffassungen zu vielen Details im Bereich der Aromapflege gibt und sich diese regelmäßig verändern, ist eine enge Abstimmung mit den verantwortlichen Vorgesetzten bzw. Ärzten und der Pflegedienstleitung erforderlich.
- In Österreich und der Schweiz gelten andere gesetzliche Grundlagen.

Wie werden ätherische Öle deklariert?

- In vielen Ländern sind folgende Deklarierungen für Öleanbieter möglich:
  - Bedarfsmittel
  - Kosmetikum
  - Lebensmittel
  - Arzneimittel
- Je nach Entscheidung des jeweiligen Anbieters gelten unterschiedliche Vorschriften.

6 Wie lassen sich ätherische Öle anwenden?

6.1 Auswahl von ätherischen Ölen und Anwendungsformen

Idealerweise sollte jedem Patienten/Klienten eine kleine **Vorauswahl** ätherischer Öle ohne Namensnennung oder Beschriftung – passend zu seinen Beschwerden – zum Schnuppern angeboten werden. Fünf sehr unterschiedliche Düfte sind in vielen Fällen ausreichend. Beispielsweise bei Atembeschwerden ein Nadelöl, ein Harzduft sowie Fenchel, dazu zwei „medizinische" Düfte wie Cajeput, Eukalyptus oder Myrte. Dabei sollten Sie gut die Mimik und die Körpersprache der Person beobachten. Selbst feinste emotionale Regungen in Richtung Zustimmung oder Ablehnung sind fast immer zu beobachten. Je nach Vorliebe kann dann eine Anwendung mit maximal drei dieser Düfte vorgeschlagen werden, auch nur einer kann völlig ausreichend sein.

Es gibt eine Vielzahl von **Anwendungsmöglichkeiten** mit unverdünnten ätherischen Ölen und daraus hergestellten Mischungen in fetten Pflanzenölen oder Mazeraten (z. B. Aloe-vera-Mazerat). Je nachdem, welche Beschwerden die betroffene Person behandeln (lassen) möchte, eignen sich bestimmte Anwendungsmethoden besser als andere. Bei körperlichen Symptomen wie beispielsweise Schmerzen, Hautproblemen oder Schwellungen werden die Mischungen oder auch die Hydrolate direkt auf die betroffenen Areale aufgetragen oder -gesprüht. Ölkompressen mit oder ohne Wärme können bei viszeralen Schmerzen, wie sie z. B. bei Verdauungsstörungen entstehen können, oder bei Blasenentzündung eine weitere Anwendungsoption sein.

Bei Atemwegserkrankungen bietet sich die Inhalation weniger Tropfen von Naturdüften mit deutlich sekretolytischer und expektorativer Wirkung an. Allerdings sollte bei dieser Anwendungsform unbedingt die Dosierung von maximal 1–2 Tropfen beachtet werden. Die Inhalation mit entsprechenden Geräten sollte nur nach Anleitung der jeweiligen Hersteller erfolgen.

In der **akuten Versorgung**, beispielsweise bei einer Verbrennung, Verstauchung oder Wundumgebungspflege, entscheiden in der Regel die Behandelnden gemäß ihrer Fachkompetenz, welche ätherischen Öle angewendet werden sollten.

Bei **psychischen Befindlichkeitsstörungen** wie Angst, Unruhe oder depressiver Verstimmung kann das einfache Einatmen (oder Schnüffeln) ätherischer Öle oft eine deutlich spürbare und manchmal überraschend schnelle Verbesserung der Symptome bewirken. Auch das Beduften von Räumen mittels Verneblern (mit Wasser), Diffusoren (ohne Wasser) oder Raumsprays wird gerne angewendet.

! Beachte

Um die bestmögliche Anwendung für einen Patienten zu finden, sollte dieser vorab – wenn möglich – über die Anwendungsmöglichkeiten informiert werden und die für ihn angenehmste Variante auswählen können. Diese Absprache ist unserer Ansicht nach unbedingt nötig, da sie maßgeblich zur Unterstützung der Heilung beitragen kann.

6.2 Grundrezepturen – auf was generell zu achten ist

6.2.1 Grundsätzliche Dosierung

Äußerliche Anwendung

Für zahlreiche ätherische Öle wurde eine eindeutige Dosis-Wirkungs-Beziehung nachgewiesen. Die Wirkung ätherischer Öle kann sich zum Teil durch die gewählte Dosierung unterscheiden. Ätherische Öle sollten immer so dosiert werden, dass sie für die entsprechende Person verträglich und unbedenklich sind. Bei großflächiger Anwendung auf der Haut, z. B. bei einer Ganzkörpermassage, sollten geringere Dosierungen gewählt werden. Werden ätherische Öle punktuell auf die Haut aufgetragen, z. B. bei einer Roll-on-Anwendung, kann die Dosierung höher sein. Je jünger die Person oder je empfindlicher deren Haut ist, desto sparsamer werden ätherische Öle eingesetzt. Die im Folgenden empfohlenen Dosierungen dienen nur als Anhaltspunkt und sollten vom Therapeuten oder der Pflegekraft individuell geprüft werden.

! Beachte

Grundsätzlich gilt: Je größer die zu behandelnden Hautareale, desto sparsamer wird dosiert; je punktueller eine Anwendung, desto höher darf dosiert werden.

In der deutschsprachigen Aromatherapie werden für Erwachsene Dosierungen von maximal 3 % als unbedenklich eingestuft und empfohlen. Das sind je nach Tropfeinsatz 6–8 Tropfen eines oder mehrerer ätherischer Öle auf 10 ml Trägersubstanz (▶ **Abb. 6.1**). Aus therapeutischer Sicht – beispielsweise bei akuten Schmerzen – kann es jedoch manchmal notwendig sein, eine höhere Dosierung zu wählen. Diese Mischungen werden jedoch nur über einen kurzen Zeitraum angewendet.

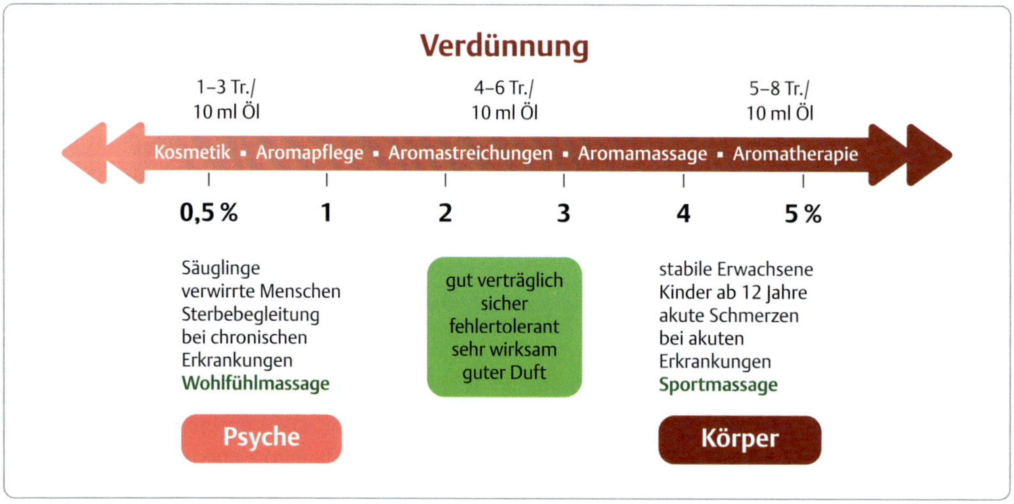

Abb. 6.1 Dosierungsempfehlungen für ätherische Öle. Für Kinder, sehr betagte Menschen, Schwerkranke und Sterbende sind die Öle weiter zu verdünnen. (Quelle: Zimmermann. Aromatherapie für Pflege- und Heilberufe. 7. Aufl. Karl F. Haug Verlag 2022.)

Bei psychischen Befindlichkeitsstörungen werden die ätherischen Öle in einer Mischung eher niedrig dosiert. Oftmals reichen Dosierungen von maximal 1 % völlig aus. Für die Anwendung in Inhalations- oder Riechstiften gelten diese Dosierungen jedoch nicht, da die ätherischen Öle auf die mitgelieferten Zellstoffeinsätze (Watteröllchen) pur aufgeträufelt werden.

Einnahme/innerliche Anwendung

Ätherische Öle werden nur in Ausnahmefällen innerlich angewendet. Sie müssen dafür stark verdünnt werden, sodass ihre Konzentration der in vielen Duftpflanzen gleicht, also zumeist auf deutlich unter 1 %. Für die innerliche Anwendung dürfen ausschließlich ätherische Öle mit Lebensmittel- und medizinischer Zulassung eingesetzt werden, keine Bedarfsmittel oder Kosmetika.

In den allermeisten Fällen ist es jedoch nicht nötig, dass ätherische Öle eingenommen werden, da viele ihrer Bestandteile sehr schnell über die Haut eindringen und innerhalb von 10 bis 20 min die Blutbahnen erreichen.

! *Beachte*

Monoterpene als Bestandteil der meisten ätherischen Öle können die empfindlichen Schleimhäute, insbesondere die des Verdauungstrakts, angreifen. Deshalb sollte die Notwendigkeit einer inneren Einnahme immer vom Behandelnden abgewogen werden. Von einer dauerhaften Einnahme ätherischer Öle ist unbedingt abzuraten!

Zu bedenken ist, dass ätherische Öle bei innerlicher Anwendung immer emulgiert werden müssen. Emulgiert wird beispielsweise mit **Solubol**, einem pflanzlichen Emulgator, der aus Glycerin, Kokosextrakt, Kürbisextrakt, Lecithin, Vitamin E, Vitamin C und Rosmarinextrakt besteht. Kommerziell erhältliche Kapseln mit Lavendelöl oder Eucalyptol (1,8-Cineol) werden in der Regel in dünndarmlösliche Kapseln eingefüllt; diese öffnen sich nicht im sauren Magen, sondern erst im basischen Milieu des Dünndarms.

(i) Hintergrundwissen

Ätherische Öle in Speisen und Getränken

Neben der therapeutischen Anwendung können ätherische Öle auch Speisen und Getränken zugesetzt werden. Von Bio-Zitrusölen kann 1 Tropfen beispielsweise täglich verzehrt werden. Deren Hauptinhaltsstoff d-Limonen nehmen wir auch über Orangensaft, Colagetränke, Tomaten, Aprikosen, Orangenmarmelade, Dillgewürz, Kümmelfrüchten (Samen), Pfefferkörner, Koriandersamen etc. zu uns. 1–2 Tropfen von Vanille- und Kakao-Extrakt sind ebenfalls täglich möglich.

Tonka-Extrakt, Pfefferöl, Ingweröl, Basilikumöl, Thymianöl, Zimtöl und Gewürznelkenöl sollten nicht täglich eingenommen werden, doch das regelt der Appetit vermutlich von selbst. Andere Öle wie Bohnenkraut-, Oregano- und Salbeiöl sollten nur gelegentlich und/oder im Krankheitsfall eingesetzt werden, wenn man sich gut auskennt oder exakt nach einem der beiden hervorragenden Kochbücher *Duftküche* von Maria Kettenring (2012) oder *Aromaküche* von Sabine Hönig und Ursula Kutschera vorgeht.

6.2.2 Unerwünschte Nebenwirkungen

Ätherische Öle weisen studiengestützt im Allgemeinen eine gute Verträglichkeit auf. Unerwünschte Nebenwirkungen sind hauptsächlich auf unsachgemäße Anwendungen sowie die unkontrollierte innere Verwendung ätherischer Öle zurückzuführen.

Der überwiegende Teil aktueller Warnungen zu ätherischen Ölen oder ihren Bestandteilen stammt aus Tierstudien, in denen den Tieren teilweise synthetische Isolate in sehr hohen Dosierungen und über lange Zeiträume verabreicht wurden. Diese Untersuchungen sind damit keineswegs mit der therapeutischen Anwendung dieser Öle beim Menschen vergleichbar.

Wenn qualitativ hochwertige ätherische Öle ausreichend verdünnt werden, sind unerwünschte Nebenwirkungen bei grundsätzlich gesunden Menschen so gut wie ausgeschlossen. Die von Fachleuten empfohlene Verdünnung liegt zwischen 0,5 und höchstens 5 %. In Ausnahmefällen kann sie bis zu 10 % betragen wie beim Kopfschmerz-Roll-on oder der tropfenweise unverdünnten Anwendung bei akuten, schmerzhaften Verletzungen.

Wichtig ist allerdings für Aromatherapeuten eine grundlegende Fachexpertise, sodass die **botanische Zuordnung** der Öle immer sicher und trennscharf erfolgt. Beispielsweise findet sich bisweilen der Hinweis, dass Bergamotteöl für Kinder aufgrund möglicher schwerer Krämpfe gefährlich werden könnte. Dies beruht vermutlich auf einer Verwechslung. Bei echtem Bergamotteöl, das über ein Drittel krampflösendes Linalylacetat enthält (wie auch Lavendelöl), besteht bei kindgerechter Verdünnung keinerlei Gefahr. In der englischen (Gärtner-)Sprache jedoch wird die Indianernessel (Monarde) „bergamot" genannt, diese wunderschöne Pflanze, vor allem Monarda fistulosa, kommt auch als Chemotyp (Ct.) vor, der reichlich Carvacrol enthält. Das Öl dieser „bergamot" kann also für Kinder durchaus gefährlich sein.

Regelmäßig werden auch Muskatellersalbei- und Salbeiöl verwechselt, wenngleich diese in Bezug auf ihre Inhaltsstoffe kaum unterschiedlicher sein könnten. Während also Muskatellersalbeiöl bestens verträglich und sehr stimmungsaufhellend wirkt, kann Salbeiöl – zumindest bei falscher Anwendung – Benommenheit und sogar Krämpfe hervorrufen.

Gelegentlich sehen wir auch Verwechslungen der Öle aus dem Holz der echten Zedern (Cedrus atlantica und Cedrus deodara) mit Thujaöl, das aus den Zweigen und/oder dem Holz der riesigen Thujen gewonnen wird, denn seine englische Bezeichnung lautet „red cedar" (das Öl wird auch unter dem Namen Arborvitae für Lebensbaum vertrieben). Aufgrund der toxischen Inhaltsstoffe wie Thujon ist bei der Anwendung allerdings im Gegensatz zu den gut verträglichen Zedernölen äußerste Vorsicht geboten.

Das Thema **Allergisierung** ist ebenfalls zu beachten. Viele Moleküle in (unverdünnten) Naturdüften sind – chemisch betrachtet – Lösungsmittel, beispielsweise in den monoterpenreichen Zitrus- und Nadelölen. Jeder kennt das Phänomen, wenn man eine Zitrusfrucht geschält oder gerieben hat: Es bildet sich eine weißliche Schicht auf der Haut. Deren oberste Schicht kann oberflächlich leicht angegriffen sein, da schützende Hautfette aufgespalten wurden. Jede einzelne Zellmembran besteht bekanntlich aus einer Lipidschicht, die bei häufigem Auftragen von unverdünnten ätherischen Ölen langfristig geschädigt werden kann.

Die überdosierte Anwendung von ätherischen Ölen kann sich tatsächlich auch negativ auf das Immunsystem auswirken: Es können allergische Reaktionen entstehen, entweder sofort oder zu einem späteren Zeitpunkt. Die meisten Bestandteile ätherischer Öle werden aufgrund ihrer winzigen Größe zwar nicht unmittelbar vom Immunsystem erkannt, können jedoch als sogenannte **Haptene** – unvollständige Antigene – fungieren und sich als solche mit Proteinen auf der Haut bzw. im Körper verbinden. Die daraus entstehenden Komplexe werden vom Immunsystem registriert und können allergische Reaktionen hervorrufen. Auf diese Weise können sich mit der Zeit Unverträglichkeiten oder Allergien gegen bestimmte Duftmoleküle entwickeln.

Die Verträglichkeit von ätherischen Ölen ist auch von ihrer **Haltbarkeit** abhängig. Berücksichtigt man die bei vielen ätherischen Ölen verhältnismäßig kurze Haltbarkeit von durchschnittlich 1–3 Jahren und verwendet diese nicht über diesen Zeitraum hinaus, verringert sich das Potenzial von unerwünschten Nebenwirkungen sowohl bezüglich der hautreizenden Wirkung als auch des Allergiepotenzials deutlich.

Mandarinen-, Teebaum und Zitronenmyrtenöl können bei empfindlichen Personen bereits 9 Monate nach dem erstmaligen Öffnen Hautprobleme verursachen. Die Haltbarkeit lässt aber keinen unmittelbaren Rückschluss auf die Verträglichkeit zu: Während ältere, bereits leicht oxidierte Öle empfindliche Haut stark reizen können, werden einige stark oxidierte Öle von deutlich weniger empfindlichen Personen manchmal problemlos vertragen. Dennoch empfiehlt es sich, Öle nach längerer Lagerung nicht mehr zu verwenden, insbesondere wenn die Fläschchen halbleer sind und sich eine **Sauerstoffsäule** darüber befindet. Eine Übersicht über die Haltbarkeit von ätherischen Ölen findet sich in ▶ **Tab. 6.1**.

Tab. 6.1 Haltbarkeit der ätherischen Öle der Grundausstattung.

Ätherisches Öl	Hautverträglich	Schleimhautverträglich	Haltbarkeit bei topischer Anwendung	Besonderheit
Atlaszeder	☑	☑	ca. 2–3 Jahre	Nicht zu verwechseln mit einigen Juniperus-Arten, die im Englischen als cedar bezeichnet werden.
Benzoe	☑	☑	ca. 2–3 Jahre	Klebriger Extrakt, nur zuverlässige Qualitäten verwenden, um Unverträglichkeiten durch hautreizende Extraktionsmittel auszuschließen.
Cajeput	☑		ca. 1–1,5 Jahre	Kann unterschiedlich viel p-Cymen enthalten, das sehr empfindliche Haut reizen kann.
Copaibabalsam	☑	☑	ca. 2–3 Jahre	Zwei Arten sind im Handel erhältlich. Bei empfindlicher Haut auf das Destillat achten.
Fenchel	☑	☑	ca. 1–1,5 Jahre	Hervorragendes Öl bei Verdauungsbeschwerden. Bei Babys jedoch auf eine Dosierung von max. 0,5 % achten.
Fichtennadel	☑		ca. 1 Jahr	Auf der Haut sollte Fichtennadel max. 12 Monate angewendet werden.
Kamille (Römische)	☑	☑	ca. 1–2 Jahre	Bei Allergie gegen Korbblütengewächse vorab Verträglichkeitstest (S. 64) durchführen.
Lavendel	☑	☑	ca. 1–2 Jahre	Auf der Haut sollte Lavendel max. 12 Monate angewendet werden.
Lorbeer	☑		ca. 1–2 Jahre	Auf verlässliche Qualität achten, minderwertiges Lorbeeröl kann Reizungen verursachen.
Majoran	☑	☑	ca. 1–2 Jahre	Im Handel ist auch ein „Spanischer Majoran“ erhältlich, es handelt sich dabei jedoch um eine Thymianart namens Thymus mastichina.
Melisse	☑		ca. 1–1,5 Jahre	Wegen der enthaltenen Aldehyde max. 1 % bei Hautanwendungen.
Orange	☑		ca. 1 Jahr	Wegen der enthaltenen Monoterpene max. 1 % bei Hautanwendungen.
Pfeffer	☑		ca. 1–1,5 Jahre	Wegen der enthaltenen Monoterpene max. 1 % bei Hautanwendungen.
Pfefferminze	☑		ca. 1–2 Jahre	Wegen des Menthols max. 0,5 % bei Hautanwendungen.
Rosengeranie	☑	☑	ca. 1–2 Jahre	Nicht zu verwechseln mit Geranienölen, beispielsweise Geranium macrorrhizum.

▸ **Tab. 6.1** Fortsetzung.

Ätherisches Öl	Hautverträglich	Schleimhautverträglich	Haltbarkeit bei topischer Anwendung	Besonderheit
Rosmarin Ct. Cineol	☑		ca. 2 Jahre	Auf den Chemotyp achten, Chemotyp Borneon kann für empfindliche Menschen zu anregend wirken.
Teebaum	☑	☑	ca. 6 Monate	Sollte für Schleimhautanwendungen nur max. 3–4 Monate alt sein.
Thymian Ct. Linalool	☑	☑	ca. 1–2 Jahre	Auf der Haut sollte Thymian Ct. Linalool max. 12 Monate angewendet werden.
Zitrone	☑		ca. 1 Jahr	Wegen der enthaltenen Monoterpene max. 1 % bei Hautanwendungen.
Zypresse	☑	☑	ca. 1–2 Jahre	Wegen der enthaltenen Monoterpene max. 1 % bei Hautanwendungen.

Wenn bei der **Einnahme von ätherischen Ölen** berücksichtigt wird, dass die jeweiligen Duftstoffe meist nur in sehr geringer Menge in der Originalpflanze vorliegen und sie darüber hinaus vor der Anwendung aus Vorsichtsgründen auf maximal 1 % verdünnt werden, dann sind nach unserer Meinung Nebenwirkungen nicht zu befürchten. Vor allem da wir voraussetzen, dass die Einnahme **nur im Krankheitsfall** und nicht täglich erfolgt – und zudem ein qualitativ hochwertiges ätherisches Öl verwendet wird.

Werden ätherische Öle von seriösen Anbietern verwendet, möglichst mit anerkannten unabhängigen Bio-Siegeln zertifiziert, verringert sich das Potenzial von unerwünschten Nebenwirkungen ebenfalls.

6.2.3 Vorsichtsmaßnahmen und potenzielle Kontraindikationen

In der **Schwangerschaft** ist die Verabreichung von Medikamenten und medizinischen Anwendungen generell stets sehr sorgfältig zu prüfen. In Bezug auf ätherische Öle gibt es jedoch verhältnismäßig wenige Einschränkungen. Ausnahmen sind ätherische Öle mit Borneon (Campher), Thujon und/oder (Iso-)Pinocamphon, die z. B. in Rosmarin- (Campher) oder Salbeiöl (α-Thujon) enthalten sind und neurotoxisch wirken können. Wenn schwangere Frauen „ihrer Nase folgen“, denn ihr Riechsinn ist in dieser Zeit sehr empfindlich, und ätherische Öle ausschließlich äußerlich und mindestens 1–2 %ig verdünnt anwenden, sollte keine Schädigung des Fötus zu befürchten sein. Auch die inhalative Anwendung von Pfefferminzöl bei Schwangerschaftsübelkeit ist möglich, da der Fötus nicht – anders als beim Säugling, bei dem durch Inhalation Kehlkopfkrämpfe möglich sind (s. u.) – durch Menthol beeinträchtigt wird. Billige Pfefferminzöle können viel Menthon enthalten, dieses müsste allerdings in großen Mengen geschluckt werden, um zu schaden – eine Anwendungsform von der grundsätzlich, also auch bei Nichtschwangeren, abgeraten wird.

Bei **Säuglingen, Kleinkindern und überempfindlichen Menschen** sollte hingegen auf die Verwendung „stechend-kühler“ Düfte wie Pfefferminz- und Eukalyptusöl verzichtet werden. Menthol und Eucalyptol (1,8-Cineol) aktivieren Kälterezeptoren, die bei diesen vulnerablen Patientengruppen bei der Inhalation zu schweren Kehlkopfkrämpfen führen können. Bei Kleinkindern und hoch betagten Menschen mit Schwierigkeiten bei der Atmung sollten Pfefferminzöle und Öle von Billigfirmen, die Eucalyptol enthalten, vermieden werden. Bei Verwendung sogenannter Erkältungsöle sollten – wenn überhaupt – **nur** der Rücken und die Füße eingerieben werden (nicht jedoch Brust- und Gesichtsbereich), so können unerwünschte Nebenwirkungen auch bei dieser empfindlichen Gruppe fast ausgeschlossen werden.

Menschen mit Neigung zu **Krämpfen/Epilepsie** sollten nur mit ätherischen Ölen behandelt werden, die wenige Monoterpenketone (S.40) enthalten, um die Gefahr von Krämpfen zu minimieren. Einen hohen Gehalt weisen z. B. Salbei, Ysop, Rosmarin, Flohminze, Thuja und Schopflavendel auf.

Hintergrundwissen

Entkrampfende Wirkung ätherischer Öle

Viele Bestandteile ätherischer Öle wirken sogar dem Krampfgeschehen entgegen, beispielsweise das in etlichen Ölen wie Rosengeranie, Rose, Monarde Ct. Geraniol (Indianernessel) enthaltene Geraniol (Bagheri et al. 2022). Auch Öle, die Linalylacetat enthalten, wirken einer Krampfbildung entgegen: z. B. Lavendel, Bergamottminze, Bergamotte, Muskatellersalbei, Petitgrain Bergamotte, außerdem Mandarine, Orange, Basilikum, Majoran, Fenchel, sodass bei korrekter Verdünnung eher positive Effekte zu erwarten sind.

6.2.4 Wechselwirkungen

Viele Warnungen bezüglich der Wechselwirkungen mit Medikamenten beruhen auf Tierstudien, in denen vorwiegend tierische Gewebeproben verwendet und aus deren Ergebnissen dann auf Wirkungen bei Menschen geschlossen wurde. Dies ist aus verschiedenen Gründen problematisch, da zum einen deutlich höhere Wirkstoffkonzentrationen verwendet wurden als im therapeutischen Bereich üblich, zum anderen die Verwendung isolierter Gewebe keine Rückschlüsse auf die Wirkung in lebenden Organismen zulassen. So darf die in diesen Studien teilweise gefundene, vermeintlich negative Wirkung ätherischer Öle durchaus angezweifelt werden.

Die einzige berechtigte Einschränkung für ätherische Öle gilt für die Tage während der Chemotherapie und der Bestrahlung. Beide Behandlungsformen sollen zerstörerisch auf die sich schnell vermehrenden Krebszellen wirken. Die antioxidative Wirkung vieler ätherischer Öle könnte diese Wirkung möglicherweise reduzieren. Zudem erhöhen einige ätherische Öle (Eukalyptus, Pfefferminze, Ylang Ylang) die Resorption der bei Brustkrebs eingesetzten Chemotherapeutika 5-Fluorouracil und Tamoxifen, sodass es zu Überdosierungen kommen kann (Çalışkan u. Karakuş 2020; Hasan u. Farooqui 2021).

Zwischen den Chemotherapiezyklen jedoch können der strapazierte Körper und die Psyche mit ätherischen Ölen aufgebaut und gestärkt werden; die regulierende Wirkung der meisten Öle auf das Immunsystem kann wertvolle Hilfe zur Selbsthilfe bieten.

Menschen, die stark in ihren Organismus eingreifende Medikamente nehmen müssen (Betablocker, Blutverdünner, Antidepressiva, Cholesterinsenker, Zytostatika etc.), sollten besonders auf die korrekte Anwendung achten. Bei äußerer Anwendung und Verdünnungen unter 3 % sind selbst bei Menschen, die Blutverdünner verwenden, keine unerwünschten Nebenwirkungen zu befürchten. Bei Unsicherheit bietet sich eine kurze Kontrolle des Quick-Werts an.

6.3 Anwendungsformen

Ätherische Öle und duftende Extrakte (wie Benzoe, Tonka und Vanille) können auf vielseitige Art eingesetzt werden, je nach Zustand und Beschwerde(n) der Patienten. Wer hustet, benötigt eine andere Anwendungsart als jemand, der Schulterschmerzen hat. Wenn psychische/seelische Probleme bestimmend sind, könnten inhalative Anwendungen empfohlen werden (Riechstifte, Raumsprays, Vernebler). Oft liegt eine Kombination von Symptomen vor, sodass mit den Betroffenen besprochen werden kann, ob sie sich beispielsweise Zeit für ein Fußbad nehmen können oder ob eine schnelle Einreibung die Compliance – die regelmäßige Anwendung – eher gewährleisten würde.

In einigen Fällen sind Fertigpräparate mit ätherischen Ölen aus der Apotheke empfehlenswert (Lavendelölkapseln bei Schlafproblemen, Pfefferminzölkapseln bei Reizdarmsyndrom, Eukalyptusölkapseln bei Sinusitis).

Ölmischungen sind Mixturen aus verschiedenen ätherischen Ölen, die (selten) pur oder verdünnt genutzt werden, beispielsweise in Körperölen, Roll-ons oder Sprays. Außerdem verwendet man diese für die Herstellung von Inhalierstiften oder für Vernebler und Diffusoren.

Bei einer **Schüttellotion** werden erst die ätherischen Öle mit dem fetten Pflanzenöl gemischt, das wässrige Hydrolat wird in eine 50-ml-Sprühflasche gefüllt, dann kommt die Mischung aus fettem Pflanzen- und ätherischem Öl dazu. Diese Mischung muss vor jeder Anwendung gut geschüttelt werden, da die beiden Phasen (das wässrige Hydrolat und das lipophile Gemisch aus ätherischem und fettem Pflanzenöl) getrennt vorliegen und sich nur kurz vermischen lassen. Mischungen aus Hydrolaten und Pflanzenölen sind nur kurz (ca. 2–3 Wochen) haltbar.

Beachte

Da wir weder Öle noch Mischungen daraus verkaufen dürfen, müssen wir die Patienten genauestens instruieren, evtl. in unserem Beisein, sich eine passende Zubereitung herzustellen. Die erste Massage, Einreibung, Inhalation etc. kann in unserer Praxis oder auf Station stattfinden.

6.3.1 Körper- und Massageöle für Einreibung und Massagen

Körper- und Massageöle werden großflächig, z. B. nach dem Duschen, auf die Haut aufgetragen und/oder einmassiert. Durch das Auftragen nach dem Duschen können die duftenden Mischungen gut in die noch feuchte Haut einziehen.

Zubereitung/Mischung: Da in beiden Fällen große Hautareale mit der Ölmischung in Kontakt kommen, wählen wir eine eher niedrige Dosierung aus: Pro 10 ml fettem Pflanzenöl oder Pflanzenbutter benötigt man beispielsweise 2–6 Tropfen ätherisches Öl oder 2–6 Tropfen einer Mischung aus mehreren ätherischen Ölen.

Anwendung: Alle Zutaten werden miteinander in einer Flasche gemischt und wie oben beschrieben auf die Haut aufgetragen. Bei Körper- und Massageölen werden vorzugsweise ätherische Öle ausgewählt, die als hautfreundlich gelten wie beispielsweise Lavendel, Zeder, Rosengeranie, Römische Kamille.

Besonderheiten: Es muss auf eine gute Hautverträglichkeit der ätherischen Öle geachtet werden. Grundsätzlich gilt, dass die Dosierung umso geringer ausfallen muss, je größer die einzureibende Hautfläche ist.

Praxistipp

Um die Hautverträglichkeit zu prüfen, geben Sie 1–2 Tropfen der fertigen Zubereitung auf die Haut in der Ellenbeuge. Sind nach ca. 15–20 min keine Hautrötungen oder Pusteln zu sehen, kann davon ausgegangen werden, dass die Mischung vom Patienten vertragen wird.

6.3.2 Balsam

Zubereitung/Mischung: 50 g Kokosöl im Wasserbad schonend erwärmen, 5–15 Tropfen ätherische Öle hinzufügen, rühren und abkühlen lassen.

Anwendung: Die ätherischen Öle werden mit dem flüssigen Kokosöl vermischt. Nach dem Abkühlen kann der Balsam dünn auf die Haut aufgetragen werden.

Besonderheiten: Wir bevorzugen einfache und schnell anzufertigende Balsame, deshalb erwähnen wir im Buch nur die Herstellung mit Kokosöl. Selbstverständlich können geübte Anwender die vorgestellten Rezepturen auch mit Sheabutter und/oder Kakaobutter herstellen.

Beachten Sie, dass Kokosöl bei Temperaturen um die 24 °C flüssig ist. Dies schadet der Qualität nicht. Kokosölbalsame sind in den Sommermonaten eher flüssig.

6.3.3 Waschung

Im klinischen oder stationären Arbeitsumfeld können Waschungen nicht nur zur Körperpflege am Patienten durchgeführt werden. Je nachdem, welche ätherischen Öle, welche Wassertemperatur und/oder welche Waschform ausgewählt werden, wirken Waschungen auf den Patienten beruhigend, angstlösend, entspannend, schmerzlindernd, belebend, aktivierend und stimmungsaufhellend. Auch bei Problemen wie Juckreiz oder starkem Schwitzen kann mit Unterstützung der ätherischen Öle das jeweilige Symptom gelindert werden.

Zubereitung/Mischung: Pro Waschung (ca. 5 l Wasser) werden maximal 2–3 Tropfen ätherische Öle benötigt. Diese müssen vorab mit einem geeigneten Emulgator (z. B. Solubol) gemischt werden. Diese Mischung wird dann dem Wasser zugesetzt.

Am besten eignet sich als Emulgator Solubol, der im Verhältnis 4:1 mit den ätherischen Ölen versetzt wird, also 4 Teile Solubol auf 1 Teil ätherische Öle. Kaffeesahne, Salz oder Honig können notfalls auch verwendet werden. Bei diesen Emulgatoren wird 1 Esslöffel (EL) des Emulgators für 2–3 Tropfen ätherische Öle benötigt.

Anwendung: Je nach Pflegeziel (anregend oder beruhigend) wird die emulgierte Ölmischung in warmes oder kühles Wasser eingerührt. Die Waschung dient in erster Linie dem Wohlbefinden und weniger der Körperhygiene.

Besonderheiten: Die ätherischen Öle werden zuerst mit dem Emulgator vermischt, dann wird die Mischung dem Wasser beigegeben.

6.3.4 Bad/Sitzbad/Teilbad

Für Voll- oder Teilbäder mit ätherischen Ölen sollten immer hautfreundliche und sehr frische ätherische Öle ausgewählt werden. Bei der Verwendung von Nadelbaum- und Zitrusschalenölen kann es bei einigen Personen in warmem Wasser zu leichten Hautreizungen kommen. Dieser unangenehme Effekt wird durch oxidierte (alte) Öle verstärkt – je nach Haut und Öl kann bereits ab knapp 9 Monaten nach erstmaligem Öffnen von „alt“ gesprochen werden.

Zubereitung/Mischung:

- Vollbad: Für ein Vollbad 6–10 Tropfen ätherische Öle mit 1 EL Sahne, Salz oder Honig oder mit 1 Teelöffel (TL) Solubol mischen und in das Badewasser geben.
- Sitz- und Teilbad: Bei Sitz- und Teilbädern werden ca. 3–6 Tropfen ätherische Öle mit 1 EL Sahne, Salz oder Honig oder mit 1 TL Solubol gemischt.

Anwendung: Die emulgierten ätherischen Öle werden dem Badewasser zugefügt. Die Badetemperatur sollte zwischen 37 und 38 °C liegen. Ein Vollbad kann je nach Kreislaufstabilität des Patienten zwischen 20 und 30 min dauern.

Besonderheiten: Wie bei Waschungen müssen auch bei Bädern jeglicher Art die ätherischen Öle vorab emulgiert werden, bevor die Mischung dem Badewasser zugesetzt wird.

Praxistipp

Statt eines Zusatzes der ätherischen Öle in das Badewasser kann auch vorab eine Einreibung in Form eines Körperöles mit denselben ätherischen Ölen, die für das Bad ausgesucht wurden, erfolgen. Hierzu mischt man 1 EL fettes Pflanzenöl nach Wahl mit 2–4 Tropfen der ausgewählten ätherischen Öle und reibt Oberkörper und Beine satt damit ein. Direkt im Anschluss wird gebadet. So werden wesentlich weniger ätherische Öle für das Bad benötigt und auch das Emulgieren entfällt, denn der menschliche Hauttalg sorgt für eine Art sanfter „Vor-Emulgierung“.

6.3.5 Inhalation

Eine Inhalation mit ätherischen Ölen kann bei Atemwegserkrankungen eine unterstützende, expektorative (auswurffördernde), entkrampfende und lindernde Unterstützung sein.

Zubereitung/Mischung: Bei der klassischen Inhalation mit sehr warmem Wasser (z. B. in einer Schüssel oder einem Topf) werden dem Wasser maximal 1–2 Tropfen ätherisches Öl zugefügt. Idealerweise vorab die ätherischen Öle mit ca. 1 TL Salz vermischen. Salz dient in diesem Fall als eine Art Emulgator.

Anwendung: Der Patient positioniert dazu den Kopf über der Schüssel, deckt mit einem darüberliegenden großen Handtuch Kopf und Schüssel ab und atmet den warmen Dampf, möglichst mit geschlossenen Augen, für ca. 10 min durch die Nase ein.

Eine Inhalation mit elektrischen Inhalatoren sollte nach Gebrauchsanweisung der jeweiligen Hersteller erfolgen.

Besonderheiten: Wir empfehlen die klassische Inhalation mit sehr warmem Wasser. Eventuell können auch kleine akkubetriebene Vernebler, die manche Ätherische-Öle-Firmen anbieten, verwendet werden.

6.3.6 Trockeninhalation

Diese Form der Inhalation ist schnell und einfach durchzuführen und kann quasi überall erfolgen.

Zubereitung/Mischung: Dafür benötigt man z. B. ein Papiertaschentuch oder einen Inhalier- oder Riechstift. Das ätherische Öl wird auf das Taschentuch oder das Watteröllchen des Inhalierstifts aufgeträufelt.

Anwendung: Das Taschentuch oder der Inhalier-/Riechstift wird unter die Nase gehalten und dann eingeatmet. Intensives „Schnüffeln“ oder sehr tiefes Einatmen über mehrere Minuten hat sich sehr bewährt.

Besonderheiten: Diese Form der Inhalation wählen wir besonders gerne für Patienten, die bei psychischen Problemen Unterstützung suchen, jedoch auch für Patienten mit Riechstörungen.

6.3.7 Dekolleté- oder Körperspray

Zubereitung/Mischung: 5–15 Tropfen ätherische Öle zuerst mit 5 ml Alkohol (oder 20–60 Tropfen Solubol) mischen, diese Mischung dann 45 ml Hydrolat beifügen.

Anwendung: Vor jeder Anwendung schütteln, dann die Mischung auf den Körper oder das Dekolleté aufsprühen. Bei der Anwendung als Dekolletéspray sollte tief eingeatmet werden.

Besonderheiten: Allenfalls ist Vorsicht geboten bei empfindlichen Asthmatikern oder bei chronisch-obstruktiver Lungenerkrankung (COPD).

6.3.8 Roll-on

Zubereitung/Mischung: 6–14 Tropfen ätherische Öle mit 10 ml Jojobaöl oder Alkohol (mindestens 70 %) mischen und in einen Roll-on füllen.

Anwendung: Der Roll-on kann gezielt auf den Pulsbereich und/oder den Solarplexus aufgetragen werden.

Besonderheiten: In diesem Fall ist wegen der punktuellen Anwendung eine höhere Dosierung möglich.

6.3.9 Nasenöl

Eine intakte Schleimhaut im Mund- und Nasenbereich ist wichtig für die Infektabwehr. In den kalten Herbst- und Wintermonaten bietet sich die Anwendung von Nasenöl an, um den Viren das Eindringen in die Nasenschleimhaut möglichst schwer zu machen.

Zubereitung/Mischung: Ein Nasenöl kann schnell und einfach hergestellt werden: 10 ml fettes Pflanzenöl werden mit 1–2 Tropfen der ätherischen Öle gemischt.

> **! Beachte**
>
> Bei Anwendungen auf Schleimhäuten ist unbedingt darauf zu achten, besonders schleimhautfreundliche fette Pflanzen- (z. B. Jojoba-, Mandel-, Aprikosenkernöl) und ätherische Öle (z. B. Lavendel, Rosengeranie, Majoran, Benzoe) einzusetzen.

Anwendung: Das Nasenöl wird mit dem Finger oder einem Wattestäbchen vorsichtig auf der Nasenschleimhaut verteilt. Nasenöle können täglich bei trockener Nasenschleimhaut verwendet werden. Auch eine Anwendung purer Pflanzenöle wie Oliven- oder Kokosöl ist denkbar.

Besonderheiten: In Apotheken gibt es verschiedene Fertigprodukte zur lokalen Keimabwehr an der Nasenschleimhaut; eines davon besteht nur aus Sesam- mit Zitronen- und Orangenöl (z. B. GeloSitin).

6.3.10 Mundpflegeöle/Pflegeöle für den Intimbereich

Zubereitung/Mischung: Auf 10 ml fettes Pflanzenöl werden 1–2 Tropfen ätherisches Öl gegeben.

Anwendung: Zur täglichen Pflege der Mund- oder Intimschleimhaut wird die Mischung dünn aufgetragen. Bei der Mundpflege ist es besonders wichtig, den individuellen Geschmack des Patienten zu berücksichtigen. Mundpflege ist Geschmackssache.

Besonderheiten: Mundpflegemischungen und Mischungen für den Intimbereich unterscheiden sich in der Dosierung von Körperölen insofern, als die Dosierungen für diese beiden Bereiche wesentlich geringer gewählt werden müssen, da Schleimhäute auf ätherische Öle sehr sensibel reagieren können.

> **! Beachte**
>
> Unbedingt auf schleimhautfreundliche ätherische Öle achten.

6.3.11 Ölkompressen

Die Ölkompresse ist eine effektive Möglichkeit, ätherische Öle, gemischt mit einem fetten Pflanzenöl, punktuell auf betroffene Bereiche aufzubringen. Da die Kompresse zumeist über einen längeren Zeitraum dort belassen wird, kann das Öl langsam die Haut penetrieren.

Ölkompressen eignen sich beispielsweise bei Blasenentzündungen, Husten oder Unruhe, Angst usw. Bei Letzteren werden sie auf den Brustkorb oder den Solarplexus aufgelegt.

Zubereitung/Mischung: Um eine Ölkompresse herzustellen, wird eine Mischung aus 10 ml fettem Pflanzenöl und 4–6 Tropfen ätherischer Öle auf eine 10 × 10 cm große Kompresse verteilt. Bei bestimmten Indikationen, z. B. Blasenentzündung, Blähungen, Husten, Ischiasbeschwerden, können bis zu 20 Tropfen verwendet werden.

Anwendung: Die mit dem Öl getränkte Kompresse wird auf die Haut aufgelegt und mit einem trockenen Baumwolltuch abgedeckt. Bei Bedarf kann Wärme, z. B. durch ein Kirschkernkissen, zugeführt werden. Die Kompresse ca. 20–60 min einwirken lassen.

Besonderheiten: Bei Unruhe, Angst, Schlaflosigkeit, Trauer usw. wird die Ölkompresse auf den Brust-/Herzbereich oder den Solarplexus aufgelegt.

6.3.12 Raumbeduftung

Eine Raumbeduftung kann über Vernebler, Diffusoren oder Raumspray erfolgen.

6

Zubereitung/Mischung:
- Vernebler: Je nach Duft werden 4–6 Tropfen ätherisches Öl, gemäß der Beschreibung der Hersteller, zusammen mit Wasser in den Vernebler gegeben.
- Diffusor (auch Diffuser oder Diffuseur genannt): Die ätherischen Öle werden unverdünnt, entweder direkt in den Diffusor oder in ein vom Hersteller mitgeliefertes Behältnis gegeben. Bei dieser Form der Raumbeduftung werden zwar größere Mengen ätherischer Öle benötigt, dieser werden aber sehr sparsam in die Raumluft diffundiert.
- Raumspray: 50 ml Alkohol (mindestens 70 %) werden mit 10–40 Tropfen ätherischer Öle gemeinsam in einer Sprühflasche gemischt (ca. 2 Teile Zitrus- oder Nadelbaumdüfte und 1 Teil Holz- oder Blütendüfte).

Anwendung:
- Vernebler und Diffusoren: Zum Vernebeln und Diffundieren werden heute überwiegend (zum Teil akkubetriebene) elektrische Geräte genutzt. Diese sollten nicht konstant laufen, sondern in bestimmten Intervallen die Raumluft beduften. Für diesen Zweck sind sie mit einer Abschaltautomatik und/oder Zeitschaltuhren ausgestattet. Je nach Empfinden und Raumgröße ist die Dosierung variabel.
- Raumspray: Eine schnelle Beduftungsvariante sind Raumsprays, die auch mitgeführt werden können. Die ätherischen Öle werden meist mit hochprozentigem Alkohol (ca. 70 % und mehr) gemischt und bei Bedarf in der Raumluft versprüht. Je nach Empfinden und Raumgröße ist die Dosierung variabel.

Besonderheiten: Damit sich die ätherischen Öle mit dem Alkohol verbinden (emulgieren), sollte mindestens ein 70 %iger Alkohol verwendet werden.

Auf einen Blick

Worauf ist bei der Auswahl der ätherischen Öle und Anwendung zu achten?
- Wir bieten Patienten je nach geschilderten Beschwerden und Befindlichkeit eine Vorauswahl von maximal fünf Düften an.
- Wir lassen die Patienten daran schnuppern und beobachten die Mimik und die Körpersprache.
- Je nach Gefallen und Beschwerde stellen wir eine Mischung aus maximal drei Düften zusammen.
- Bei akuten Beschwerden entscheiden die Behandelnden.
- Bei körperlichen Symptomen wird eher direkt an der betreffenden Stelle gearbeitet, bei psychischen/seelischen Themen können direktes Schnuppern, Raumdüfte und Inhalationen ausreichen.

Wie werden ätherische Öle sicher angewendet?
- Bis auf wenige Ausnahmen werden ätherische Öle maximal 3 %ig in einem Trägermedium (z. B. fettem Pflanzenöl) verdünnt, beispielsweise 5 Tropfen in 10 ml fettem Öl oder einem anderen Trägermedium.
- Die Einnahme ist selten nötig, da viele der enthaltenen Riechmoleküle gut über die Haut bzw. die Schleimhaut resorbiert und dann systemisch verteilt werden können.
- Bei verdünnter und äußerlicher Anwendung sind unerwünschte Nebenwirkungen so gut wie ausgeschlossen.
- Bei stark verdünnter Anwendung von naturreinen ätherischen Ölen treten nicht zwingend die gleichen Allergiesymptome wie bei gleichnamigen synthetischen Molekülen auf.

Wovon hängt die Wahl der Anwendungsform für ätherische Öle ab?
Je nach therapeutischem und pflegerischem Ziel sind unterschiedliche Anwendungsformen zu empfehlen:
- Raumbeduftung mit Geräten und Raumsprays helfen bei Ängsten und anderen seelischen Dysbalancen sowie bei Infektionen, um die Keimlast im Raum zu verringern.
- Inhalationen mit Riechstiften oder mittels Tüchern helfen bei Übelkeit, Nervosität, Ängsten und anderen seelischen Problemen.
- Einreibungen, Massagen und Auflagen sind bei lokalen Schmerzen und Infektionen der Haut ratsam.
- Waschungen und Bäder helfen bei Infektionen und stärken das allgemeine Wohlbefinden der Patienten.

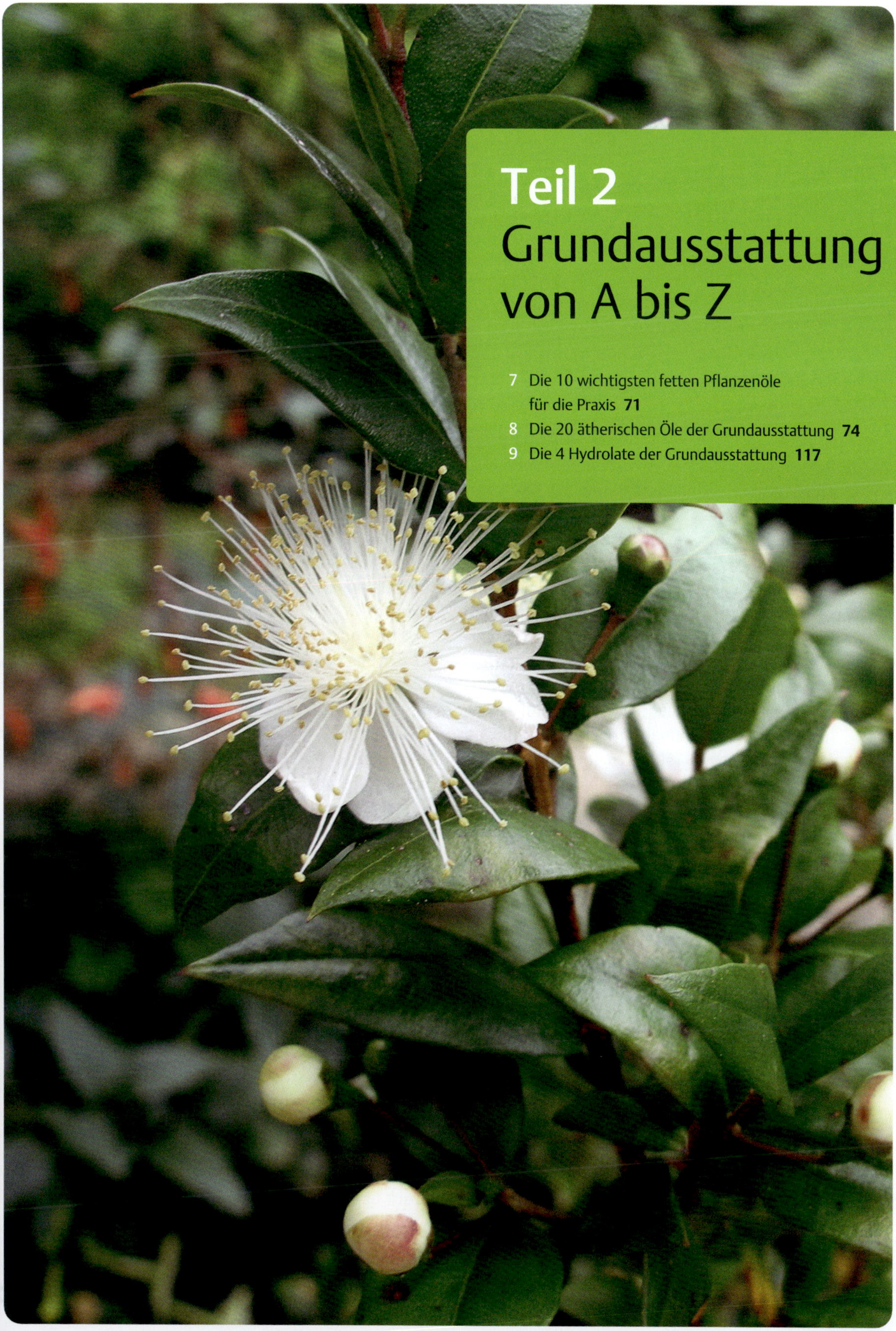

Teil 2 Grundausstattung von A bis Z

Auf den folgenden Seiten stellen wir Ihnen eine preisgünstige **Grundausstattung** aus 10 fetten Ölen und 20 ätherischen Ölen vor, ergänzt durch 4 der therapeutisch-pflegerisch relevantesten Hydrolate. Bis auf 2 der ätherischen Öle (Kamillen- und Melissenöl), die deutlich über 10 € kosten, sind die anderen 18 Düfte für einen Durchschnittspreis von ca. 8 € erhältlich, manche davon sind deutlich günstiger (wir beziehen uns auf möglichst unabhängig zertifizierte Bio-Öle in 5-ml-Fläschchen). Diese Grundausstattung ist also bei den meisten deutschsprachigen Anbietern für unter 150 € erhältlich.

In dieser Grundausstattung befinden sich einige ätherische Öle, zu denen in medizinischen Datenbanken wie PubMed jeweils zahlreiche klinische Studien nachgelesen werden können: Lavendel, Pfefferminze, Orange, Rosengeranie, Teebaum.

Auch wenn es zur antibakteriellen Wirkung des Bergamotteöles seit 1869 Studien und zur seelischen Wirkung zahlreiche neuere Arbeiten gibt und es vermutlich auf beiden Gebieten insgesamt intensiver wirkt als Orangenöl, haben wir uns für das Orangenöl entschieden, weil es beliebter und preiswerter ist sowie keine nennenswert verstärkte Fotosensibilisierung auf der Haut verursacht. Bergamotteöl könnte in der Grundausstattung also teilweise anstelle des Orangenöles eingesetzt werden.

Zur Wirkung der Öle von Fenchel, Melisse, Rosmarin und Zitrone gibt es nicht viel, jedoch durchaus sehr überzeugende Evidenz, wie Studien mit menschlichen Probanden zeigen. Zu Copaibabalsam und Lorbeer sowie zu Teebaum und Thymian liegen viele In-vitro- und Tierstudien vor.

Auch zum vielseitigen und kostbaren Rosenöl liegen uns Studien vor, doch wir haben es aus Kostengründen **nicht** dieser Grundausstattung hinzugefügt (obwohl praktische vorverdünnte Rosenöle erhältlich sind).

Ein Teil der empfohlenen Grundausstattung besteht aus ätherischen Ölen, die wir aufgrund jahrelanger positiver Erfahrungen gut kennen und gerne anwenden. Diese Auswahl wurde also sehr subjektiv getroffen. Dazu empfehlen wir einige Hydrolate, aus denen sich grundsätzlich für alle besprochenen Indikationen Rezepturen herstellen lassen. Die ätherischen Öle, fetten Öle und Hydrolate der Grundausstattung sind die Bestandteile, aus denen sich die **Basisrezepturen** zusammensetzen, die in Teil 3 zu den Indikationen vorgestellt werden.

Daneben nennen wir vergleichbare Öle, die nicht Bestandteil der Grundausstattung sein müssen, wobei sich die Vergleichbarkeit sowohl auf die Inhaltsstoffe und die Wirkungen als auch auf eine ähnliche Duftausstrahlung beziehen kann. Dies vermittelt Ihnen einen ersten Eindruck über weitere aromatherapeutische Optionen, die zur Wahl stehen.

7 Die 10 wichtigsten fetten Pflanzenöle für die Praxis

In ▸ Tab. 7.1 finden Sie 10 sinnvoll einzusetzende fette Öle, die als Grundlage für das Ansetzen der Basisrezepturen dienen. Zwar hat jedes Pflanzenöl ein einzigartiges Wirkungsspektrum, doch der Einfachheit halber kann für fast alle unsere Rezepturen ein Lieblingsöl ausgesucht werden, das möglicherweise ohnehin in der Praxis oder Klinik zu finden ist, beispielsweise hochwertiges Oliven- oder Mandelöl.

Bei allen aufgeführten fetten Pflanzenölen und -mazeraten handelt es sich um Öle. Allerdings werden Mazerate nicht durch direkte Pressung des Pflanzenmaterials gewonnen, sondern mit einem anderen fetten Öl ausgezogen. Für die Mazeration (Ölauszug) von Aloe vera wird in der Regel GMO-freies Sojaöl (aus nicht gentechnisch verändertem Soja), für die von Ringelblume (Calendula officinalis) und Johanniskraut (Hypericum perforatum) Bio-Olivenöl verwendet. Allerdings sind auch Auszüge aus anderen Ölen möglich.

Tab. 7.1 Übersicht über die in den Basisrezepturen enthaltenen fetten Pflanzenöle. Die hier genannten Indikationen beziehen sich auf das Wirkungsspektrum der fetten Pflanzenöle (ohne weitere Zusätze).

Pflanzenöl	Beschreibung	Indikationen	Hinweise
Aloe-vera-Mazerat Aloe vera (L.) Burm.f.	• zieht schnell ein, kühlt und pflegt die strapazierte Haut • Haltbarkeit: ca. 1 Jahr • Duft: neutral	äußerliche Anwendung: Pflegeöl zur Prophylaxe von Bestrahlungsschäden	Aufgrund seiner kühlenden Eigenschaften eignet sich Aloe-vera-Mazerat besonders für sommerliche, leichte Mischungen, da es schnell in die Haut einzieht und sich nicht allzu ölig anfühlt. Das Aloe-vera-Gel hat eine noch stärkere kühlende Wirkung.
Calendulamazerat Calendula officinalis L.	• entzündungshemmend, bei trockener rissiger Haut, bei trockener Nase • Haltbarkeit: ca. 1,5 Jahre (in Olivenöl ausgezogen) • Duft: nach Olivenöl	äußerliche Anwendung: Wundumfeldpflege, Pflege im Windelbereich und Hautpflege bei wunden Brustwarzen	Traditionell wird dieses Mazerat bei gynäkologischen Themen bevorzugt.

▶ **Tab. 7.1** Fortsetzung.

Pflanzenöl	Beschreibung	Indikationen	Hinweise
Calophyllumöl Calophyllum inophyllum L.	• entzündungshemmend, wundheilend • Haltbarkeit: 2–3 Jahre • Duft: würzig-aromatisch	äußerliche Anwendung: antiviral bei Herpes; venenstabilisierend; bei allen eitrigen Erkrankungen	Calophyllumöl wird meistens mit anderen Pflanzenölen (auch wegen des intensiven Geruches) gemischt.
Johanniskrautöl Hypericum perforatum L.	• durchblutungsfördernd und wärmend • Haltbarkeit: 2 Jahre • Duft: nach Olivenöl	äußerliche Anwendung: Neuralgien; Prellungen, Verstauchungen, Muskel- und Gelenkschmerzen; Erkältungsmischungen	Es handelt sich immer um das Johanniskrautmazerat, also um einen Auszug in fettem Öl, meistens in Olivenöl.
Jojobaöl (Jojobawachs) Simmondsia chinensis (Link) C. K. Schneid.	• feuchtigkeitsregulierend, entzündungshemmend • Haltbarkeit: 2 Jahre • Duft: neutral	äußerliche Anwendung: bei Akne, Juckreiz, Ekzemen	Da es nicht ranzig wird, ist Jojobaöl besonders für die Herstellung von Roll-ons geeignet. Jojobaöl ist ein flüssiges Pflanzenwachs, bei Temperaturen unter 16 °C ist es fest.
Kokosöl (Kokosfett) Cocos nucifera L.	• antiviral, zeckenabwehrend • Haltbarkeit: 1 Jahr • Duft: deutlich nach Kokos	äußerliche Anwendung: hautregenerierend und kühlend bei Sonnenbrand; zur Intimpflege bei Jung und Alt; juckreizstillend und hautstabilisierend	Kokosöl enthält zu fast 50 % die antiviral und zeckenabwehrende Laurinsäure. Bei Zimmertemperatur ist es fest, ab ca. 24 °C wird es flüssig. Nicht verwechseln mit gehärtetem, desodoriertem oder fraktioniertem Kokosfett.
Mandelöl Prunus dulcis (Mill.) D. A. Webb	• pflegend, juckreizlindernd • Haltbarkeit: 1 Jahr • Duft: mild, ggf. leicht nussig	äußerliche Anwendung: bei entzündeter, rissiger und trockener Haut	Mandelöl ist für fast alle Hauttypen geeignet, auch für empfindliche Säuglings- und Altershaut. Es eignet sich besonders gut für blumige und sanft duftende Körperölmischungen.
Olivenöl Olea europaea L.	• wärmend, schmerzlindernd • Haltbarkeit: 1 Jahr • Duft: fruchtig mild bis kräftig, je nach Herkunft	äußerliche Anwendung: bei Entzündungen und Schmerzen; trockener Nasenschleimhaut	Olivenöl enthält den Inhaltsstoff Oleocanthal, der entzündungshemmend und schmerzlindernd wirkt. Es eignet sich daher besonders für Schmerzöl- und Erkältungsölmischungen.

► **Tab. 7.1** Fortsetzung.

Pflanzenöl	Beschreibung	Indikationen	Hinweise
Sanddornfruchtfleischöl Hippophae rhamnoides L.	• schleimhautpflegend; innerlich und äußerlich • Haltbarkeit: 1 Jahr • Duft: intensiv fruchtig	• innerliche Anwendung: bei Reflux, Speiseröhrenentzündung • äußerliche Anwendung: Mundpflege bei Aphthen, Mukositis und Halsschmerzen; schleimhautregenerierend im Intimbereich	Dieses leuchtende orangefarbene Poweröl wirkt stark entzündungshemmend, es ist unersetzlich zur Pflege stark strapazierter Schleimhäute, entweder pur oder verdünnt. Vorsicht: Sanddornfruchtfleischöl färbt stark ab! Nicht zu verwechseln mit dem blassgelben Sanddornöl, das vorwiegend aus den Kernen destilliert wird.
Schwarzkümmelöl Nigella sativa L.	• antihistaminisch, antiinfektiös, juckreizlindernd; äußerlich und innerlich • Haltbarkeit: 1 Jahr • Duft: würzig, scharf	• innerliche Anwendung: bei Allergien (antihistaminisch), bei grippalen Infekten, insbesondere der Atemwege • äußerliche Anwendung: bei juckender und irritierter Haut	Dieses aromatische Pflanzenöl wird sowohl äußerlich als auch innerlich angewendet. Die innerliche Anwendung erfolgt tropfenweise. Es enthält eine beachtliche Menge Thymoquinon (ca. 1 %), dessen vielfältige medizinische Eigenschaften bereits gut untersucht wurden. Schwarzkümmelöl wird meist mit anderen Pflanzenölen gemischt.

8 Die 20 ätherischen Öle der Grundausstattung

Jedes ätherische Öl weist eine einzigartige chemische Zusammensetzung auf, die im Labor analysiert werden kann. Es gibt nicht das Lavendelöl oder das Fenchelöl, da die geografische Lage, das Wetter, die Düngung und andere Faktoren die Zusammensetzung von ätherischen Ölen erheblich beeinflussen können. Die in diesem Kapitel aufgelisteten Inhaltsstoffe umfassen daher nur die **Hauptinhaltsstoffe**, weitere Details sind entsprechenden Lehrbüchern oder den Angaben der Öle-Anbieter zu entnehmen.

Neben den mengenmäßig relevanten Inhaltsstoffen sind bei Bedarf auch diejenigen genannt, auch wenn sie in eher kleinen Mengen vorkommen, die besonders wichtig sind, beispielsweise weil sie für ihre stimmungsaufhellenden Eigenschaften bekannt sind oder in besonderer Weise die Duftqualität und therapeutische Wirksamkeit des ätherischen Öles beeinflussen – einige davon zeigen insbesondere deutliche psychische Effekte, vor allem wenn sie Stickstoffverbindungen wie beispielsweise in Methylanthranilat enthalten. Diese greifen wir ebenfalls bei Bedarf bei den Indikationen in Teil 3 auf.

Zudem verändert sich ein Öl durch Oxidationsprozesse ständig, in erster Linie durch Öffnen und Schließen der Flaschen, durch Temperaturschwankungen und durch unsachgemäße Lagerung. Bei allen ätherischen Ölen sind entsprechend **Nebenwirkungen und Kontraindikationen** angegeben, die vor allem bei nicht sachgemäßer Anwendung auftreten können.

Die im Folgenden aufgeführten **Eigenschaften** und **Indikationen** von ätherischen Ölen stammen sowohl aus der Praxisarbeit der Autorinnen als auch aus der internationalen Fachliteratur. Auch wenn viele davon hauptsächlich aus der Erfahrungsheilkunde stammen, gelten bereits etliche Indikationsgebiete als wissenschaftlich abgesichert. Beispiele von wissenschaftlichen Arbeiten, in den meisten Fällen handelt es sich um klinische Studien, sind unter der jeweiligen Monografie aufgeführt. Sie können im Bereich der evidenzbasierten Aromapflege wertvolle Helfer zur Absicherung darstellen. Allerdings sind wissenschaftliche Designs oft nur sehr bedingt geeignet, um im Pflegebereich aussagekräftig zu sein.

Den meisten Aromapflegenden dürfte nicht bewusst sein, dass weltweit leider sehr viele Studien mit ätherischen Ölen an Tieren durchgeführt werden. Die Ergebnisse dieser Studien sind keinesfalls in allen Bereichen auf den Menschen zu übertragen. Allerdings bieten Verhaltensbeobachtungen, beispielsweise zur Linderung von Angstzuständen, Hinweise für eine ähnliche Wirkung beim Menschen, die z. B. für Lavendel- und Orangenöl entsprechend bestätigt werden konnte.

Zu den 20 ätherischen Ölen sind jeweils zusätzlich mehrere vergleichbare Öle aufgeführt, d. h. Öle mit ähnlichen Inhaltsstoffen, Wirkungen und/oder ähnlicher Duftausstrahlung. Sie ersetzen in den Rezepturen im Indikationsteil die ursprünglich genannten ätherischen Öle nicht, sondern sind lediglich als „Rohstoffe" zu verstehen, die in Wirkung, Zusammensetzung und/oder Duft vergleichbar sein können. Eine Auswahl an verlässlichen Öle-Anbietern finden Sie im Anhang (S. 242).

Hintergrundwissen

Duftnoten

Ätherische Öle weisen unterschiedliche Duftintensitäten auf, sie werden darum gerne – ähnlich wie im Bereich der Parfümerie – unterschiedlichen Duftnoten zugeordnet: Kopfnoten, Herznoten, Basisnoten. Die Zuordnung ist nur bei wenigen Düften absolut, vielmehr hängt sie bei einem Großteil der Düfte mit den Herkunftsorten der Duftpflanzen und ihrer Öle zusammen, auch mit der Herstellungsweise (Ingwer destilliert duftet beispielsweise viel frischer als Ingwer aus CO_2-Extraktion). Von Ylang Ylang gibt es mindestens 6 Qualitäten, je nach Destillationsdauer: von extrem blumig-süß bis zu fast etwas bitter-herb. Die meisten Absolues von Rosen duften schwerer als manche durch Destillation gewonnenen Rosenöle, die bisweilen eher leicht duften können.

Leichte **Kopfnoten** empfinden wir als eher zur ersten Tageshälfte zugehörig: frisch, leicht, erhellend, gut für die Konzentration, passend bei verstopfter Nase und dickem Kopf, für Frühlings- und Sommertage. Sie duften entweder nach Wald, zitrusartig oder auch nach Erkältungszubereitungen.

Umgekehrt entscheiden fast alle Menschen, dass **Basisnoten** eher etwas für abends, auch für die kühlere Jahreszeit sind, zum Erden und Ausruhen und sich Zentrieren. Sie werden bei der Parfümherstellung auch als Fixative eingesetzt, da diese Duftnoten recht lange auf der Haut halten (und auch auf Papierduftstreifen), eine geringe Flüchtigkeit haben, also nicht extrem schnell verfliegen. Beispiele sind Sandelholz, Zedernholz, Patchouli und Vetiver.

Die mittelschweren Düfte werden den **Herznoten** zugeordnet, zu ihnen zählen sicher die allermeisten Öle, die nicht klar nach den Kategorien „leicht/frisch" oder „schwer/betörend" einteilbar sind. Herznoten enthalten oft reichlich blumig duftende Ester wie Linalylacetat und Geranylformiat sowie Monoterpenole wie Linalool, Geraniol und Terpineol-Verbindungen, die Düfte vieler europäischer „Küchenkräuter" lassen sich als Herznote einordnen. Beispiele sind Rosengeranie, Fenchel, Myrte, Melisse und Basilikum.

Harmonisch duftende Mischungen können nach dem Schema 3–5 Teile Kopfnoten, 2 Teile Herznoten und 1 Teil Basisnoten erstellt werden.

8.1 Atlaszeder, Cedrus atlantica (Endl.) G. Manetti ex Carrière

Verbündeter zur Stärkung der Abwehr und der seelischen Stabilität

Wer schon einmal unter einer mächtigen, uralten Zeder stand, kann sicher ahnen, dass der bereits in der Bibel erwähnte Baumriese eine besondere Bedeutung für unsere Vorfahren hatte. Er ist ein Symbol für Kraft und Stärke und schenkt uns Menschen einen sicheren Platz, Schutz, Schatten und Zuflucht. Wir konnten bereits regelmäßig beobachten, wie sich Menschen, die sich aus verschiedenen Gründen gerade klein und unbedeutend gefühlt haben, vom Duft des ätherischen Öles dieses Holzes stark angezogen fühlten.

! Beachte

Weltweit gibt es viele „Zedernarten", denn in der englischen Sprache werden die unterschiedlichsten Koniferen (Nadelbäume) als „cedar" bezeichnet. Etliche davon liefern jedoch potenziell unverträgliche ätherische Öle. Darum ist es wichtig, bei der Verwendung des ätherischen Öles, auf den wissenschaftlichen Namen der „echten" Zeder zu achten, aus der dieses ätherische Öl gewonnen sein muss: Cedrus.

Bei der Atlaszeder (▶ **Abb. 8.1**) ist auf nachhaltige Gewinnung zu achten, beispielsweise nur des Astholzes, denn französische Bestände sind bereits knapp und auf der Liste der gefährdeten Arten geführt.

Wir empfehlen diesen stark holzigen Duft für Personen, deren Selbstbewusstsein angeschlagen ist. Auf der körperlichen Ebene wirkt dieses Öl vergleichbar: Wenn der Körper sich zu viel „bieten" lässt und übermäßig starken Belastungen durch Pollen oder Staub ausgesetzt oder der Verzehr von z. B. Haselnüssen problematisch ist, jemand also mit allergischen Symptomen zu kämpfen hat, kann eine winzige Menge des Zedernöles deutlich sichtbar unterstützen. In jedem Fall sollte die Nase entscheiden, ob Atlaszeder oder das ähnlich zusammengesetzte Öl der Himalayazeder besser passt.

Praxistipp

Bei trockenem Reizhusten vollbringt Zedernöl – zusammen mit Benzoe inhaliert – eine verblüffend schnelle Beruhigung, auch bei Kleinkindern und geschwächten, älteren Personen.

Verwendeter Pflanzenteil: Holz (gefallener Bäume oder Äste)

Gewinnung: Wasserdampfdestillation

Hauptinhaltsstoffe: Sesquiterpene, Sesquiterpenketone, Sesquiterpenole

Duftnote/-qualität: Basisnote; erdend, balsamisch, holzig

Körperliche Hauptindikationen/Wirkungen: Haarausfall, allergische Symptome, Cellulite; unterstützend bei chronischen Erkrankungen, entkrampfend auf die bronchiale Muskulatur, wundheilend

Seelische Hauptindikationen/Wirkungen: stärkend, aufbauend, stabilisierend

Nebenwirkungen und Kontraindikationen: Sehr gut verträgliches Öl, bei sachgemäßer Anwendung sind keine unerwünschten Nebenwirkungen bekannt.

Besonders effektive Anwendung: Hautöl, Raumspray, Duftlampe

Haltbarkeit nach Öffnen der Flasche: „ewig" (10 Jahre und mehr), im therapeutischen Bereich innerhalb von 3 Jahren aufzubrauchen

Vergleichbare Öle: Himalayazeder, Virginiazeder, jedoch auch Copaibabalsam, Deutsche Kamille, Patchouli, Sandelholz, Vetiver, Zypresse

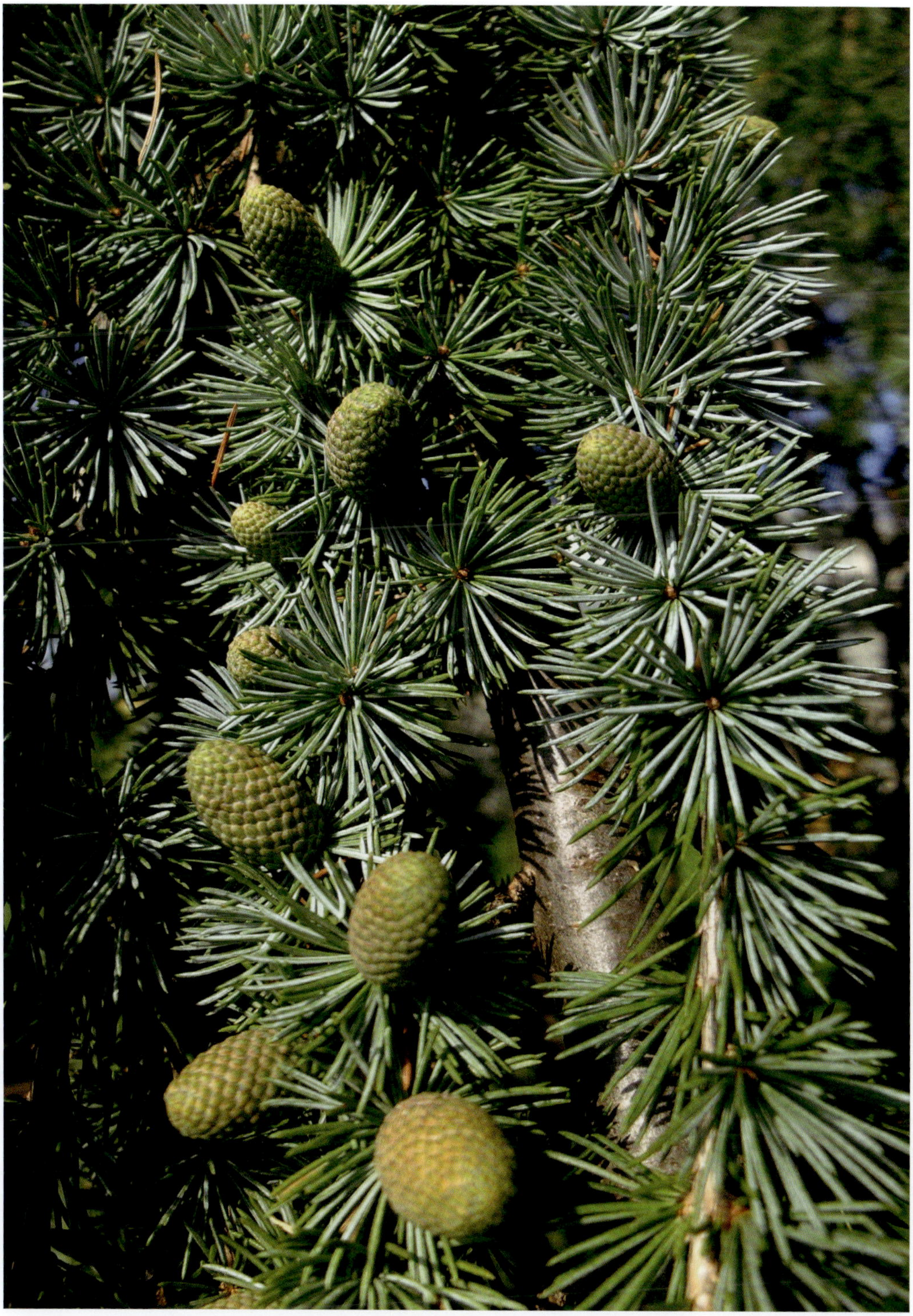

Abb. 8.1 Atlaszeder, Cedrus atlantica (Endl.) G.Manetti ex Carrière

8.2 Benzoe, Styrax tonkinensis Craib ex Hartwich

Hustenbändiger und Wundpflaster für Haut und Seele

Der in der Aromatherapie gebräuchliche Auszug aus diesem tropischen Baum aus Südostasien duftet traumhaft nach Vanille. Fast jeder Neueinsteiger ist erstaunt, vermuten die meisten doch hinter diesem seltsamen Namen einen eher technischen Geruch, vielleicht den von Benzin.

Wenn dieser hitzeliebende Baum verletzt wird, sondert er sein ungewöhnliches Harz (▶ **Abb. 8.2**) ab, mit dem er seine Borke desinfiziert und verklebt. Der weich-süß duftende Balsam wird nicht destilliert, sondern mit Lösungsmitteln, zumeist Ethanol, extrahiert. Er verklebt also Geräte wie Vernebler oder Duftlampen und löst sich nur schwer in Öl auf. Durch Erwärmen und weiteres Verdünnen in Ethanol (z. B. aus der Apotheke) wird er flüssiger und lässt sich besser anwenden.

Benzoe ist ein wichtiger und wundervoll duftender Seelentröster. Dieses Harz zeigt zudem eine starke Wirkung auf die Haut, die oft als „Spiegel der Seele" reagiert, wenn die Psyche aus der Balance geraten ist. Bei vielen Hautproblemen kann Benzoe-Extrakt in einer Mischung für eine extrem schnelle Regeneration der Haut sorgen. Deshalb wird Benzoe-Extrakt auch Mischungen hinzugefügt, die bei Hautproblemen bei Säuglingen oder älteren Menschen im Intimbereich häufiger zu beobachten sind.

> *Praxistipp*
>
> Bei trockenem Reizhusten wirkt Benzoe-Extrakt oftmals extrem schnell und sollte idealerweise zusammen mit einem kleinen Anteil an Atlas- oder Himalayazeder inhaliert werden.

Obwohl dieser tröstende Duft aus der Pflege von Haut und Seele nicht mehr wegzudenken ist und es viele positive Erfolgsmeldungen über die Anwendung gibt, existieren leider keine klinischen Studien dazu.

Im Handel – eher als Räucherstoffe – sind das als minderwertiger betrachtete Sumatra-Benzoe sowie das hochwertige Benzoe Siam (Siam ist der frühere Name des Königreichs Thailand). Früher wurde Benzoe auch als „Wundbalsam" in Apotheken angeboten.

Verwendeter Pflanzenteil: Harz

Gewinnung: Solventextraktion

Hauptinhaltsstoffe: je nach Herkunft Benzoesäure und Benzylalkohol, aromatische Ester, aromatische Aldehyde (Vanillin)

Duftnote/-qualität: Basisnote; süß, vanillig, aromatisch

Körperliche Hauptindikationen/Wirkungen: sekretolytisch auf die Atemwege, insbesondere für empfindliche Personen; wundheilend, regenerierend auf entzündlich veränderte Schleimhäute; der Inhaltsstoff Benzylbenzoat kann bei Milbenbefall sowohl gegen die Erreger als auch für die Hautsymptomatik eingesetzt werden (Caumes et al. 2022).

Seelische Hauptindikationen/Wirkungen: stressbedingte Beschwerden, ausgleichend, beruhigend

Nebenwirkungen und Kontraindikationen: Hervorragend verträgliches Öl, in der üblichen Verdünnung sind keine Nebenwirkungen zu erwarten. Es kann gelegentlich – insbesondere bei mangelhafter Qualität durch Verwendung aggressiver Lösungsmittel – allergische Reaktionen auslösen.

Besonders effektive Anwendung: Inhalation, Duftlampe, Raumspray, Wundsalben

Haltbarkeit nach Öffnen der Flasche: mindestens 3 Jahre

Vergleichbare Öle: Vanille- und Tonka-Extrakt als Duft, Copaiba- und Tolubalsam als Wundpflege

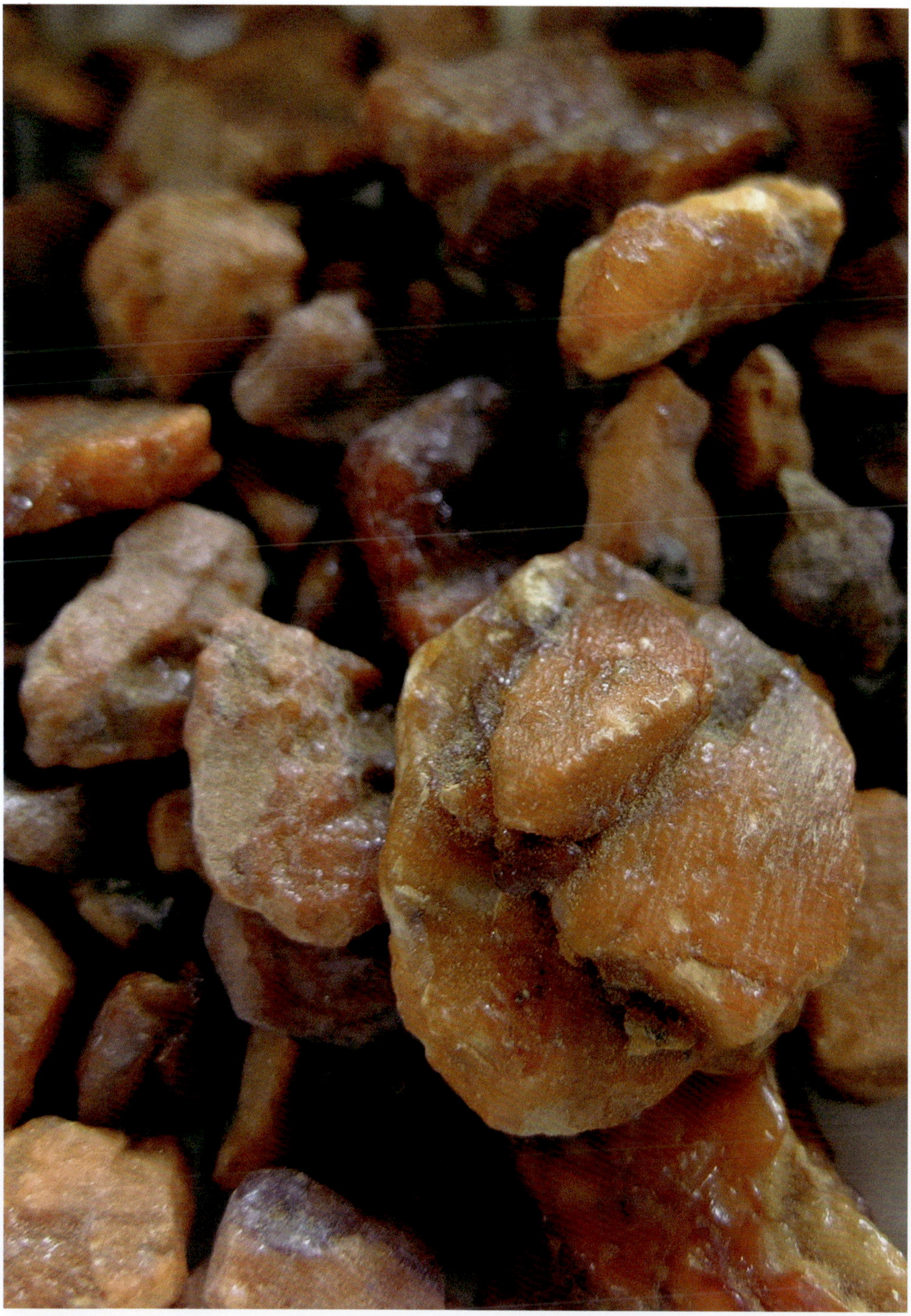

Abb. 8.2 Benzoe, Styrax tonkinensis Craib ex Hartwich

8.3 Cajeput, Melaleuca leucadendra (L.) L.

Begleiter bei viralen Erkrankungen für Groß und Klein

Dieser über 20 m hohe Baum mit seiner weißlich-papierartigen, sich ständig abschälenden Borke (▶ **Abb. 8.3**) wächst in sehr warmen, frostfreien Regionen. Der wissenschaftliche Name beschreibt den Stamm – „mela" steht für schwarz, „leuca" für weiß und „dendron" für Baum. *Kayu Putih* ist der indonesische Name für den Baum. Seine cremeweißen, flaumartigen Blüten ähneln denen des eng verwandten Teebaumes. Hauptsächlich kommt Cajeput in Australien und auf den benachbarten Inseln vor, aber auch aus Südostasien sind hervorragende Ölqualitäten bekannt. Beim Betrachten wirkt er gleichermaßen feinhäutig-sensibel und standhaft-stabil. Seine ledrigen Blätter liefern eines der besten Kinderheilmittel.

! *Beachte*

Bei kindlichen Erkältungskrankheiten und Schmerzen sollte Cajeputöl nicht in Nasennähe eingerieben werden, sondern am Rücken und an den Füßen, da es aufgrund des recht hohen 1,8-Cineol-Gehalts zu Atemproblemen führen kann.

Der vielseitige Inhaltsstoff Eucalyptol (1,8-Cineol), der zu gut 50 % enthalten ist, wurde an der Universität Bonn eingehend bei asthmatischen Beschwerden, auch mit obstruktivem Hintergrund, untersucht. Seit den 1930er-Jahren gibt es in jedem Reformhaus erhältliche Erkältungstropfen, die u. a. aus Cajeputöl bestehen. Die Wirkweise dieses Hausmittels wurde eingehend an der Universität Heidelberg untersucht (Reichling et al. 2014). Auch die Wirkung bei Lippenherpes wurde im Zuge dieser Experimente belegt (Heidary Navid et al. 2013).

Cajeputöl ist vielseitig einsetzbar und enthält eine Mischung aus ganz unterschiedlichen Monoterpenen, die schmerzlindernd wirken. In dieser Kombination können sie vermutlich auch bei neuralgischen Schmerzen sinnvoll eingesetzt werden. Je nach Herkunft kann zudem deutlich mehr als 1 % p-Cymen enthalten sein, das als besonders effektiver Schmerzlinderer gilt. Bewährt hat sich Cajeputöl bei Ohrenschmerzen, die extrem unangenehm sein können. Weniger bekannt ist die breit gefächerte antimikrobielle Wirkung sowie die Entlastung bei venösen Stauungen wie bei schmerzhaften Hämorrhoiden und „schweren Beinen".

Verwendeter Pflanzenteil: Blätter und Zweige

Gewinnung: Wasserdampfdestillation

Hauptinhaltsstoffe: Oxide, Monoterpene, Monoterpenole, Sesquiterpene

Duftnote/-qualität: Kopfnote; frisch, eukalyptusartig, befreiend

Körperliche Hauptindikationen/Wirkungen: schmerzlindernd, schleimlösend, antiviral bei Herpes labialis

Seelische Hauptindikationen/Wirkungen: konzentrationsfördernd

Nebenwirkungen und Kontraindikationen: Bei sachgemäßer Anwendung sind keine Nebenwirkungen zu erwarten. Erst bei Babys über 6 Monaten (0,5 %ig verdünnt) verwenden; bei Kindern mit spastischen Atemwegserkrankungen sollte es nicht an der Nase oder auf der Brust angewendet werden, ansonsten ist es ein typisches Kinderöl.

Besonders effektive Anwendung: Einreibungen und Auflagen bei Schmerzen, Inhalation bei Atemwegserkrankungen, Duftlampe in der Erkältungszeit

Haltbarkeit nach Öffnen der Flasche: ca. 1,5 Jahre

Vergleichbare Öle: Ravintsara, Eukalyptus (E. radiata, E. globulus und E. smithii), Niaouli, auch Kardamom, Myrte und Saro

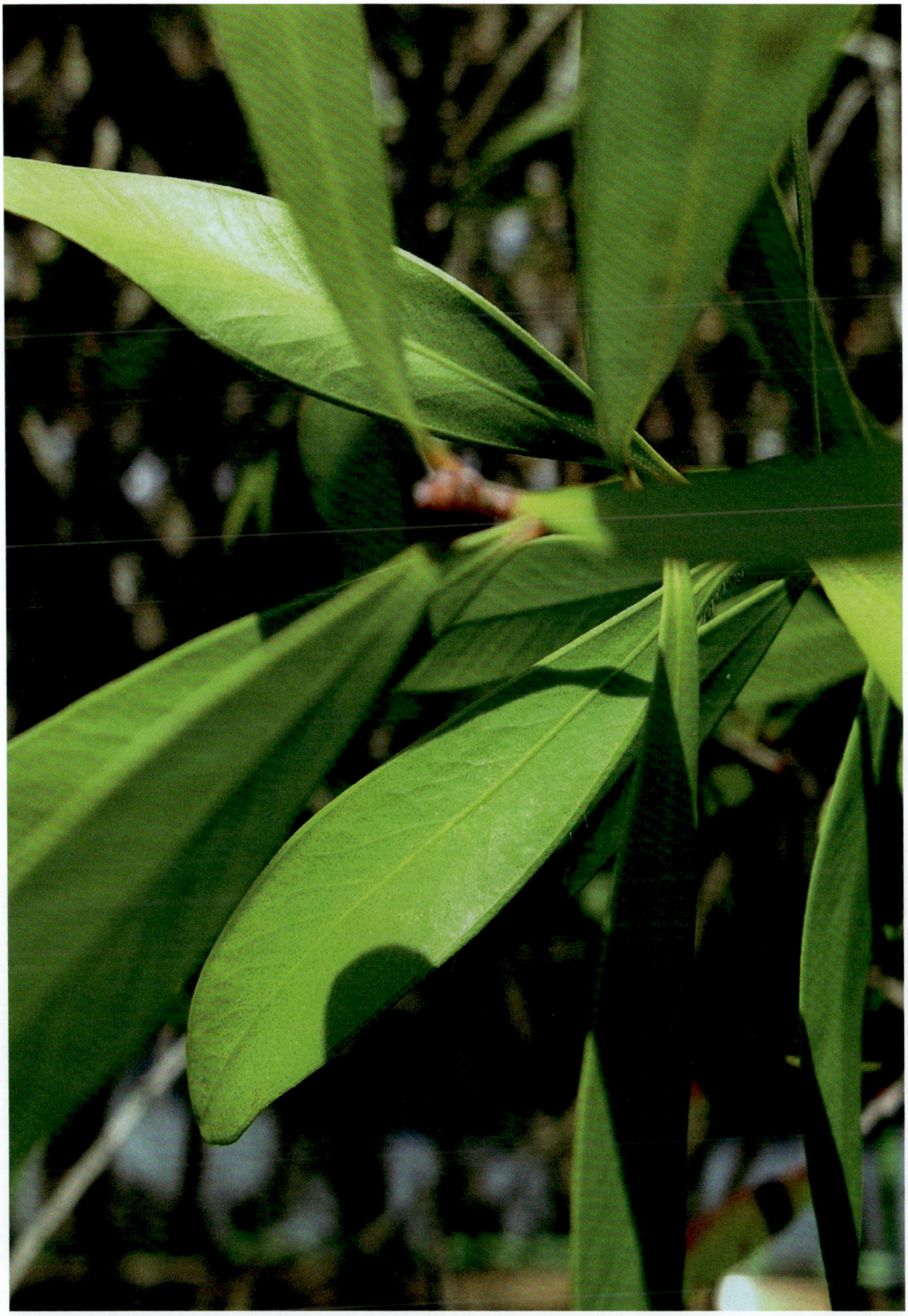

Abb. 8.3 Cajeput, Melaleuca leucadendra (L.) L.

8.4 Copaibabalsam, Copaifera officinalis (Jacq.) L.

Geniale Gelenkpflege mit Abschwellgarantie

Dieser bis zu 18 m hohe Baum wächst in vielen Wäldern des nördlichen Teils von Südamerika. Bei uns sind beide brasilianischen Bezeichnungen geläufig: Copaiba und Copaiva. Der aus der angebohrten Borke austretende sirupartige Balsam liefert in seiner Heimat eine hochgeschätzte Medizin, um unterschiedlichste Krankheiten zu behandeln.

Die Amazonas-Indianer tragen den unverdünnten Balsam (▶ **Abb. 8.4**), der aus circa 80 % ätherischem Öl besteht, äußerlich auf, um lokal Schmerzen zu stillen, Entzündungen zu reduzieren, die Narbenbildung zu beschleunigen und die Durchblutung zu fördern. Auch bei Geschlechtskrankheiten und Erkrankungen im Bereich des Harntrakts wird es eingesetzt. Da diese Naturmedizin in ländlichen Gegenden als Mittel gegen fast alle Leiden eingesetzt wird, wird sie auch aus etlichen weiteren eng verwandten Bäumen gewonnen (z. B. C. reticulata Ducke und C. langsdorffii Desf.).

Inzwischen konnten viele der Wirkungen traditioneller Anwendungen, die vorwiegend Erkrankungen mit chronisch-entzündlichen Prozessen betreffen, wissenschaftlich bestätigt werden. Die entzündungshemmende Wirkung ist vermutlich auf das in Copaibabalsam in sehr großer Menge enthaltene β-Caryophyllen (mit einem Anteil von über 50 %) – eine Besonderheit unter den ätherischen Ölen – sowie andere Sesquiterpenverbindungen zurückzuführen. Dabei wirken diese Inhaltsstoffe unterschiedlich stark antiinflammatorisch (Veiga et al. 2007); β-Caryophyllen aktiviert außerdem Opioidrezeptoren und für Adenosintriphosphat (ATP) empfindliche Kaliumkanäle (Sukmawan et al. 2023).

Brasilianische In-vitro-Studien zeigen ferner eine Wirksamkeit gegen diverse Staphylococcus-Arten, einschließlich Methicillin-resistentem Staphylococcus aureus (MRSA). Spezielle mikroskopische Verfahren zeigten eine Schädigung der Zellwand des Keimes, die zu Veränderungen der Morphologie und zur Freisetzung von zytoplasmatischen Verbindungen führte, wodurch der Keim inaktiviert wird (Arruda et al. 2019).

In Europa ist vorwiegend das aus dem recht dünnflüssigen, harzigen „Wundsekret“ destillierte ätherische Öl im Handel. Es kann notfalls, beispielsweise bei akuten Gelenkschmerzen, unverdünnt auf die Haut aufgetragen werden. Sein angenehm holziger Duft wird in der Parfümindustrie gerne für „männliche Noten“ eingesetzt.

Verwendeter Pflanzenteil: Harzbalsam

Gewinnung: Solventextraktion, auch Destillation

Hauptinhaltsstoffe: Sesquiterpene

Duftnote/-qualität: Basisnote; balsamisch, erdend, holzig

Körperliche Hauptindikationen/Wirkungen: entzündliche Hauterkrankungen wie Neurodermitis, ungewöhnlich antiinflammatorisch, schmerzlindernd

Seelische Hauptindikationen/Wirkungen: erdet und stabilisiert, schlaffördernd, zur Meditation

Nebenwirkungen und Kontraindikationen: Bei den üblicherweise eingesetzten Verdünnungen sind keine Nebenwirkungen zu erwarten. Eine zu hohe Dosierung kann zu Erbrechen und Durchfall führen.

Besonders effektive Anwendung: 10 %ig bei akuten Schmerzen der Gelenke; bei akuten Verletzungen/Entzündungen je 1 Tropfen Copaibabalsam und Lavendel oder als Grundmischung je 2,5 ml Copaibabalsam und Lavendel, davon bei akuten Verletzungen/Entzündungen je 1–2 Tropfen auftragen; 1 %ig in Neutralfettcreme bei Neurodermitis

Haltbarkeit nach Öffnen der Flasche: mindestens 3 Jahre

Vergleichbare Öle: Atlas-, Himalaya- und Virginiazeder als Duft; Deutsche Kamille, Schafgarbe und Blauer Rainfarn bei Entzündungen; Benzoe-Extrakt als Wundpflege

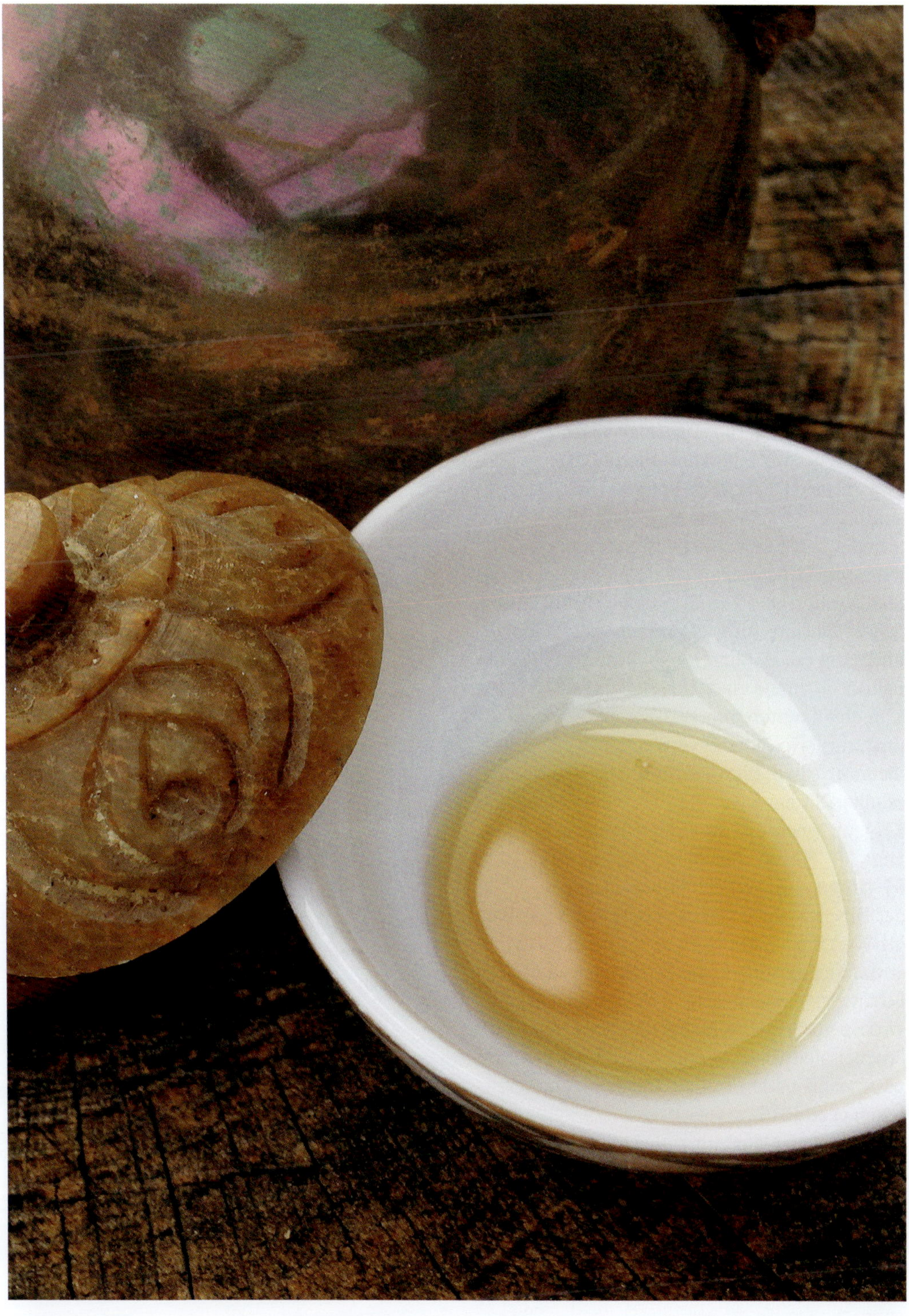

Abb. 8.4 Copaibabalsam, Copaifera officinalis (Jacq.) L.

8.5 Fenchel, Foeniculum vulgare Mill.

Kindheitserinnerung zum Loslassen und Durchatmen

Mit dem aus Fenchelsamen (▸ Abb. 8.5) gewonnenen Öl assoziieren viele Menschen Kindheitserinnerungen, oft überschattet durch Bauchweh, denn dafür reichten fürsorgliche Eltern meistens den heißen Fencheltee. Dessen Aroma und Wirkung basiert vorwiegend auf dem enthaltenen warm-würzig duftenden ätherischen Öl. Fenchelöl wirkt sowohl auf den Verdauungstrakt als auch auf das Seelenkostüm stark krampflindernd. Die stark spasmolytische Wirkung ist vor allem auf Anethol, das zu 55 % und mehr in Fenchelöl enthalten ist, zurückzuführen.

Kaum bekannt ist die antithrombotische Wirkung von Fenchelöl und Anethol, die in einer Studie untersucht wurde (Tognolini et al. 2007). Fenchelöl wäre also zusammen mit Calophyllumöl als Präventionseinreibung bei „schweren Beinen" während eines Fluges denkbar.

In einer weiteren interessanten, doppelblindrandomisierten Studie verwendeten 30 Frauen, die nach dem Klimakterium an Scheidentrockenheit litten, 8 Wochen lang eine Salbe mit 5 %igem Fenchelöl. Die Kontrollgruppe – ebenfalls 30 Frauen im Alter zwischen 45 und 65 Jahren – verwendeten eine Placebosalbe. In der Fenchelgruppe verbesserte sich der vaginale pH-Wert signifikant ($p < 0{,}001$) und die Vaginalatrophie ging zurück (die Anzahl der oberflächlichen Schleimhautzellen erhöhte sich signifikant: $p < 0{,}001$). Die Autoren folgern, dass eine Fenchelsalbe diese häufigen Beschwerden von postmenopausalen Frauen lindern kann (Yaralizadeh et al. 2016).

Es gibt in der Literatur einige Missverständnisse und Übertragungsfehler, die aus Untersuchungen der Parfüm- und Pharmaindustrie stammen: Bitterfenchel (Foeniculum vulgare var. amara) kann (muss aber nicht) größere Mengen des Monterpenketons Fenchon und eine weniger verträgliche Form des Anethols (cis-Anethol) enthalten. Sollten ätherische Öle aus den Früchten des Bitteren Fenchels angeboten werden, kann man sicher sein, dass seriöse deutschsprachige Anbieter die Unbedenklichkeit durch ihre Laboranalysen sicherstellen.

Verwendeter Pflanzenteil: Früchte (Samen)

Gewinnung: Wasserdampfdestillation

Hauptinhaltsstoffe: Phenylether, Monoterpene, Monoterpenketone

Duftnote/-qualität: Herznote; warm, würzig, anisartig

Körperliche Hauptindikationen/Wirkungen: krampflösend auf Darm und Bronchien; sekretolytisch, straffend

Seelische Hauptindikationen/Wirkungen: hilfreich in Situationen von starker emotionaler und körperlicher Anspannung; stimmungsaufhellend

Nebenwirkungen und Kontraindikationen: Das Öl sollte bei hormonabhängigen Tumoren sowie bei Endometriose und Prostatahyperplasie nicht dauerhaft und immer verdünnt (Konzentration niedriger als 2 %) verwendet werden. Für die Anwendung bei Babys und Kleinkindern muss sichergestellt sein, dass das Öl einwandfrei und natürlichen Ursprungs ist.

Besonders effektive Anwendung: Inhalation, Duftlampe, Raumspray

Haltbarkeit nach Öffnen der Flasche: ca. 2 Jahre

Vergleichbare Öle: Anis, Basilikum, Estragon, Ponderosa-Kiefer

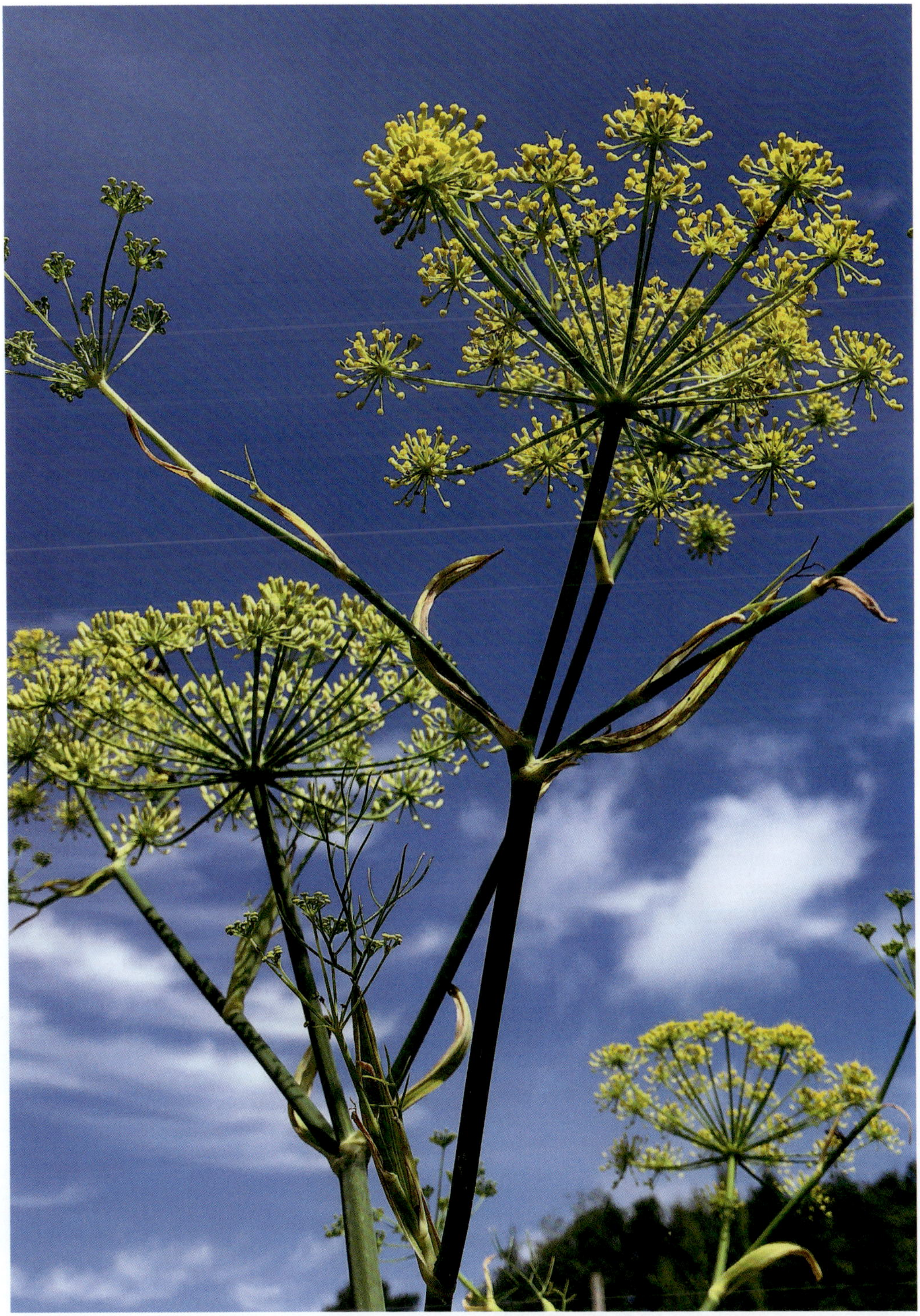

Abb. 8.5 Fenchel, Foeniculum vulgare Mill.

8.6 Fichtennadel, Abies sibirica Ledeb. und Picea abies (L.) H.Karst.

Wohltuendes Waldbaden für zu Hause

Der Name dieses ätherischen Öles führt regelmäßig zu Verwirrungen, denn überwiegend wird es *nicht* aus den ca. 35 existierenden Fichtenarten destilliert (Gattung Picea), sondern aus der Sibirischen Tanne (Gattung Abies; ▶ **Abb. 8.6**) – trotzdem wird es Fichtennadelöl genannt! Das Öl der Sibirischen Tanne enthält bis zu 28 % Bornylacetat: Insbesondere wegen dieses entspannend und entkrampfend wirksamen Bestandteils haben wir dieses Nadelöl für die Grundausstattung ausgewählt.

Auch andere Nadelöle duften wunderbar, doch ihnen fehlt dieser besondere Monoterpenester in allen Fällen fast gänzlich. In Südtirol wird die Rotfichte (Picea abies) destilliert; hierbei handelt sich zwar um ein traumhaft nach Waldspaziergang duftendes Öl, allerdings ist auch in dieser das stark entspannend wirksame Bornylacetat kaum enthalten.

Ölehändler schätzen den günstigen Einkaufspreis, der sich aus der guten Ergiebigkeit ableitet: Für diesen sibirischen Duft werden nur 250 kg Pflanzenmaterial zur Gewinnung von 1 l ätherischem Öl benötigt. Allerdings können geopolitische Spannungen zu erheblichen Handelsbeschränkungen führen, wie wir alle wissen. Vermutlich wird es in naher Zukunft den preiswerten Duft aus dem fernen Russland nicht mehr überall geben.

Der beliebte Waldduft hat eine hervorragende Wirkung bei entzündlich-rheumatischen Schmerzen mit Knochen- und Muskelbeteiligung. Man könnte ihn auch als „aromatherapeutisches Kortison" bezeichnen. Das ätherische Öl ist ein wichtiges Mittel zur sanften Anregung der Durchblutung, eine selbst hergestellte Zubereitung, ähnlich einem Franzbranntwein, wird als Einreibung vor dem Sport sehr geschätzt. Dieses Öl ist zudem ein wertvoller Helfer bei Erkrankungen der Atemwege, sei es bei einem banalen Schnupfen oder sogar bei schweren Infektionen mit obstruktiven Symptomen. In der Sauna wird Fichtennadelöl auch für klärende und befreiende Aufgüsse verwendet.

Der Gattungsname Abies stammt übrigens vom lateinischen Wort „abire" ab und bedeutet „hoch gehen, weit gehen": Dieses Öl gibt Kraft und Durchhaltevermögen, auch auf steilen und steinigen Lebenswegen.

Verwendeter Pflanzenteil: Nadeln und Zweige

Gewinnung: Wasserdampfdestillation

Hauptinhaltsstoffe: Monoterpene, Ester, andere: Diterpenole

Duftnote/-qualität: Kopf-/Herznote; waldig, frisch, würzig

Körperliche Hauptindikationen/Wirkungen: schmerzlindernd, entzündungshemmend, durchblutungsfördernd

Seelische Hauptindikationen/Wirkungen: bei körperlicher und seelischer Erschöpfung, klärend

Nebenwirkungen und Kontraindikationen: Bei Überdosierung und bei oxidiertem Öl, vor allem im warmen Badewasser, kann es zu Hautreizungen kommen. Maximal 18 Monate nach dem Öffnen auf der Haut benutzen.

Besonders effektive Anwendung: Raumspray, Bad, Inhalation, Vernebler, Muskelöl

Haltbarkeit nach Öffnen der Flasche: ca. 1,5 Jahre

Vergleichbare Öle: Weißtanne, Riesentanne, Zirbelkiefer, Latschenkiefer, Waldkiefer, Lärche, Douglasie

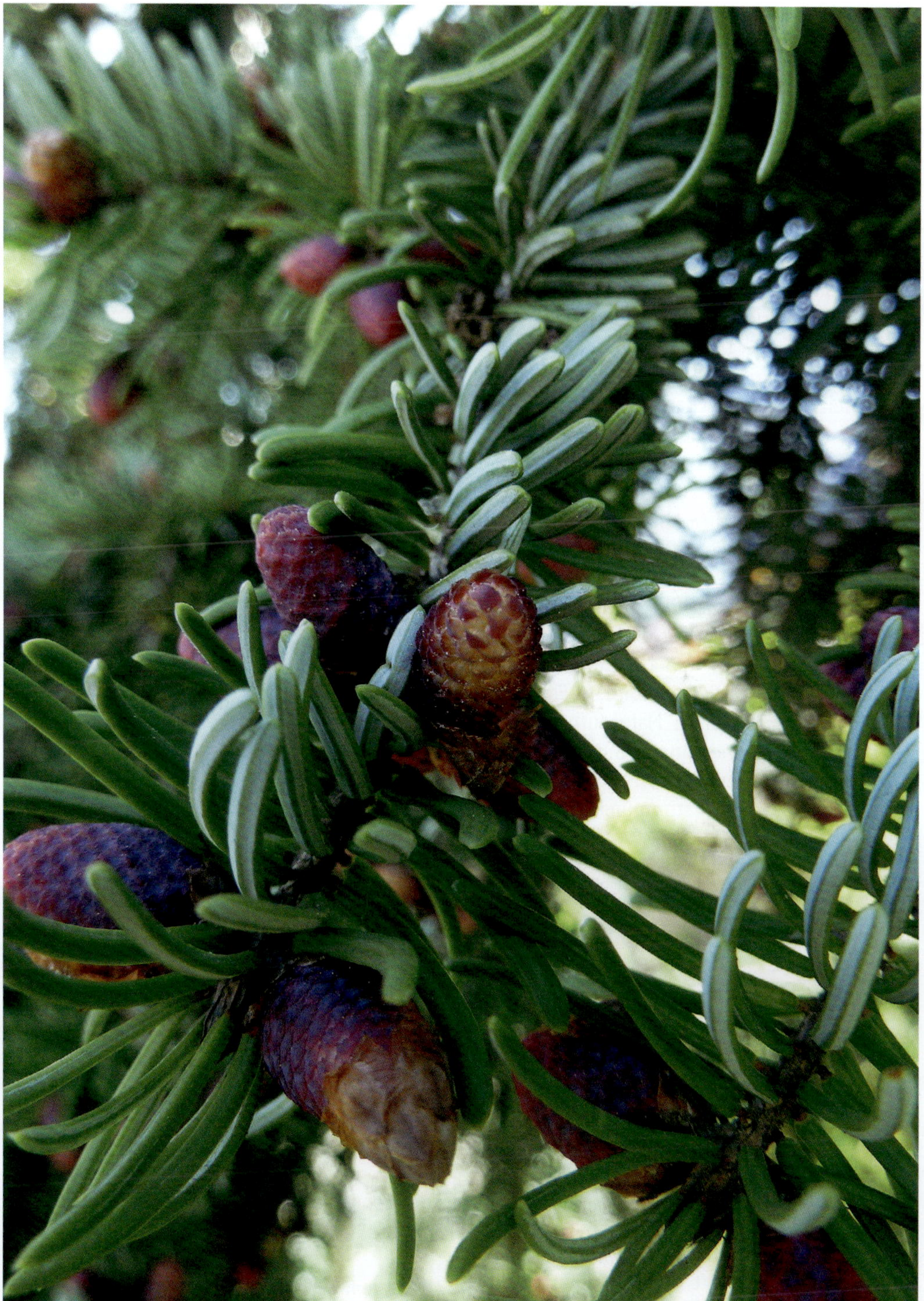

Abb. 8.6 Fichtennadel, Abies sibirica Ledeb. und Picea abies (L.) H.Karst. (Quelle: Zimmermann. Aromatherapie für Pflege- und Heilberufe. 7. Aufl. Karl F. Haug Verlag 2022. Foto: Sibylle Broggi-Läubli, www.florentia.ch)

8.7 Kamille (Römische), Chamaemelum nobile (L.) All.

Leuchtturm für das Licht am Ende des Tunnels

Diese unscheinbare Pflanze wird oft wenig beachtet, weder strahlt sie in leuchtenden Farben noch trägt sie auffällige Blätter, auch ihre Größe beeindruckt nicht. Allenfalls ihr Duft, der etwas an Ananas und grünen Apfel erinnert, lockt aufmerksam Suchende. Doch sie hat es in sich! Die wuchernde Wildform ist optisch fast nicht von der Echten (oder Deutschen) Kamille zu unterscheiden, bei genauerem Hinsehen allerdings verraten ihr fruchtig duftendes Kraut und die gefüllten (nicht hohlen) Blütenköpfchen den erheblichen Unterschied (▶ **Abb. 8.7**). Sie gilt im Gegensatz zur Deutschen Kamille oft als Unkraut im Garten. Die Zuchtform hat geschlossene Blüten, ähnlich wie Chrysanthemen, also ohne den gelben Mittelpunkt.

Das kostbare Öl des wenig ergiebigen, stark duftenden Krautes enthält besondere Ester, die sonst in keinem anderem Naturduft vorkommen. Einige davon sind von der Buttersäure abgeleitet (Butyrate) und weisen eine besonders entkrampfende und stimmungsaufhellende Wirkung auf.

> *Praxistipp*
>
> Das Öl der Römischen Kamille wird sparsam angewendet. Wir kombinieren es gerne mit einem von den Patienten gewählten Zitrusduft und einem Hauch „Süße" (Vanille, Benzoe und/oder Tonka).

Römische Kamille ist in vielen unserer Ölmischungen für Psyche und Seele enthalten. Es eignet sich für Kleinkinder, die Anpassungsprobleme im Kindergarten haben, Schulkinder und Teenager, die gemobbt werden, überforderte Studierende, ferner für alle Menschen, die mit ihren Mitmenschen und mit ihrer Umwelt nicht zurechtkommen. Es hilft in Situationen, in denen Ängste, Albträume und emotionale Achterbahnfahrten zu bewältigen sind.

Auch körperliche Beschwerden, die mit Gefühlen von Enge und Verkrampfungen zusammenhängen, dadurch möglicherweise auch starke Schmerzen verursachen, sprechen meistens gut auf diesen besonderen Naturduft an.

In Großbritannien werden Zubereitungen beider Kamillenarten fast gleichbedeutend eingesetzt, doch der Einsatz ihrer ätherischen Öle unterscheidet sich erheblich. Beide Pflanzen sind zwar miteinander verwandt und sich optisch ähnlich, sie haben jedoch so viel miteinander gemeinsam wie ein Gänseblümchen mit einer Margerite.

Verwendeter Pflanzenteil: blühendes Kraut

Gewinnung: Wasserdampfdestillation

Hauptinhaltsstoffe: Ester, Oxide, Sesquiterpene, Monoterpenketone, Monoterpenaldehyde

Duftnote/-qualität: Herznote; süßlich, weich, fruchtig

Körperliche Hauptindikationen/Wirkungen: nervös bedingte körperliche Beschwerden, prämenstruelles Syndrom mit Anspannung

Seelische Hauptindikationen/Wirkungen: deutlich anxiolytisch (angstlösend), stimmungsaufhellend, bei seelischen Schieflagen, Anspannung, Gefühlsschwankungen in der Menopause, bei Klinikaufenthalten

Nebenwirkungen und Kontraindikationen: Das Öl hat Sensibilisierungspotenzial, falls Sesquiterpenlactone (ungeprüfte Qualitäten) enthalten sind. Vorsicht ist geboten bei Allergie gegen Korbblütengewächse (Asteraceae).

Besonders effektive Anwendung: Riechstift, Dekolletéspray, Bad, Inhalation, Duftlampe, Raumspray

Haltbarkeit nach Öffnen der Flasche: gut 2 Jahre

Vergleichbare Öle: Bischofskraut (Khella)

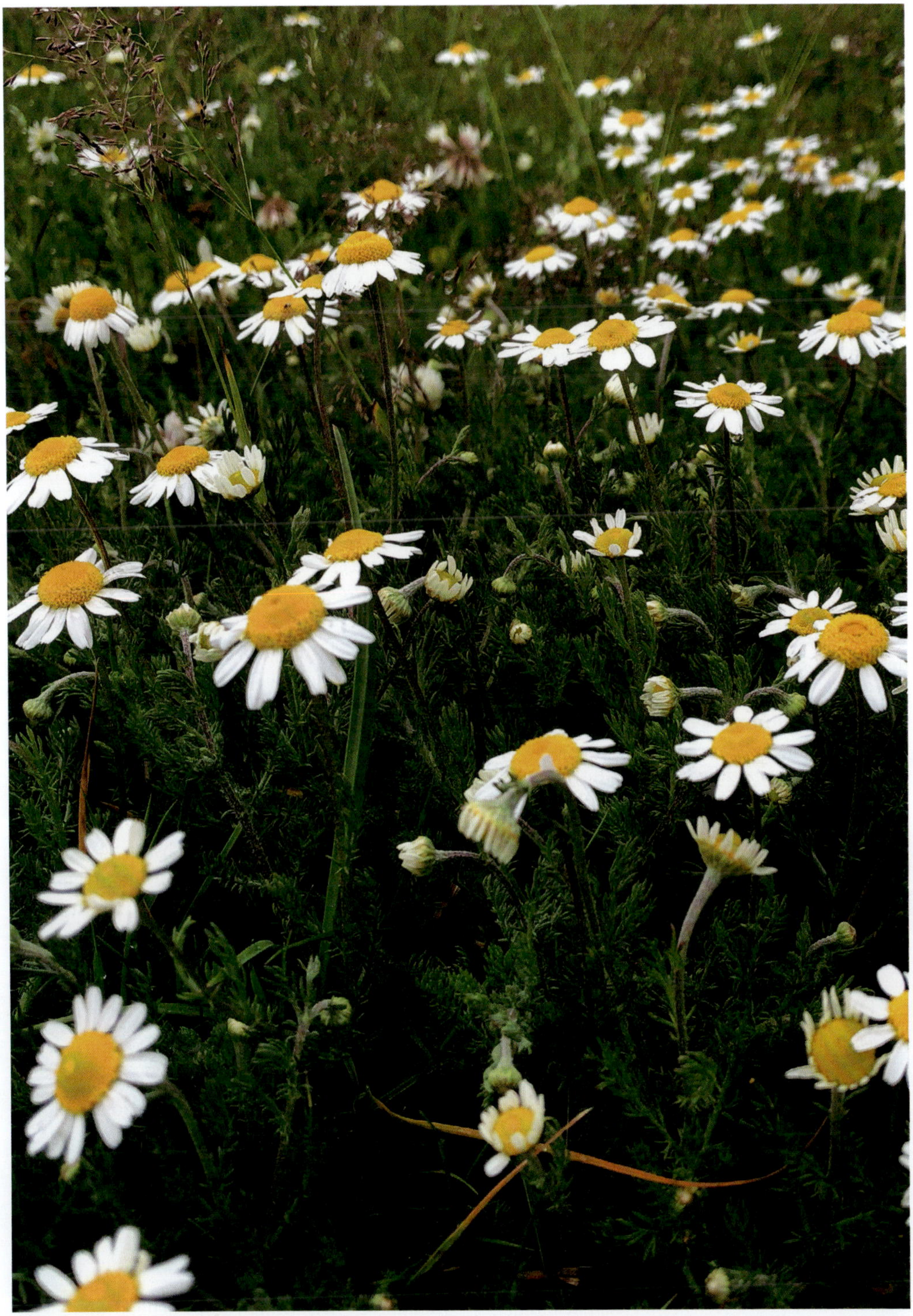

Abb. 8.7 Römische Kamille, Chamaemelum nobile (L.) All.

8.8 Lavendel, Lavandula angustifolia Mill.

Erste Hilfe in allen Lebenslagen

Lavendel gilt als allseits bekanntes und geschätztes Heilmittel. Das Öl aus diesem Zwergstrauch (▸ **Abb. 8.8**) kann als bestens verträgliches Hausmittel bei nahezu allen Erkrankungen eingesetzt werden: Es ist preiswert und mild, hilft bei Stresssymptomen und verzeiht sogar Überdosierungen. Letzteres gilt allerdings nur, solange nicht die noch billigeren Öle aus Speiklavendel (Lavandula latifolia) oder Lavandin (Lavandula × intermedia), einer Kreuzung aus Echtem Lavendel und Speiklavendel, verwendet werden; diese können jeweils einen hohen Anteil an belebendem Campher beinhalten.

Lavendelöl ist inzwischen sehr eingehend wissenschaftlich untersucht. Seit 2010 ist beispielsweise ein frei verkäufliches Präparat mit patentiertem Lavendelöl-Extrakt auf dem deutschsprachigen Markt erhältlich, das mit dem bekannten Benzodiazepin Lorazepam verglichen wurde. Studien zeigten, dass es ähnlich gut bei Angststörungen helfen kann wie das Anxiolytikum und zudem zu verbessertem Schlaf führt (Dold et al. 2023; Kasper et al. 2023).

Echtes Lavendelöl gehört als vielseitig anwendbares Erste-Hilfe-Mittel mit gleichzeitig schmerzlindernder und desinfizierender Wirkung in jeden Haushalt: So hilft es bei leichten Verbrennungen, Insektenstichen, kleineren Verletzungen und vielem mehr. Es ist eines der wenigen ätherischen Öle, die auch unverdünnt auf die Haut aufgetragen – wenn besonders frisch (unter 1 Jahr nach erstmaligem Öffnen) – keine Probleme verursachen. Auch sehr junge oder empfindliche Menschen vertragen Lavendelöl in der Regel sehr gut.

! *Beachte*

Auch beim Lavendelöl gilt, dass seine Verträglichkeit durch Oxidation im Laufe der Zeit abnimmt. Dabei gilt: Je älter das ätherische Öl ist, desto schlechter verträglich ist es auf der Haut. Ein Zeichen dafür ist ein deutliches Brennen beim Auftragen auf kleine Wunden.

Neben Pfefferminzöl gehört Lavendelöl zu den am besten untersuchten Naturdüften, daher gibt eine nahezu unüberschaubare Anzahl an klinischen Studien, z. B. zu Angst, sei es Zahnarztangst bei Groß und Klein, Angst vor und während der Geburt, sowie zu Stimmungsschwankungen in vielen Lebenslagen und sogar zu psychiatrischen Symptomen des Post-COVID-19-Syndroms (Kasper et al. 2023). Daneben wurden auch unzählige Tierexperimente zu seiner Wirkung bei Depressionen durchgeführt.

Verwendeter Pflanzenteil: Blüten, Früchte und Zweigspitzen

Gewinnung: Wasserdampfdestillation

Hauptinhaltsstoffe: Monoterpenole, Ester, Monoterpene, Sesquiterpene

Duftnote/-qualität: Herznote; blumig, frisch

Körperliche Hauptindikationen/Wirkungen: hautfreundlich, wundheilend, mild antiseptisch

Seelische Hauptindikationen/Wirkungen: beruhigend, ausgleichend, angstlindernd

Nebenwirkungen und Kontraindikationen: Lavendelöl ist eines der verträglichsten ätherischen Öle. Jedoch kann der Inhaltsstoff Linalool bei falscher Lagerung (zu warm, zu hell, zu oft geöffnet) oxidieren und zu Hautreizungen führen, darum sollte es bei Verwendung auf empfindlicher Haut, bei Kindern und Senioren innerhalb von 18 Monaten nach dem Öffnen verbraucht werden. Für den psychischen Bereich sollten eher geringe Dosierungen gewählt werden, da ein Zuviel manchmal zu paradoxen Reaktionen führen kann, z. B. Schlaflosigkeit, Unruhe.

Besonders effektive Anwendung: Raumbeduftung, Kopfkissenduft, Badeöl, „therapeutisches Parfüm“

Haltbarkeit nach Öffnen der Flasche: 2 Jahre

Vergleichbare Öle: Bergamotte, Bergamottminze, Koriandersamen, Linaloebeeren, Petitgrain

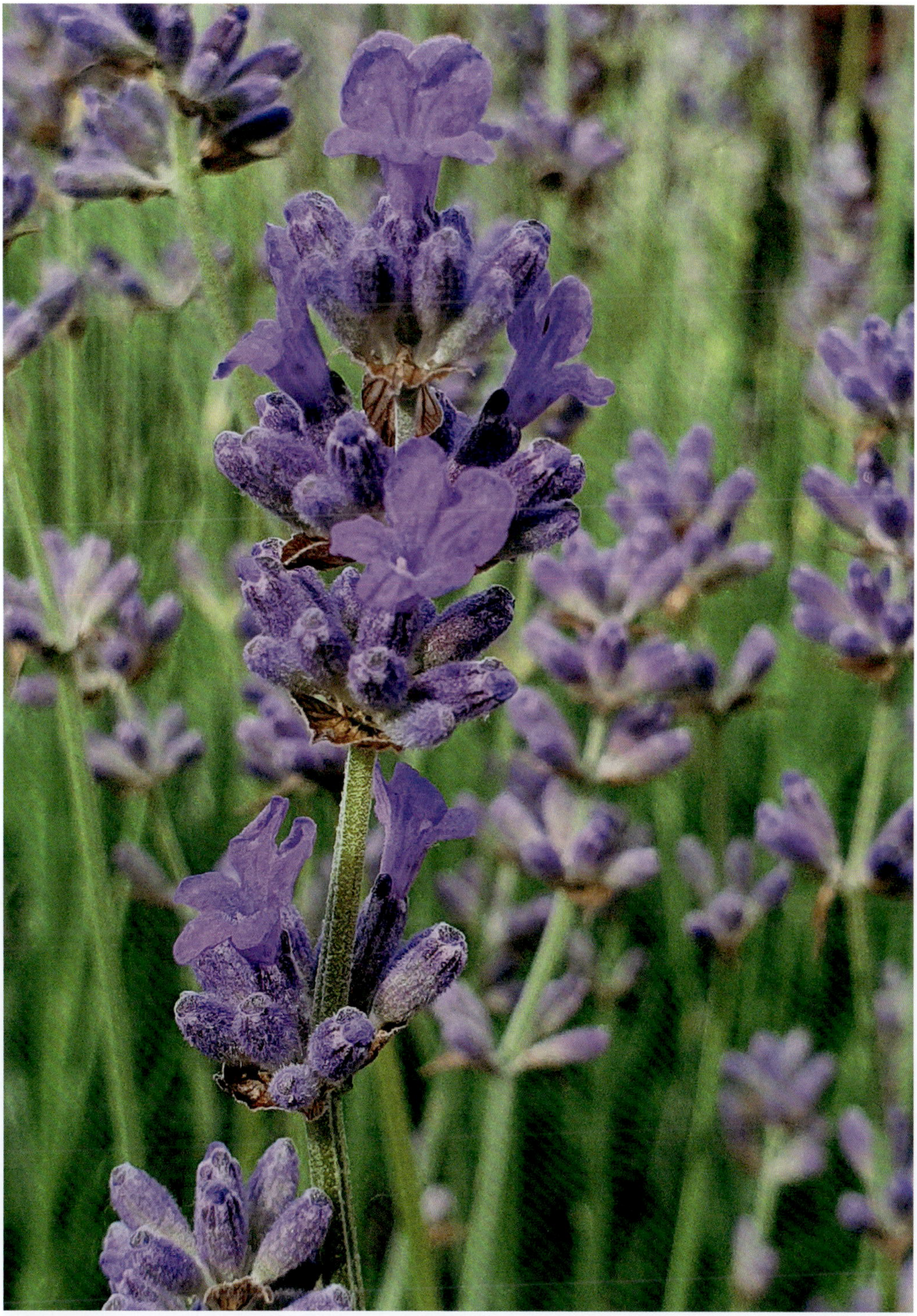

Abb. 8.8 Lavendel, Lavandula angustifolia Mill.

8.9 Lorbeer, Laurus nobilis L.

Powerpaket für Gelenke, Gehirn und Immunabwehr

Der vornehme Lorbeer (▶ **Abb. 8.9**), der gekrönte Häupter und akademische Absolventen ehrte, liefert ein wunderbar vielseitiges ätherisches Öl. Der Lorbeerkranz symbolisiert auch heute noch intellektuelle Fähigkeiten und geistige Meilensteine: Das französische Wort für Abitur („baccalauréat", kurz: „bac") bedeutet, dass man sich seine Lorbeeren verdient hat. Wer sich seine Lorbeeren noch verdienen muss, kann sich auf die konzentrationsfördernde und ausgleichende Wirkung des Lorbeerbaumes verlassen.

Dieser würzig-frische Duft, der aus den ledrigen Blättern des mächtigen mediterranen Baumes destilliert wird, gehört zusammen mit Lavendelöl zu einem der besten Öle zur Schmerzlinderung. Dieses Öl enthält so ziemlich alle relevanten Inhaltsstoffe von ätherischen Ölen und kann, ähnlich wie Lavendelöl, gegen so ziemlich alle Beschwerden eingesetzt werden, besonders zu nennen sind rheumatische Gelenkbeschwerden und virale Infektionen. Es kann zwar sehr empfindliche Haut leicht reizen, ist jedoch bei 1–2 %igen Verdünnungen hervorragend verträglich.

Es hat sich zudem in der onkologischen Begleitung bewährt. Insbesondere nach dem Entfernen von Lymphknoten kann es zu jahrelangen Beschwerden kommen. Sanfte Streichungen mit stark verdünntem Lorbeeröl zwischen den Lymphdrainagesitzungen können das Wohlbefinden der Betroffenen stark verbessern. Auch bei Schwellungen der Lymphknoten durch nahende oder chronische Infektionen kann es ein gleichermaßen antiseptisch wie auch entstauend wirkender Unterstützer sein.

Da der Lorbeerbaum nicht aus exotisch-fernen Ländern stammt und er zudem nicht durch das regelmäßig Schneiden der Zweige leidet, handelt es sich um ein ökologisch sinnvolles und nachhaltig gewonnenes ätherisches Öl.

Aus den olivenähnlichen Früchten des Lorbeerbaumes wird ein grünliches, butterähnliches Fett (fettes Lorbeeröl) gewonnen, dessen starker Duft an rauchigen Eukalyptus erinnert. Es darf laut der europäischen Kosmetikverordnung nicht mehr für Kosmetika eingesetzt werden, für die Schmerzbehandlung im Veterinärbereich ist es allerdings noch erhältlich.

Verwendeter Pflanzenteil: Zweige/Blätter

Gewinnung: Wasserdampfdestillation

Hauptinhaltsstoffe: Oxide, Monoterpene, Monoterpenole, Ester, Phenole

Duftnote/-qualität: Kopfnote; krautig, frisch, würzig

Körperliche Hauptindikationen/Wirkungen: insbesondere rheumatische Gelenkbeschwerden, Infektionen, vor allem durch Viren; sekretolytisch (schleimlösend), deutlich schmerzlindernd

Seelische Hauptindikationen/Wirkungen: stärkend bei Symptomen von Burn-out, konzentrationsfördernd, kräftigend, ausgleichend

Nebenwirkungen und Kontraindikationen: Bei den üblicherweise eingesetzten Verdünnungen sind keine Nebenwirkungen zu erwarten. In der Schwangerschaft nur unter fachlicher Aufsicht, bei Kindern erst ab 3 Jahren anwenden.

Besonders effektive Anwendung: Riechstift, Ölauflagen bei Ohrenschmerzen (stark verdünnt, ab ca. 3 Jahren), Bad, Inhalation, Duftlampe, Raumspray

Haltbarkeit nach Öffnen der Flasche: ca. 2 Jahre

Vergleichbare Öle: Gewürznelke, Tulsi

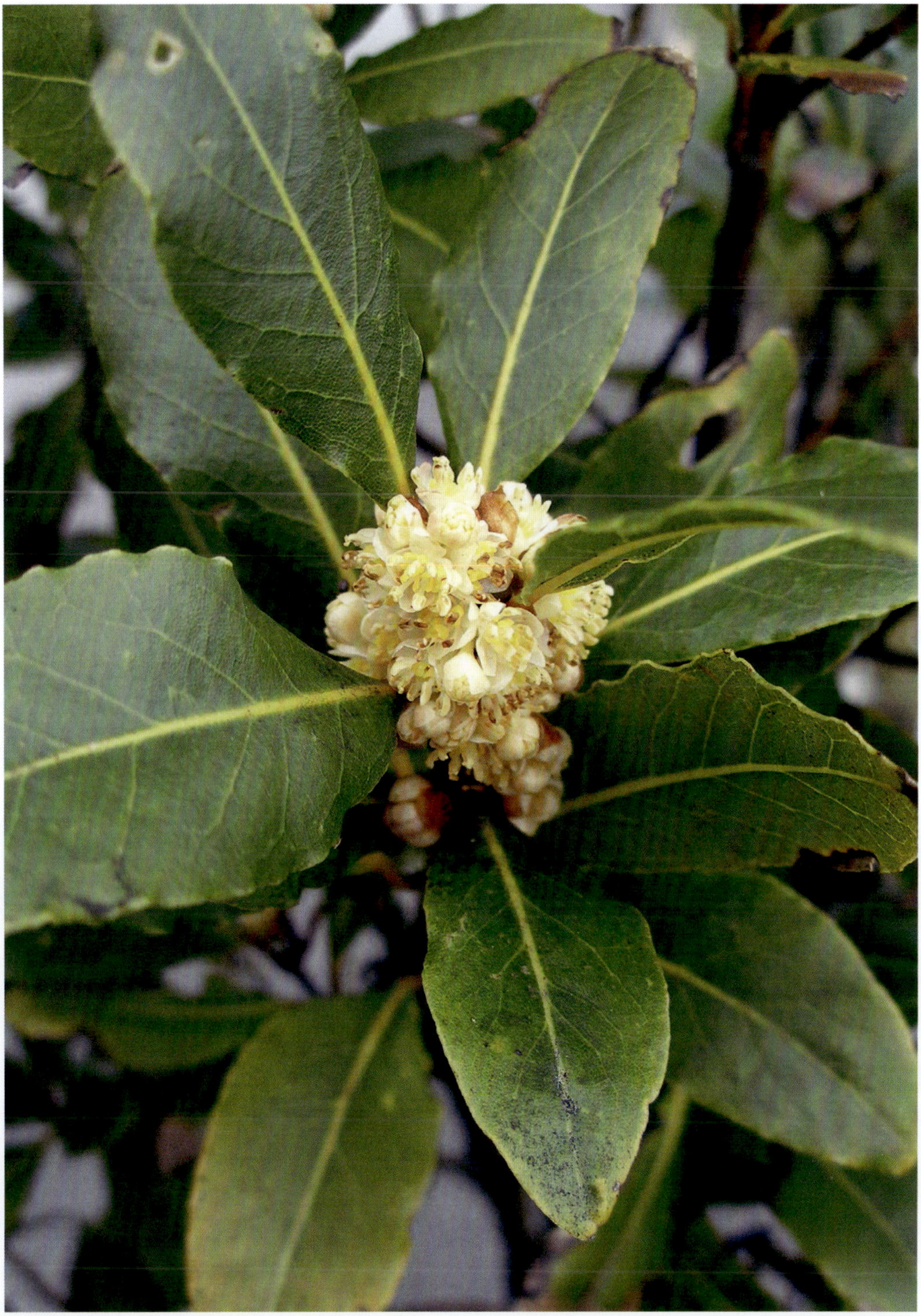

Abb. 8.9 Lorbeer, Laurus nobilis L.

8.10 Majoran, Origanum majorana L.

Zum Loslassen: das duftende „Magnesium der Aromatherapie"

Die Blüte des ausgesprochen milden Majorans, auch Süßer Majoran genannt, ist aufgrund ihrer fast kugelförmig-schuppigen Form (▶ **Abb. 8.10**) gut zu unterscheiden von der Blüte des Oregano – einem engen Verwandten. Wir haben es bei Majoranöl mit einem nachhaltig zu gewinnenden europäischen/mediterranen Heilkrautöl zu tun. Allerdings wird es aus Kostengründen nicht mehr im deutschsprachigen Gebiet gewonnen, in guter Qualität kommt es oft aus Ägypten. Es wirkt mild antibakteriell sowie bei unzähligen Alltagsbeschwerden, insbesondere wenn sie mit Stresssymptomen verbunden sind.

Bei Druck, Angst, Hetze und Stress wird der Sympathikus aktiviert – wir befinden uns im Kampf-oder-Flucht-Modus, der schon das Überleben unserer Vorfahren sicherstellte. Sein Gegenspieler, der Parasympathikus, dient hingegen der Entspannung, die im Alltag oft fehlt. Das erdig-krautig duftende Majoranöl ist ein wertvoller Helfer bei Stresssymptomen, da es einen positiven Einfluss auf den Parasympathikus hat. Mit seiner Hilfe können wir in einen wohltuenden und regenerierenden Entspannungsmodus abtauchen.

Bei Menschen, die zu (medizinisch abgeklärten) Wadenkrämpfen neigen, ist dieses Öl der schnellste und überzeugendste Helfer. Es wird darum gelegentlich auch als das „Magnesium der Aromatherapie" bezeichnet, da seine krampflösende Wirkung auch bei extremen Zuständen überzeugt. Ähnlich kann sich Majoranöl bei schwangeren Frauen, die zu vorzeitigen Wehen neigen, als sehr wertvoll erweisen, es hat also eine ausgesprochen deutliche tokolytische (wehenhemmende) Wirkung.

Bei Personen mit Arthritis wurde allgemein die Wirkung von Aromatherapie in Bezug auf Schmerzstärke, depressive Verstimmung und Lebenszufriedenheit untersucht: Kim et al. (2005) kamen zu dem Ergebnis, dass Aromatherapie signifikant bei Schmerzen und Depressivität wirkt. In einer anderen Studie wurden unterschiedliche aromatherapeutische Interventionen an Patienten untersucht, Majoranöl schnitt am besten bei der Schmerzlinderung ab (Johnson et al. 2016).

Verwendeter Pflanzenteil: (blühendes) Kraut

Gewinnung: Wasserdampfdestillation

Hauptinhaltsstoffe: Monoterpene, Monoterpenole, Sesquiterpene, Phenylmethylether

Duftnote/-qualität: Herznote; warm, krautig, würzig

Körperliche Hauptindikationen/Wirkungen: Muskelkrämpfe (z. B. in den Waden), verstopfte Nase, Neigung zu Migräne und Spannungskopfschmerzen, Menstruationskrämpfe, Darmkrämpfe mit Übelkeit, vorzeitige Wehen

Seelische Hauptindikationen/Wirkungen: ausgleichend, entspannend, hilft beim Loslassen in angespannten Lebenssituationen

Nebenwirkungen und Kontraindikationen: Sehr gut verträgliches Öl, bei sachgemäßer Anwendung sind keine unerwünschten Nebenwirkungen bekannt.

Besonders effektive Anwendung: Einreibung, Massage, Fußbad, Nasensalbe

Haltbarkeit nach Öffnen der Flasche: ca. 2 Jahre

Vergleichbare Öle: Thymian Ct. Thujanol, Teebaum

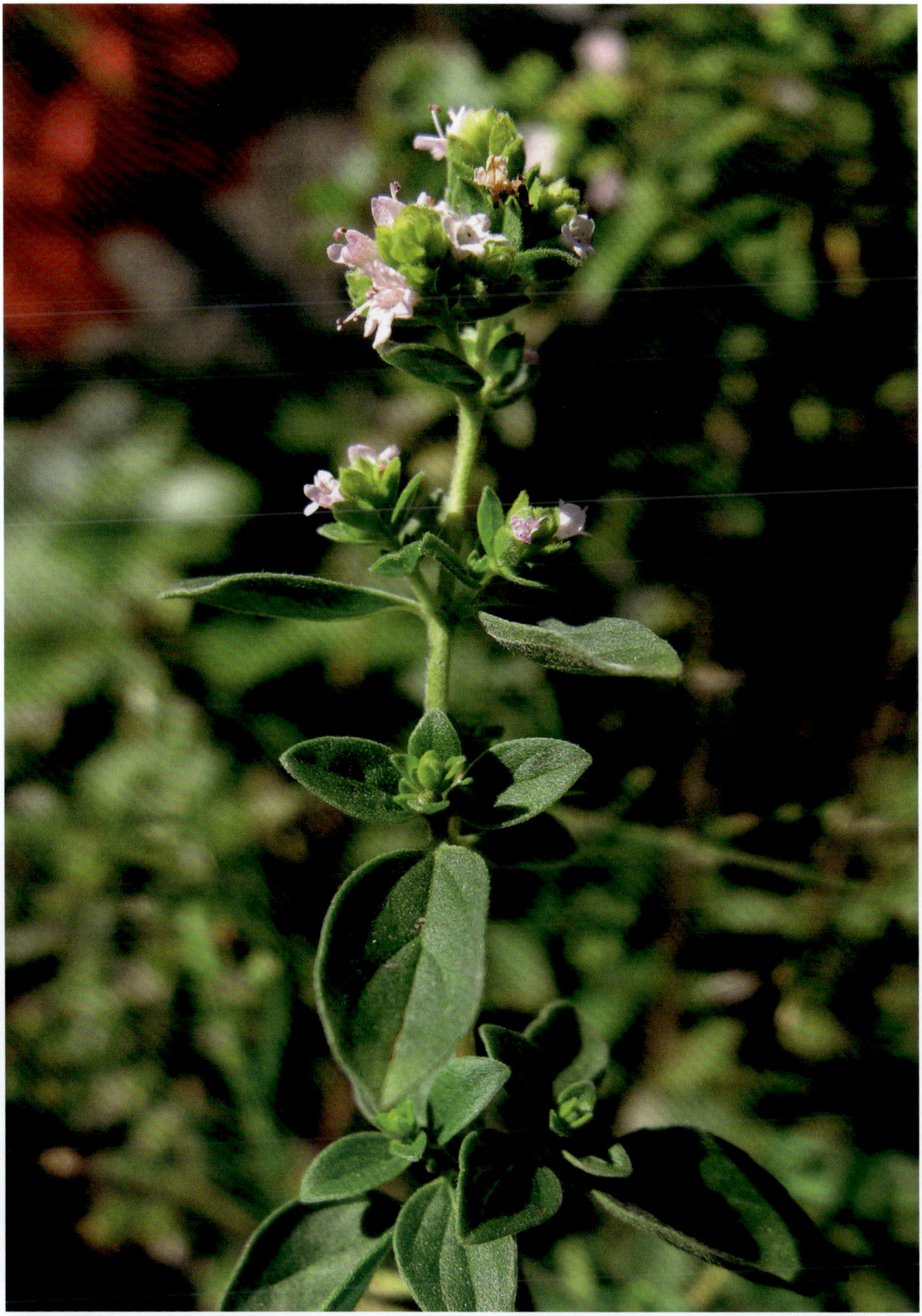

Abb. 8.10 Majoran, Origanum majorana L.

8.11 Melisse, Melissa officinalis L.

Herzbalance und Gelassenheit finden

Diese in vielen Gärten wuchernde Pflanze liefert eines der wertvollsten ätherischen Öle. Um 1 l ätherisches Öl zu gewinnen, werden ca. 7 000 kg Melissenkraut (▸ **Abb. 8.11**) benötigt. Es muss schnellstmöglich destilliert werden, da die kostbaren Inhaltsstoffe sehr schnell verfliegen. Je nach Herkunft und Erntezeitpunkt können die Inhaltsstoffe der Melisse erheblich variieren. Werden eher die oberen Pflanzenteile geschnitten, ist mehr Citral enthalten, wenn die unteren Pflanzenteile verwendet werden, enthält das ätherische Öl mehr Citronellal. Beide Inhaltsstoffe gehören zu den Monoterpenaldehyden, die sowohl besonders antiviral als auch – je nach Dosierung – beruhigend oder eher anregend wirken.

Kleine Anteile in Mischungen tragen zur beruhigenden Wirkung bei, empfindliche Menschen können bereits auf Dosierungen über 5 % mit Hyperaktivität reagieren. Im Handel erhältlich sind 10 %ige Verdünnungen, die für die meisten Pflegerezepturen verwendet werden können.

Besonders Menschen mit ungeklärten Herzrhythmusstörungen profitieren bei entsprechend starker Verdünnung (1 % und darunter) von Anwendungen mit Melissenöl. Wir empfehlen das ätherische Öl (in Kombination mit Rose, Ylang Ylang oder Narde) bei Blutdruckentgleisungen. Es wirkt sanft regulierend und beruhigend. Auch bei emotionalen Verletzungen fängt es Menschen auf und wirkt ausgleichend.

Wir schätzen Melissenöl bei viralen Infekten, beispielsweise bei Herpes labialis und Zoster. Seine antivirale Wirkung wurde bereits vor einigen Jahren bestätigt (Schnitzler et al. 2008). Besonders in der Kombination mit anderen antiviral wirksamen Ölen wie Ravintsara und Teebaum, gemischt in fettem Calophyllumöl (▸ **Tab. 7.1**), kann eine Herpes-labialis-Infektion bereits bei Beginn eingedämmt werden, und der Erkrankungsverlauf verkürzt sich um einige Tage.

Allerdings gehört Melissenöl zu den am häufigsten gestreckten oder gepanschten ätherischen Ölen. Daneben wird es auch als „Melisse indicum" angeboten, dabei handelt es sich aber zumeist um eine Mixtur aus sehr preiswertem Citronella- und/oder Lemongrassöl. Deshalb ist der wissenschaftliche Name auf der Flasche besonders wichtig, denn er bringt Klarheit darüber, was wirklich in dieser enthalten ist.

Verwendeter Pflanzenteil: blühendes Kraut

Gewinnung: Wasserdampfdestillation

Hauptinhaltsstoffe: Aldehyde, Sesquiterpene, Monoterpenole, Ester, Monoterpenketone

Duftnote/-qualität: Herznote; zitronig, frisch

Körperliche Hauptindikationen/Wirkungen: antiviral, blutdrucksenkend, schmerzlindernd, entzündungshemmend

Seelische Hauptindikationen/Wirkungen: angstlösend, beruhigend, herzöffnend

Nebenwirkungen und Kontraindikationen: Bei den üblicherweise eingesetzten Verdünnungen sind keine Nebenwirkungen zu erwarten; in seltenen Einzelfällen kann es je nach Chemotyp und Alter (Oxidation) des Öles zu leichten Hautreizungen kommen. Mit Zitronengräsern verfälschtes oder gestrecktes Öl verursacht eher Hautreizungen.

Besonders effektive Anwendung: Einreibung, Massage, Inhalierstift

Haltbarkeit nach Öffnen der Flasche: ca. 1,5 Jahre

Vergleichbare Öle: Citronella, Litsea, Lemongrass, Zitroneneukalyptus, Zitronenmyrte, Zitronen-Teebaum

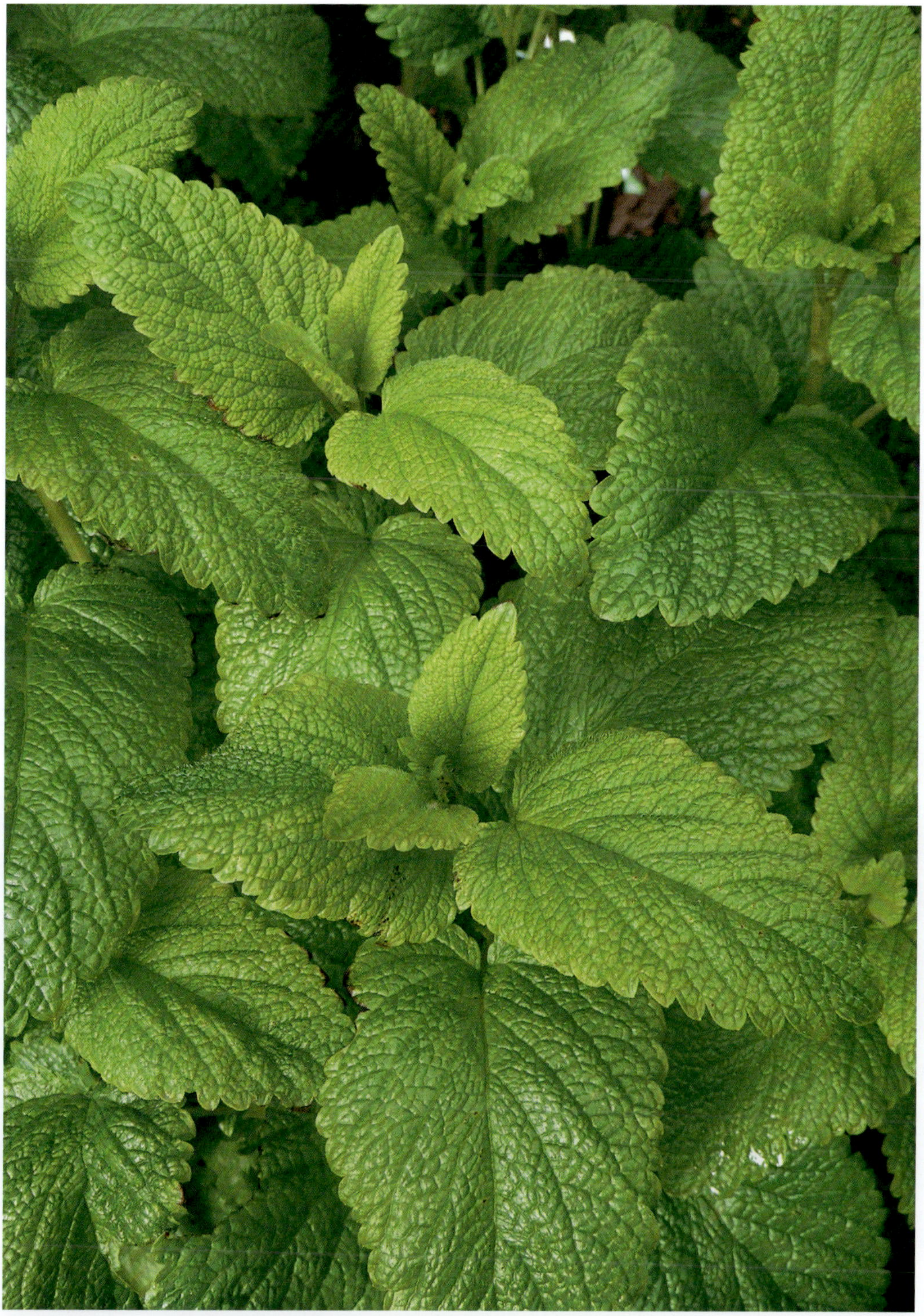

Abb. 8.11 Melisse, Melissa officinalis L.

8.12 Orange, Citrus sinensis (L.) Osbeck

Gratisticket in das Land des Lächelns

Das süßlich-fruchtig, lecker duftende ätherische Öl aus der Fruchtschale der Orange (▶ **Abb. 8.12**) zaubert fast allen Menschen ein entspanntes Lächeln auf die Lippen – vielleicht aufgrund der Erinnerung an unbeschwerte Zeiten in der Kindheit. Auch das Öl der Blutorange gilt als besonders entspannend und stresslösend. Die rote Färbung des Fruchtfleisches ist auf eine Art Stressreaktion der Frucht auf sehr niedrige Nachttemperaturen zurückzuführen.

Ätherisches Orangenöl gehört mit zu den am besten wissenschaftlich untersuchten ätherischen Ölen. Seine angstlösende Wirkung konnte schon mehrfach belegt werden. In einer österreichischen Zahnarztpraxis wurden 200 Patienten zwischen 18 und 77 Jahren in Gruppen unterteilt. Bei zwei Gruppen wurde die Raumluft entweder mit Lavendel- oder Orangenduft aromatisiert, eine Gruppe wurde mit Musik beruhigt, bei der Kontrollgruppe wurden beim Warten auf die Behandlung keinerlei Maßnahmen ergriffen. Während des Wartens wurden Angstlevel, Stimmung, Ruhe und Wachheit erfasst. In den Duftgruppen zeigten die Patienten weniger Angst als die Patienten in den Räumen ohne Raumduft (Lehrner et al. 2005).

Orangenöl enthält wie andere Zitrusöle eine beachtliche Menge an d-Limonen. Dieser Inhaltsstoff wird seit vielen Jahren ausgiebig untersucht und gilt inzwischen als antitumoral wirksam (Miller et al. 2013). Indem d-Limonen die Apoptose (den vorprogrammierten, auf ein bestimmtes Signal hin ablaufenden Zelltod) bestimmter Brustkrebszellen induziert, kann es außerdem die Wirkung des Krebsmedikaments Tamoxifen verstärken (Mandal et al. 2023).

Die Orange ist eine enge Verwandte der sehr herb schmeckenden Bitterorange (Citrus × aurantium). Das ätherische Öl des Bitterorangenbaumes liefert drei unterschiedliche ätherische Öle: Aus der Blüte wird das Neroliöl gewonnen, ein wichtiges Öl bei Schock und Angst, aus den Blättern das Petitgrainöl, das stark entspannend wirkt, sowie aus der Schale das Bitterorangenöl, das z. B. bei Darmträgheit und Verdauungsproblemen in Mischungen angewendet wird.

Verwendeter Pflanzenteil: abgeraspelte Schalen der gereinigten Früchte

Gewinnung: Raspeln der Flavedoschicht, Pressung

Hauptinhaltsstoffe: Monoterpene, Monoterpenole, Monoterpenketone, Aldehyde, andere: je nach Herkunft Spuren von Furocumarinen

Duftnote/-qualität: Kopf-/Herznote; fruchtig, süß

Körperliche Hauptindikationen/Wirkungen: Unterstützung der Verdauung; straffend

Seelische Hauptindikationen/Wirkungen: angstlindernd, stimmungsaufhellend

Nebenwirkungen und Kontraindikationen: Bei guter Qualität und intakter Haut wirkt das Öl nicht oder kaum fotosensibilisierend, bei Überdosierung und bei oxidiertem Öl, vor allem im warmen Badewasser, kann es zu Hautreizungen führen.

Besonders effektive Anwendung: Duftlampe, Raumspray, Naturparfüm, Inhalierstift

Haltbarkeit nach Öffnen der Flasche: ca. 1 Jahr

Vergleichbare Öle: Mandarine, Bergamotte, Grapefruit, Zitrone, Yuzu

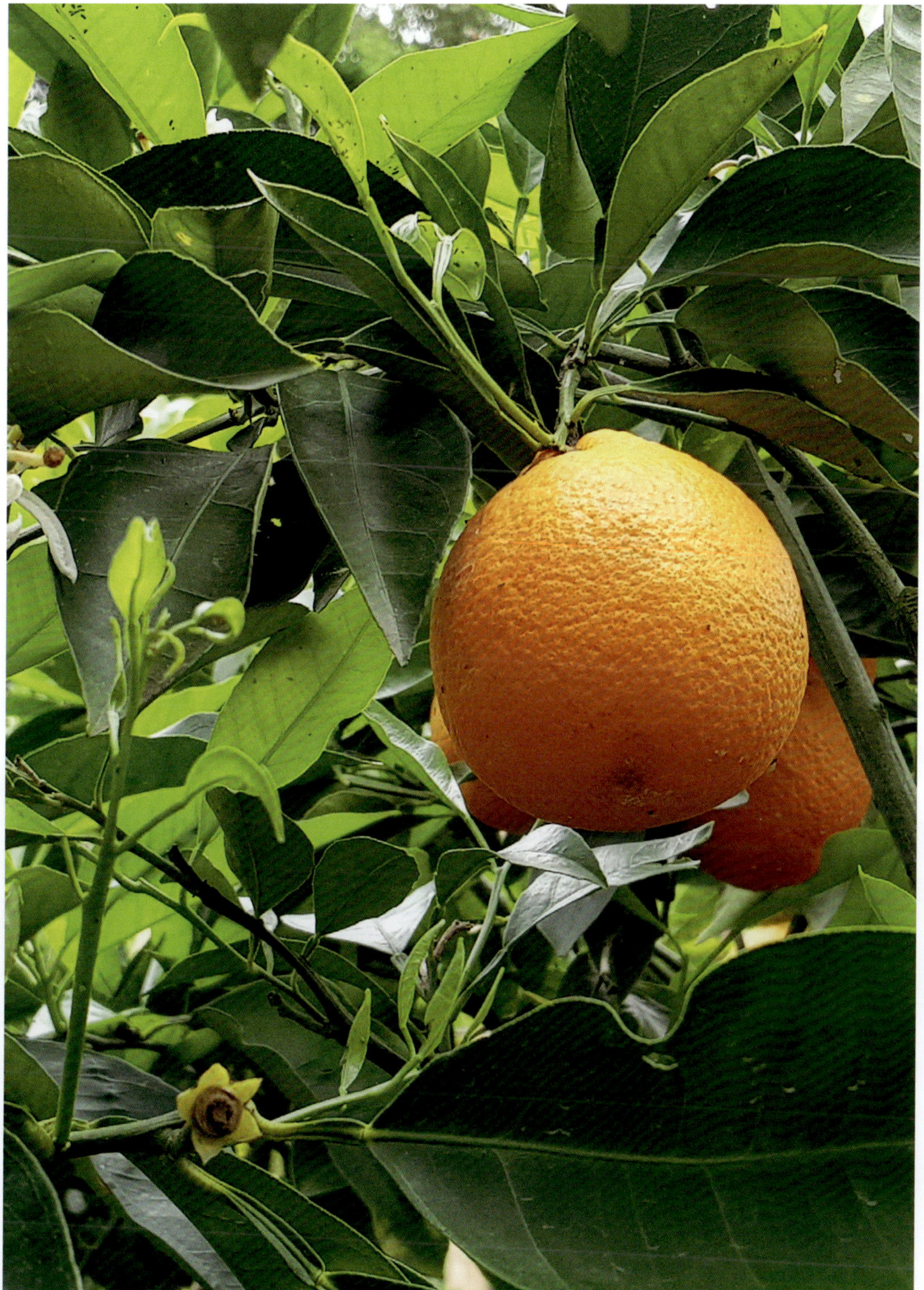

Abb. 8.12 Orange, Citrus sinensis (L.) Osbeck.

8.13 Pfeffer, Piper nigrum L.

Helfer bei starken Schmerzen und Unterstützer für „mehr Pfeffer im Leben"

Dieses würzige, warm duftende ätherische Öl aus den schwarzen Pfefferkörnern enthält keine Scharfstoffe und gilt, wenn es sehr frisch (unter 1 Jahr nach erstmaligem Öffnen) ist, als gut hautverträglich. Bei manchen Händlern findet man auch Pfefferöl aus CO_2-Extraktion. Bei dieser Gewinnungsmethode gehen die stark hautreizenden Scharfstoffe ins Öl über. Bei Anwendungen auf Haut und Schleimhaut sollte daher sichergestellt werden, dass es sich um ein Öl aus Wasserdampfdestillation handelt.

Schwarzer Pfeffer wird aus unreifen grünen oder gelblichen Früchten, die schonend in der Sonne getrocknet werden, gewonnen: Diese nun runzelig-schwarzen Körner werden destilliert (▶ **Abb. 8.13**). Grüner Pfeffer wird aus unreif geernteten und gefriergetrockneten Früchten gewonnen. In der Aromatherapie wird das Öl daraus kaum noch verwendet. Aus Weißem Pfeffer, dessen reife Früchte geerntet und mehrere Tage lang in kaltem Wasser eingelegt werden, bis sich das Fruchtfleisch von den Körnern löst, wird kein ätherisches Öl gewonnen. Auch nicht aus voll reifem Rotem Pfeffer – das vierte Produkt desselben Rankengewächses. Dieser wird erst geerntet, wenn die Früchte sehr reif und sehr scharf sind.

Das ätherische Öl aus dem Schwarzen Pfeffer enthält neben einer schmerzlindernden Mixtur aus Monoterpenen eine beachtliche Menge des entzündungshemmenden und gut untersuchten Inhaltsstoffs β-Caryophyllen sowie β-Bisabolen. Besonders bei entzündlichen Schmerzen in Gelenken und Muskeln kann es in entsprechender Dosierung in Mischungen mit anderen Ölen wie Majoran, Cajeput, Lavendel, Lorbeer oder Copaibabalsam eingesetzt werden.

In einer randomisierten, kontrollierten Studie an 120 Personen konnte gezeigt werden, dass 20 %iges Pfefferöl (Piper nigrum) in Aloe-vera-Gel dabei half, die Venen deutlicher sichtbar zu machen und dadurch das Einführen des Katheters zu erleichtern (Kristiniak et al. 2012). Eine ähnliche Studie an 60 Probanden kam zu dem Ergebnis, dass die Pfefferölanwendung vor dem Einführen eines peripheren intravenösen Katheters empfohlen werden kann (Eren et al. 2022).

Das ätherische Öl namens „Rosa Pfeffer" aus den rosa Früchten von Schinus molle, dem Peruanischen Pfefferbaum, wirkt ebenfalls schmerzlindernd. Es wird in der deutschsprachigen Aromatherapie nur selten angewendet, die Parfümindustrie schätzt es für Herrendüfte.

Verwendeter Pflanzenteil: Früchte

Gewinnung: Wasserdampfdestillation

Hauptinhaltsstoffe: Monoterpene, Sesquiterpene, Sesquiterpenole, Monoterpenole

Duftnote/-qualität: Herznote; pfeffrig, würzig, warm

Körperliche Hauptindikationen/Wirkungen: schmerzlindernd, entzündungshemmend, macht Venen sichtbarer, verdauungsfördernd

Seelische Hauptindikationen/Wirkungen: aphrodisisch, kräftigend, seelisch stabilisierend

Nebenwirkungen und Kontraindikationen: Bei frischem, nicht oxidiertem Öl sind keine Nebenwirkungen bekannt; bei etwas älterem Öl, vor allem im warmen Badewasser, kann es zu Hautrötungen kommen.

Besonders effektive Anwendung: Einreibung, Massage, Inhalierstift

Haltbarkeit nach Öffnen der Flasche: ca. 1 Jahr

Vergleichbare Öle: Ingwer

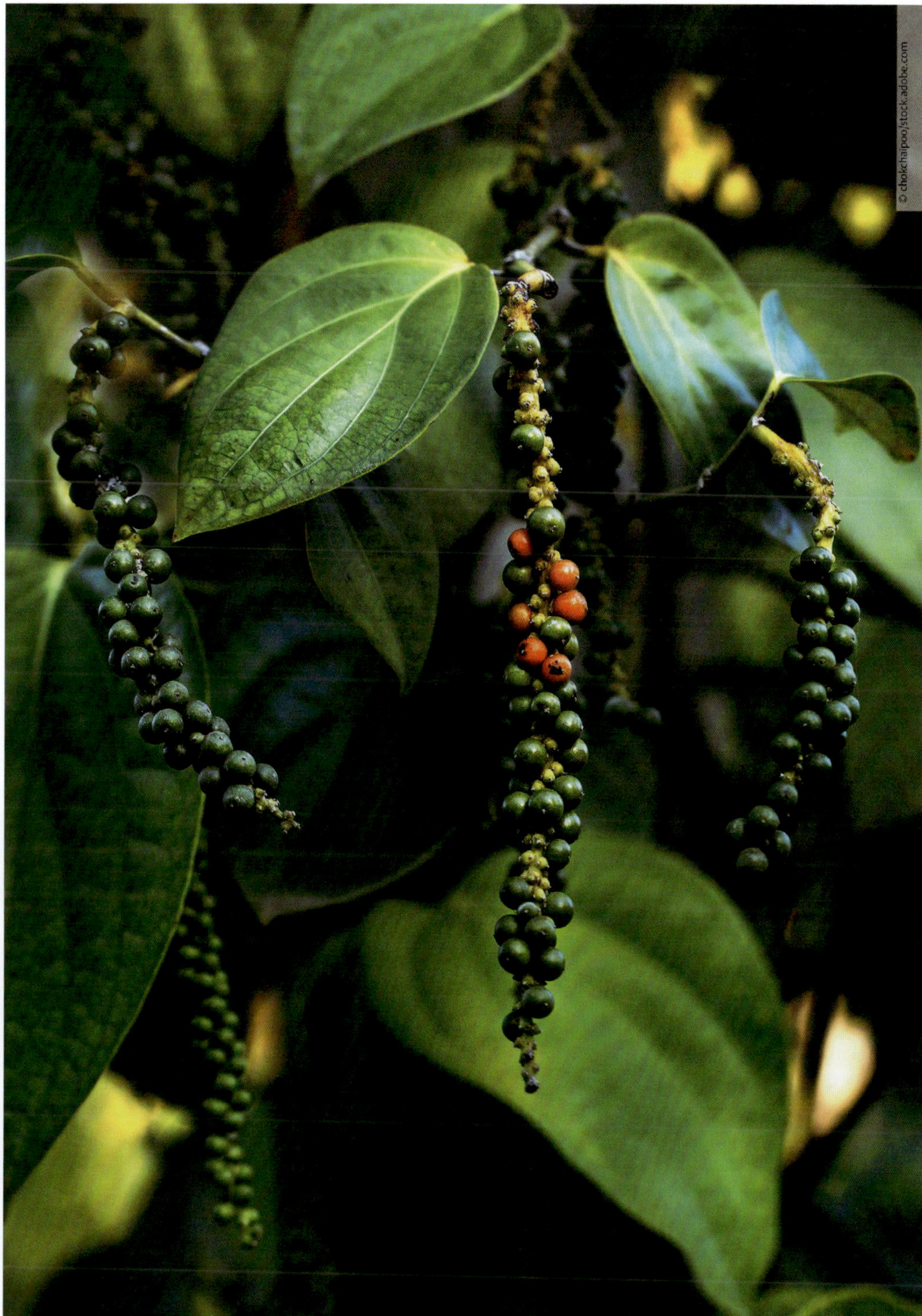

Abb. 8.13 Pfeffer, Piper nigrum L. (Quelle: © chokchaipoo/stock.adobe.com)

8.14 Pfefferminze, Mentha × piperita L.

Fokus und Kühlung für hitzige Situationen

Dieses einheimische „Wunderöl" aus der Pfefferminze (▸ **Abb. 8.14**) gehört in jeden Haushalt, denn es hilft bei vielfältigen Beschwerden und kann den Griff zur Kopfschmerztablette ersparen. Nur Babys, Kleinkinder und überempfindliche Menschen sollten aufgrund des enthaltenen Menthols auf dieses Öl verzichten, denn es kann durch Aktivierung von mentholsensitiven Kälterezeptoren zu einem Stimmritzenkrampf führen.

Bei den günstigen Minzölen, die in Drogeriemärkten und Discountern erhältlich sind, handelt es sich überwiegend um aus Mentha arvensis (Ackerminze) gewonnene Öle. Diese können zu fast 100 % aus Menthol bestehen. Sie werden als Minzöl bezeichnet.

Pfefferminzöl mit seinem kühlenden Effekt wirkt besonders gut bei Spannungskopfschmerzen. In einer der ganz frühen deutschen klinischen Studien mit ätherischen Ölen wurde an der Schmerzklinik Kiel belegt, dass 10 %iges, in Ethanol verdünntes Pfefferminzöl genauso wirksam ist, wie je 1 g Paracetamol oder Acetylsalicylsäure (Göbel et al. 1996, 2016).

Zu Pfefferminzöl gibt es unzählige wissenschaftliche Untersuchungen, z. B. zu dessen Wirkung bei Übelkeit durch Chemotherapie (Efe Ertürk u. Taşcı 2020). In einer US-amerikanischen Arbeit war Pfefferminzöl bei postoperativer Übelkeit genauso wirksam wie die Standardmedikation und wurde von vielen Patienten zudem bevorzugt (Karsten et al. 2020).

Pfefferminzhydrolat stellt zwar eine gute Alternative für empfindliche Menschen dar, es ist jedoch eines der am wenigsten gut haltbaren Hydrolate. Bei Post-Zoster-Neuralgien entfaltet es – mit wenigen Tropfen Pfefferminzöl verschüttelt – seine schmerzlindernde Wirkung.

Bei Reisen in voll besetzten, stickigen Bahnen, Flugzeugen oder auch im Auto kann ein Inhalierstift mit Pfefferminze, Limette und Ingwer Reiseübelkeit eindämmen und für Erfrischung sorgen.

> **! Beachte**
>
> Durch den starken Kälte- und auch Wärmereiz des Menthols sollte Pfefferminzöl nicht für fiebersenkende Waschungen verwendet werden. Eine Waschung mit 2–3 Tropfen Lavendel- oder Zitronenöl wirkt auch sanft fiebersenkend.

Verwendeter Pflanzenteil: Kraut

Gewinnung: Wasserdampfdestillation

Hauptinhaltsstoffe: Monoterpenole, vor allem Menthol, Monoterpenketone, Oxide, Monoterpene, Ester

Duftnote/-qualität: Kopfnote; frisch, kühlend, minzig

Körperliche Hauptindikationen/Wirkungen: Erkältungskrankheiten, Schmerzen im Bereich der Nasennebenhöhlen, Kopfschmerzen, Übelkeit, Schnittwunden (brennt nicht!); je nach Menge kühlend oder wärmend

Seelische Hauptindikationen/Wirkungen: Konzentrationsprobleme, erfrischend

Nebenwirkungen und Kontraindikationen: Auf eine hohe, verlässliche Qualität achten, sonst können der Menthon- und Pulegongehalt zu hoch sein. Bei den üblicherweise eingesetzten Verdünnungen (1–2 %) eines qualitativ hochwertigen Öles auf der Haut sind keine Nebenwirkungen zu erwarten. Das Öl ist nicht für Babys und Kinder unter 4 Jahren (Apnoegefahr) geeignet. Es sollte nicht auf Schleimhäuten angewendet werden. Bei Fieber stark verdünnen (unter 1 %), z. B. bei fiebersenkenden Waschungen maximal 1 Tropfen auf eine 5-l-Schüssel mit lauwarmem Wasser (nur wenige Grad unter der aktuellen Körpertemperatur, also ca. 32–36 °C) verwenden. Bei Epilepsie ist es kontraindiziert. Nicht innerlich anwenden bei Gallenflussstörung, Verengung der Gallengänge oder bei Gallensteinen.

Besonders effektive Anwendung: zur „Trockeninhalation" auf Papiertaschentuch, bei Kopfschmerzen lokal in Alkohol anwenden, als Sportöl

Haltbarkeit nach Öffnen der Flasche: 1–2 Jahre

Vergleichbare Öle: Rosmarin, Wintergrün, Wacholder

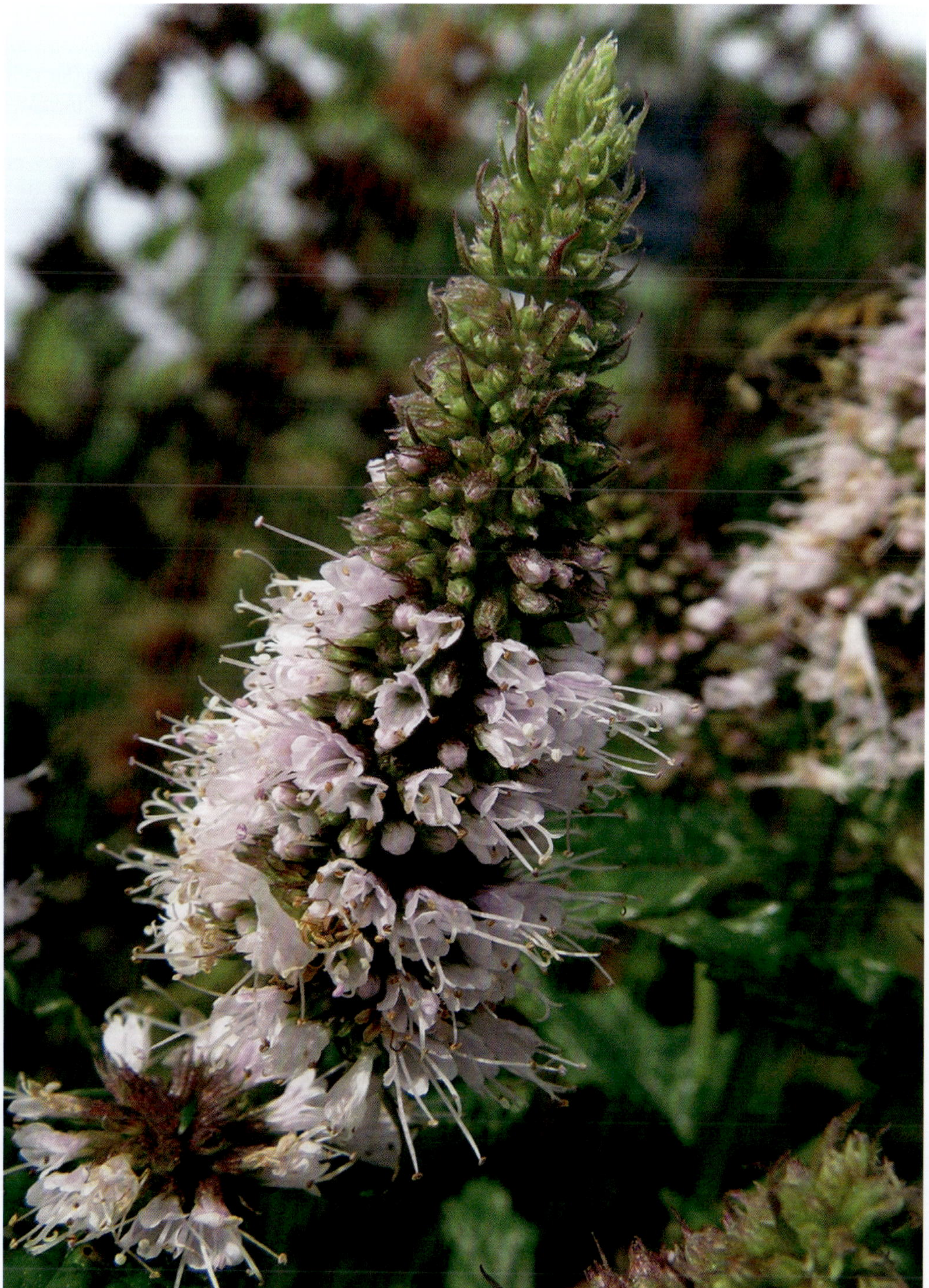

Abb. 8.14 Pfefferminze, Mentha × piperita L.

8.15 Rosengeranie, Pelargonium graveolens L'Hér.

Unterstützung, wenn die Balance aus dem Lot geraten ist

Aus den duftenden rauen Blättern von drei bis vier Arten dieser in Südafrika und auf Madagaskar wild wachsenden Kleinsträucher (▶ **Abb. 8.15**) wird ein ätherisches Öl gewonnen, das bei guten, etwas gereiften Qualitäten fein-samtig nach Rose duften kann. Die besondere Inhaltsstoffmischung des Rosengeranienöles wirkt erfahrungsgemäß auf viele Prozesse im Körper regulierend. Gestresste Menschen, deren Kortisolhaushalt aus der Balance geraten ist, profitieren von der Anwendung dieses ausgleichenden Duftes.

Dieses Storchschnabelgewächs bringt Stress und Hormonschwankungen wieder ins Lot, ganz ähnlich wie sein Verwandter, das Ruprechtskraut. Dieses wurde bereits von unseren Vorfahren geschätzt, wenn sich keine Schwangerschaft einstellen wollte. Daher kommt auch die Aussage „der Storch bringt die Babys".

Die blutstillende Wirkung von Rosengeranienöl bei Schnittwunden ist beeindruckend. In antimykotisch wirksamen Mischungen bei Vaginalmykosen, Fußpilz, Nagelpilz oder Hautpilz ist Rosengeranienöl neben ergänzenden Ölen wie Manuka, Lavendel, Teebaum und Palmarosa ein Muss (Maruyama 2012). Bei Nagelpilz beispielsweise konnten gute Erfolge erzielt werden, wenn die Betroffenen jeden Tag einen Tropfen Rosengeranienöl mit einem Wattestäbchen pur auf den betroffenen Nagel aufgetragen haben (Carmen u. Hancu 2014).

Ein weiteres wichtiges Anwendungsgebiet von Rosengeranie ist die Förderung des Lymphflusses, z. B. nach Entfernung von Lymphknoten bei Brustkrebs. Eine Mischung mit Rosengeranie, Zeder, Cistrose und einem Hauch Pfefferminze bringt die Lymphe sanft in Fluss. Die Anwendung muss regelmäßig erfolgen.

Dieser Naturduft balanciert ferner Herzschlag- und Blutdruckentgleisungen (Montibeler et al. 2018), er kann Angstgefühle reduzieren (Rashidi Fakari et al. 2015) und sollte auch in einer Mischung bei postherpetischen Schmerzen (Post-Zoster-Neuralgie) enthalten sein (Greenway et al. 2013).

> *Praxistipp*
>
> Wir erleben es in der Praxis immer wieder, dass insbesondere Menschen in sozialen Berufen dieses ätherische Öl vehement ablehnen; dies kann ein Hinweis darauf sein, dass die Balance zwischen Geben und Nehmen nicht mehr stimmig ist. Rosmarin ist in solchen Situationen für die Stärkung des eigenen Ichs einen Versuch wert.

Verwendeter Pflanzenteil: Blätter und Zweige

Gewinnung: Wasserdampfdestillation

Hauptinhaltsstoffe: Monoterpenole, Ester, Monoterpenketone, Sesquiterpenole, Sesquiterpene, Monoterpene

Duftnote/-qualität: Herznote; blumig, frisch, grün

Körperliche Hauptindikationen/Wirkungen: Pilzinfektionen an empfindlicher Haut; hautpflegend, wundheilend

Seelische Hauptindikationen/Wirkungen: entspannend und stark ausgleichend

Nebenwirkungen und Kontraindikationen: Bei den üblicherweise eingesetzten Verdünnungen sind keine Nebenwirkungen zu erwarten.

Besonders effektive Anwendung: Körperöl, Badezusatz, Raumspray, Inhalierstift

Haltbarkeit nach Öffnen der Flasche: 2 Jahre

Vergleichbare Öle: Rose, Palmarosa, Monarde Ct. Geraniol (Indianernessel)

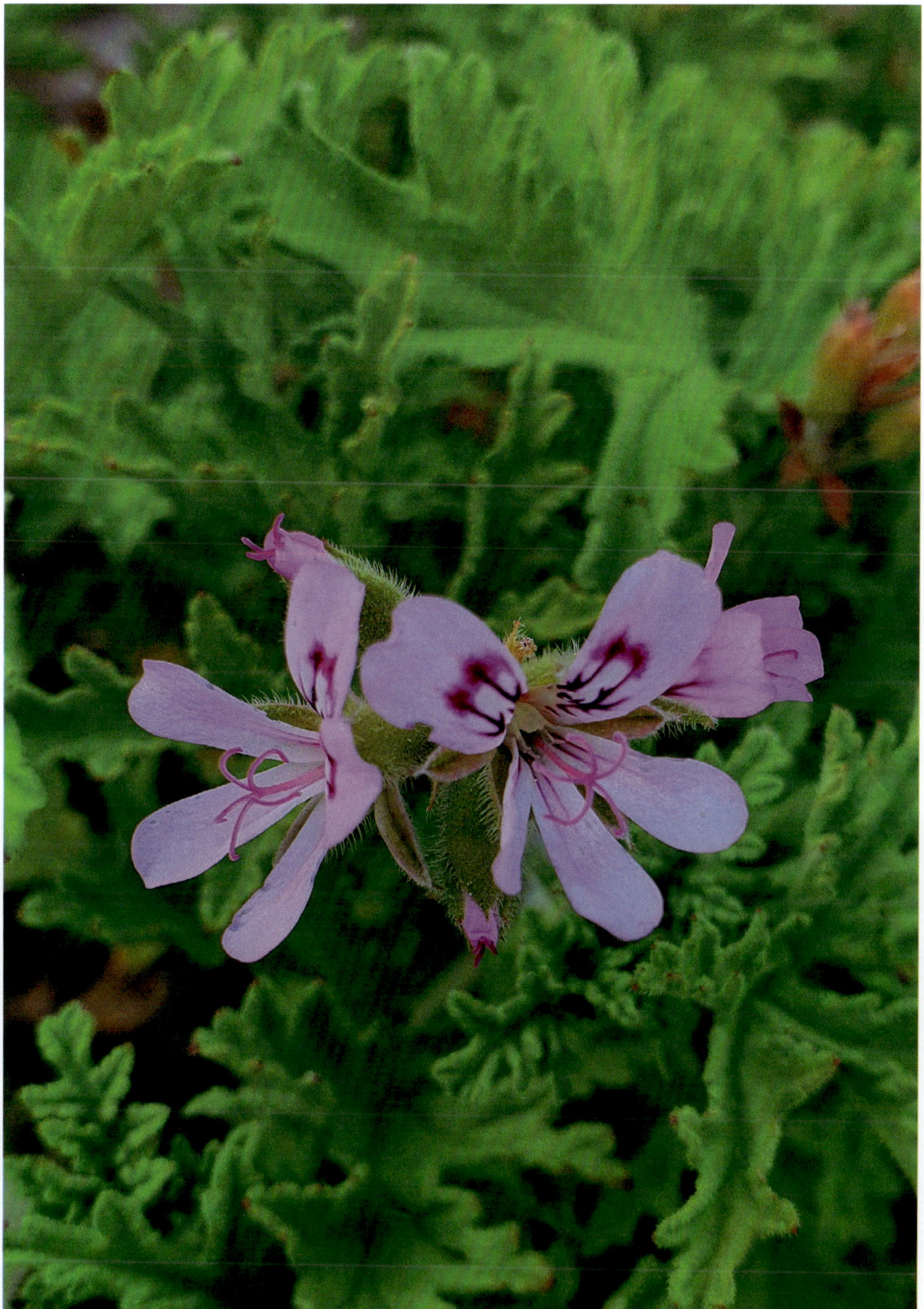

Abb. 8.15 Rosengeranie, Pelargonium graveolens L'Hér.

8.16 Rosmarin Ct. Cineol, Salvia rosmarinus Spenn.

Sanitäter für die müde Leber und „Espresso der Aromatherapie“

Der wissenschaftliche Name für Rosmarin (▶ **Abb. 8.16**) lautete bis 2016 Rosmarinus officinalis L. und findet nach wie vor Verwendung als Präparatbezeichnung. Dieses krautig-frisch duftende ätherische Öl gibt es – je nach Herkunft – in drei unterschiedlichen Chemotypen. Der gebräuchlichste davon ist Rosmarin Ct. Cineol, gefolgt vom Ct. Verbenon. Rosmarin Ct. Borneon (Campher) ist für viele Menschen zu stark und weniger gut verträglich.

Rosmarin Ct. Cineol kann durchaus als „Espresso der Aromatherapie“ bezeichnet werden: Das Öl weckt die Lebensgeister, fördert die Konzentration und unterstützt auch Menschen, die nachts arbeiten, beim Wachbleiben. Auch das bei der Destillation gewonnene Hydrolat ist für solche Anwendungen sehr beliebt; bei Bedarf kann ein Sprühstoß auf die Zunge gesprüht werden (Moss et al. 2018).

Rosmarin Ct. Cineol eignet sich außerdem für schmerzlindernde und durchblutungsfördernde Mischungen und kann z. B. in Alkohol mit ätherischen Ölen von Cajeput, Fichtennadel, Pfefferminze und Zitrone zu einer Art Franzbranntwein gemischt werden. Für Erwachsene kann Rosmarin auch in Brusteinreibungen bei Bronchitis die schleimlösende Wirkung anderer Öle unterstützen.

In einer deutsch-schweizer Pilotstudie konnte gezeigt werden, dass topisch aufgetragenes Rosmarinöl die Wärmewahrnehmung bei Patienten mit Raynaud-Syndrom, insbesondere bei Taubheitsgefühlen in den Händen, erhöhte (Vagedes et al. 2022).

Das sanfter und leicht blumig duftende Rosmarin Ct. Verbenon ist für leberstärkende Anwendungen unverzichtbar. Wir wenden es zusammen mit Karottensamen- und Limettenöl in den entsprechenden Ölmischungen an.

Der kampfrige Chemotyp stimuliert den Kopf noch stärker als der Cineol-Typ: Dieses Öl fördert die Klarheit, Konzentration und ermöglicht sogar dementen Menschen mehr wache und klare Momente. In mehreren britischen Studien konnte gezeigt werden, dass Rosmarinöl das Lösen von Denkaufgaben verbesserte und beschleunigte (Moss u. Oliver 2012). Es kann ferner, in Shampoos oder Haarwässern angewendet, den Haarwuchs und die Durchblutung der Kopfhaut fördern.

> **! *Beachte***
>
> Wegen des recht hohen Camphergehalts darf Rosmarin Ct. Borneon (Campher) nicht bei Schwangeren oder Babys und Kleinkindern verwendet werden.

Verwendeter Pflanzenteil: Zweige/Blätter

Gewinnung: Wasserdampfdestillation

Hauptinhaltsstoffe: Oxide, Monoterpene, Monoterpenketone, Monoterpenole, Sesquiterpene

Duftnote/-qualität: Kopfnote; frisch, krautig, kampfrig

Körperliche Hauptindikationen/Wirkungen: durchblutungsfördernd, schmerzlindernd

Seelische Hauptindikationen/Wirkungen: anregend, konzentrationsfördernd, neurotonisch

Nebenwirkungen und Kontraindikationen: In der üblichen Verdünnung sind keine Nebenwirkungen zu erwarten. Wegen des eventuell hohen Camphergehalts nicht in der Schwangerschaft, nicht für Babys und Kleinkinder verwenden.

Besonders effektive Anwendung: Inhalierstift, Bad, Inhalation, Vernebler, Raumspray

Haltbarkeit nach Öffnen der Flasche: ca. 3 Jahre

Vergleichbare Öle: Pfefferminze, Eukalyptus (E. radiata), Spanischer „Majoran“ (Thymus mastichina)

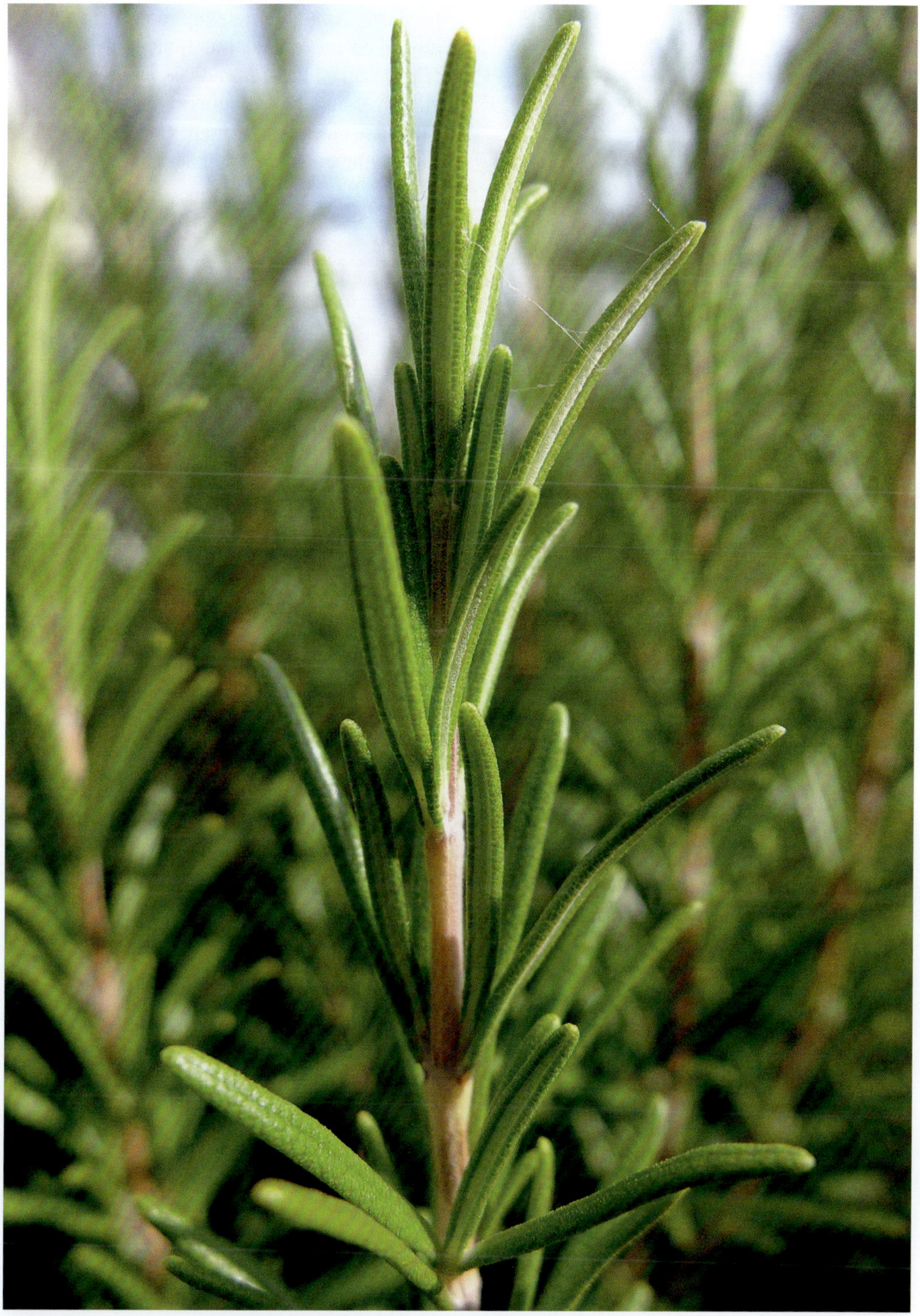

Abb. 8.16 Rosmarin, Salvia rosmarinus Spenn.

8.17 Teebaum, Melaleuca alternifolia (Maiden & Betche) Cheel

Mild und schlagkräftig bei vielen Widrigkeiten des täglichen Lebens

Teebaum oder Tea Tree wächst umso besser, je regelmäßiger man die nadelähnlichen Zweige (▸ **Abb. 8.17**) beschneidet, somit gilt die Gewinnung seines Öles als ökologisch unbedenklich und nachhaltig. Teebaumöl wirkt ausgesprochen gut gegen Infektionen, egal ob diese durch Bakterien, Viren oder Pilze ausgelöst werden, sogar Krätzeparasiten und resistente Keime können damit bekämpft werden. In seiner Heimat Australien werden auch Schlangenbisse mit Teebaumöl behandelt.

Trotz dieser vielseitigen und starken Wirkkraft – verbunden mit Verträglichkeit, sofern es möglichst frisch (nicht älter als 6 Monate nach dem erstmaligen Öffnen) angewendet wird – stand die Anwendung von Teebaumöl aufgrund angeblicher Nebenwirkungen immer wieder in der Kritik. In einer systematischen Übersichtsarbeit (Review) über die Toxikologie von Teebaumöl kommen Hammer et al. (2006) zu dem Schluss, dass Teebaumöl nur minimale, begrenzte und gelegentliche (unerwünschte) Nebenwirkungen hat. Dies wird auch in einer neuen, sehr lesenswerten Übersichtsarbeit bestätigt, in der zahlreiche Wirkungen dieses Öles vorgestellt und kommentiert werden (Kairey et al. 2023). Andere, teils absurde Studienergebnisse, beispielsweise zum angeblichen präpubertären Wachstum der Brust (Gynäkomastie) bei Jungen durch Lavendel- und Teebaumöl (untersucht wurden sage und schreibe drei Kinder), konnten inzwischen in seriösen Analysen entkräftet werden (Hawkins et al. 2022).

! Beachte

In vielen Discountern oder Drogerien werden Teebaumprodukte in fragwürdiger Qualität angeboten. Darum sollte gründlich geprüft werden, ob diese tatsächlich Melaleuca alternifolia enthalten. Dies ist bei den unzähligen Melaleuca-Arten für Laien nicht immer klar ersichtlich.

Je nach Zusammensetzung des Teebaumöles entstehen in Kontakt mit Licht und Sauerstoff relativ schnell hautreizende Peroxide, sodass bei zu langer Lagerung Hautirritationen und sogar Allergien auftreten können. Darum sind diese Öle im Allgemeinen recht kurz haltbar.

Verwendeter Pflanzenteil: Blätter und Zweige

Gewinnung: Wasserdampfdestillation

Hauptinhaltsstoffe: Monoterpene, Monoterpenole, Sesquiterpene, Oxide

Duftnote/-qualität: Kopfnote; krautig, frisch, leicht terpentinartig

Körperliche Hauptindikationen/Wirkungen: universelles keimtötendes Mittel, hautfreundlich, sanft schmerzlindernd

Seelische Hauptindikationen/Wirkungen: stabilisierend

Nebenwirkungen und Kontraindikationen: Frisches und einwandfrei botanisch identifiziertes Öl ist allgemein sehr gut verträglich, auch von Kleinkindern und Schwangeren. Dieses ätherische Öl neigt zu ungewöhnlich schneller Peroxidbildung; mit zunehmender Lagerung wird es also hautreizend. Es empfiehlt sich, das Öffnungsdatum zu notieren und das Öl bald zu verbrauchen.

Besonders effektive Anwendung: lokal auf Wunden, zum Gurgeln, als Raumspray, Fußbad, Aknetupfer

Haltbarkeit nach Öffnen der Flasche: 6 Monate

Vergleichbare Öle: Manuka, Thymian, Rosalina

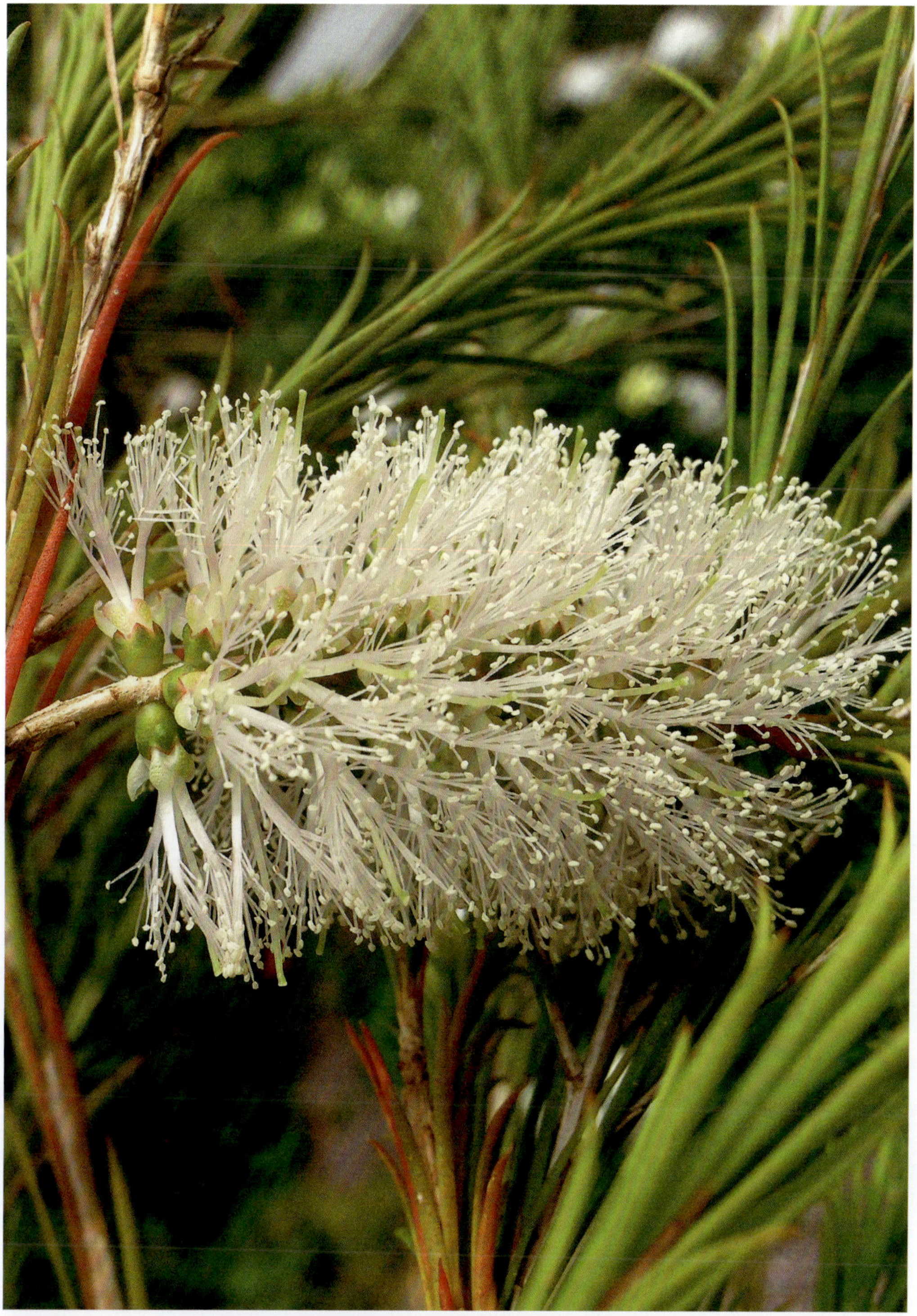

Abb. 8.17 Teebaum, Melaleuca alternifolia (Maiden & Betche) Cheel

8.18 Thymian Ct. Linalool, Thymus vulgaris L.

Sanftes Kraftpaket bei allerlei Beschwerden

Thymian ist eines der vielseitigsten Öle der lokalen, europäischen Aromatherapie – wir benötigen daher keine von weit her gereisten und die Luft belastenden Transportgüter, um ein hoch effizientes Mittel zu erhalten. Die Thymianstaude (▶ **Abb. 8.18**) wächst umso besser, je regelmäßiger man sie beschneidet, somit ist keine Gefährdung der Bestände zu befürchten. Thymian bildet je nach Wuchsbedingungen, vor allem je nach Menge des absorbierten UV-Lichtes, ganz unterschiedlich zusammengesetzte ätherische Öle, d. h. Chemotypen. Thymian gibt es in mindestens sechs unterschiedlichen Chemotypen, wobei die Chemotypen Thymol und Linalool am häufigsten in der Aromatherapie verwendet werden.

Thymian Ct. Linalool ist der mildeste Chemotyp und trotz seiner sanften Inhaltsstoffe ein richtiges Kraftpaket. Er eignet sich sowohl für die Allerkleinsten wie auch stark Geschwächte, da es ein mildes, hautverträgliches und dennoch keimwidriges ätherisches Öl ist. Sein Wirkspektrum reicht von banalen Erkältungen bis hin zu Mykosen oder sogar hartnäckigem Bakterienbefall. Zur Behandlung dieser Erkrankungen kann nicht nur das Thymianöl, sondern auch Thymianhydrolat eingesetzt werden.

Thymian Ct. Thymol ist eine Art pflanzliches Universalantibiotikum und kann bei entsprechender Indikation selbst schwierigen, multiresistenten Keimen das Leben schwer machen. Dieses Öl sollte ausschließlich von fachkundigen Personen in maximal 1 %iger Verdünnung angewendet werden, da es aufgrund des hohen Phenolgehalts stark haut- und schleimhautreizend wirken kann. Bei Einnahme über einen längeren Zeitraum können die enthaltenen Phenole das Mikrobiom im Darm schädigen.

> **! Beachte**
>
> Phenolhaltige ätherische Öle (Thymian, Oregano) sollten keinesfalls über einen langen Zeitraum in Kapselform und hoch dosiert oral eingenommen werden, auch wenn diese Anwendungsform zwischenzeitlich regelrecht gehypt wurde.

Der seltene und teure Thymian Ct. Thujanol ist ein für den gynäkologischen Bereich interessantes ätherisches Öl. Er enthält hauptsächlich gut verträgliche Monoterpenalkohole wie das (+)-trans-Thujanol-4. Besonders für die Behandlung von Chlamydien kann dieses sehr schleimhautfreundliche ätherische Öl in Mischungen angewendet werden.

Verwendeter Pflanzenteil: blühendes Kraut

Gewinnung: Wasserdampfdestillation

Hauptinhaltsstoffe: Monoterpenole, Ester, Monoterpene, Sesquiterpene, Phenole

Duftnote/-qualität: Herznote; krautig, warm, leicht blumig

Körperliche Hauptindikationen/Wirkungen: universelles keimtötendes Mittel, hautfreundlich, sanft schmerzlindernd

Seelische Hauptindikationen/Wirkungen: stabilisierend

Nebenwirkungen und Kontraindikationen: Sehr gut verträgliches Öl, bei sachgemäßer Anwendung sind keine unerwünschten Nebenwirkungen bekannt.

Besonders effektive Anwendung: lokal auf Wunden, zum Gurgeln, als Raumspray, Fußbad

Haltbarkeit nach Öffnen der Flasche: 1–2 Jahre

Vergleichbare Öle: Manuka, Teebaum, Rosalina

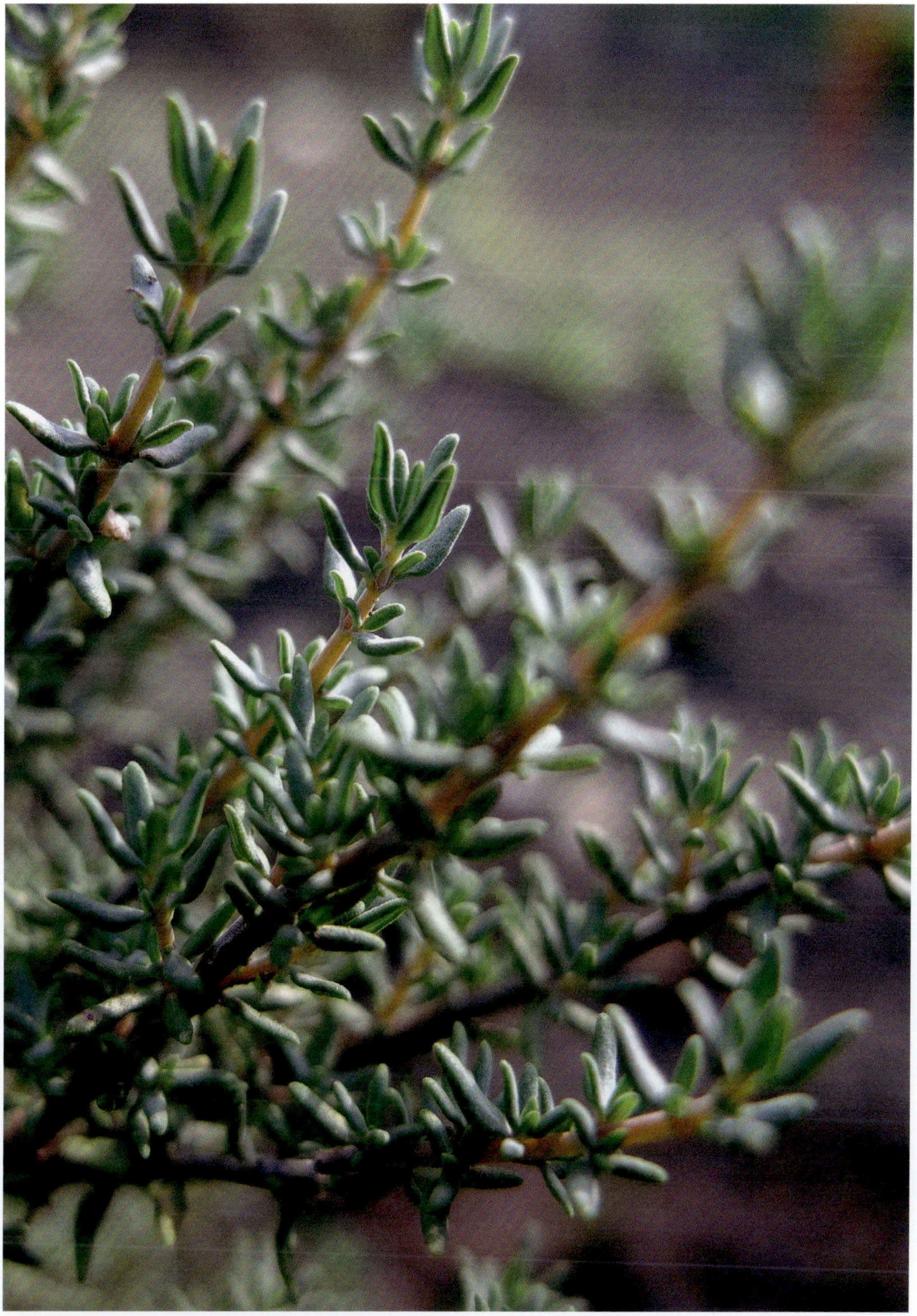

Abb. 8.18 Thymian, Thymus vulgaris L.

8.19 Zitrone, Citrus × limon (L.) Osbeck

Frische Heiterkeit für Erfrischung und Balance

Wie die allermeisten Zitrusschalenöle erfreut sich auch das spritzig, frisch duftende Zitronenöl großer Beliebtheit. Zitronenbäume (▸ **Abb. 8.19**) wachsen schnell, und ihre jungen Triebe haben sehr wehrhafte Dornen, die Blütenknospen sind zartviolett. Ein besonderer Zitrusduft erwartet die Nase beim Duft der Zedrat-Zitrone (Citrus medica), er ist „voller" und imposanter. Das aus den Blättern und unreifen Früchten gewonnene Petitgrain-Öl duftet herb-zitronig und weniger herb als das des Bitterorangenbaums.

Behauptungen, Zitronenöl wirke anregend, wachmachend oder sogar krampfauslösend, stimmen nicht und können mit einem Blick auf die Inhaltsstoffe gut widerlegt werden. In Zitronenöl sind kleine Mengen an Estern enthalten, die krampfwidrig und -lösend, also entspannend wirken. Furocumarine verstärken diese sanft beruhigende Wirkung erheblich. Monoterpenole wirken balancierend und ausgleichend, eher den Geist klärend und sanft erfrischend, nicht den Körper belebend.

Im Tierversuch zeigte sich, dass Zitronenöl eine krampfverhindernde Wirkung aufweist; es wirkte sogar beruhigend und dämpfend auf das zentrale Nervensystem der Nagetiere, nachdem das Kreislaufstimulanz Pentetrazol verabreicht wurde, das in hoher Dosierung Krämpfe auslöst (Lopes et al. 2011). Ein bekannter Hersteller von Kapseln mit ätherischen Ölen entschied sich für Zitronenöl in seinem Produkt für besseren Schlaf.

Zitronenöl unterstützt sanft die Konzentration, belebt die Sinne, ohne direkt wachmachend zu sein wie Rosmarin. Um den Kreislauf in Schwung zu bringen, kann jedoch ein Inhalierstift mit Rosmarin, Zitrone und einem Hauch Pfefferminze sehr hilfreich sein.

In psychologischen Experimenten wurde gezeigt, dass eine nicht bewusst wahrzunehmende Raumbeduftung mit Zitronenöl den Studienteilnehmenden Sauberkeit suggerierte: Sie wischten beispielsweise Krümel vom Tisch und erwähnten, dass sie am nächsten Tag putzen würden (Holland et al. 2005).

Mit der Zitrone eng verwandt ist die Limette. Ihr ätherisches Öl erinnert an Cocktails und wird manchmal auch destilliert. Dieses ätherische Öl ist nur relativ kurz haltbar und kann schnell eine muffig riechende Unternote aufweisen.

Verwendeter Pflanzenteil: abgeraspelte Schalen der gereinigten Früchte

Gewinnung: Raspeln der Flavedoschicht, Pressung

Hauptinhaltsstoffe: Monoterpene, Aldehyde, Cumarine und Furocumarine, Ester, Sesquiterpene

Duftnote/-qualität: Kopfnote; frisch, zitronig, hell

Körperliche Hauptindikationen/Wirkungen: Unterstützung der Verdauung, Linderung von Übelkeit; straffend

Seelische Hauptindikationen/Wirkungen: ausgleichend, angstlindernd, stimmungsaufhellend

Nebenwirkungen und Kontraindikationen: Bei guter Qualität und intakter Haut wirkt das Öl nicht oder kaum fotosensibilisierend. Bei Überdosierung und bei oxidiertem Öl, vor allem im warmen Badewasser, kann es zu Hautreizungen führen.

Besonders effektive Anwendung: Vernebler, Raumspray, Naturparfüm, Körperöl, Inhalierstift

Haltbarkeit nach Öffnen der Flasche: ca. 1 Jahr

Vergleichbare Öle: Grapefruit, Limette, Yuzu, Zedrat-Zitrone

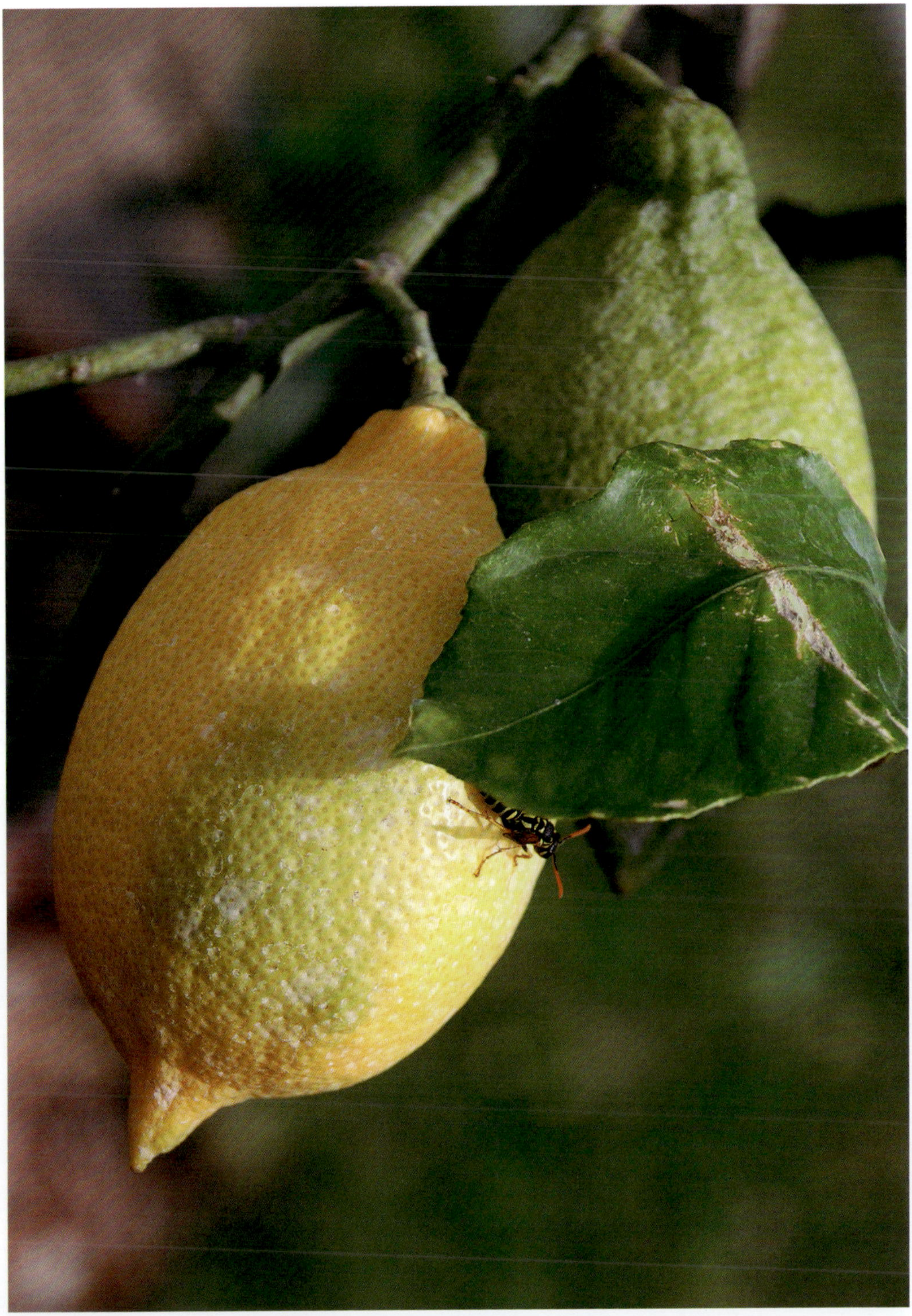

Abb. 8.19 Zitrone, Citrus × limon (L.) Osbeck

8.20 Zypresse, Cupressus sempervirens L.

Grünes Licht für körperlichen und psychischen Fokus

Es gibt nur wenige Bäume, die so aufrecht gen Himmel streben wie die Zypressen (▶ **Abb. 8.20**). Das könnte vielleicht einer der Gründe sein, warum dieser immergrüne Baum zum Friedhofsbaum wurde. Zypressen symbolisieren das ewige Leben, immer in Richtung Licht und Helligkeit strebend, zudem besagt auch der wissenschaftliche Name „sempervirens", dass er immer grün bleibt, die Zweige also nicht braun werden und ihre „Blätter" nicht verlieren.

Das ätherische Öl, das aus den kugeligen Früchten gewonnen wird, wird in der Aromatherapie für viele verschiedene Anwendungen genutzt. Bereits eine der ältesten Studien zu ätherischen Ölen befasste sich mit Zypressenöl. Dr. Otto Soltmann (1844–1913), ein Kinderarzt in Breslau und Leipzig, setzte es erfolgreich bei Keuch- und Krampfhusten ein (Soltmann 1904).

Diese Wirkung von Zypressenöl bezieht sich sowohl auf die körperliche Ebene, beispielsweise bei stark angeschwollenem Gewebe nach Insektenstichen oder durch Ödeme, als auch auf die seelische Ebene, wenn der Fokus auf die wirklich wichtigen Dinge verloren gegangen ist. Auch der Berg voller Arbeit auf dem Schreibtisch, der nicht kleiner werden will, kann mit einer duftenden Mischung aus Zypresse und Bergamotte wieder konzentriert und fokussiert abgearbeitet werden.

Zypressenöl wird Ölmischungen wegen seiner adstringierenden, phlebotonischen und entstauenden Wirkung bei Venenerkrankungen wie Varizen und Hämorrhoiden sowie bei Ödemen zugesetzt.

Wir schätzen das Zypressenöl zudem als Ergänzung in Mischungen bei Pollenallergie. Dazu werden schon vor dem Beginn der Pollenzeit unterschiedliche Anwendungen, z. B. ein Dekolletéspray oder ein Inhalierstift, mit Zypresse, Zeder, Melisse und Zitrone verwendet. Auch wenn es bis heute keine Studien hierzu gibt, haben wir viele positive Rückmeldungen von Allergikern erhalten, die entweder ihre Medikation stark reduzieren oder sogar gänzlich weglassen konnten.

! *Beachte*

Die unterschiedlichen Thujen (Arborvitae) sehen Zypressen sehr ähnlich, sie gehören zur gleichen Familie. Da sie im englischen Sprachraum „red cedar" genannt werden, kommt es gelegentlich zu Verwechslungen dieses potenziell toxischen Öles mit den völlig harmlosen echten Zedernölen (S. 76).

Verwendeter Pflanzenteil: Früchte („Zapfen") und Zweige

Gewinnung: Wasserdampfdestillation

Hauptinhaltsstoffe: Monoterpene, Sesquiterpenole, Sesquiterpene, Diterpenole

Duftnote/-qualität: Kopfnote; herb, frisch, harzig

Körperliche Hauptindikationen/Wirkungen: Reizhusten, Heuschnupfen; venenunterstützend, straffend

Seelische Hauptindikationen/Wirkungen: konzentrationsfördernd, fokussierend

Nebenwirkungen und Kontraindikationen: Bei den üblicherweise eingesetzten Verdünnungen sind keine Nebenwirkungen zu erwarten.

Besonders effektive Anwendung: Haut- und Venenpflegezubereitungen, Raumspray

Haltbarkeit nach Öffnen der Flasche: ca. 2 Jahre

Vergleichbare Öle: Wacholder, Cade-Beeren, Weiße Zypresse

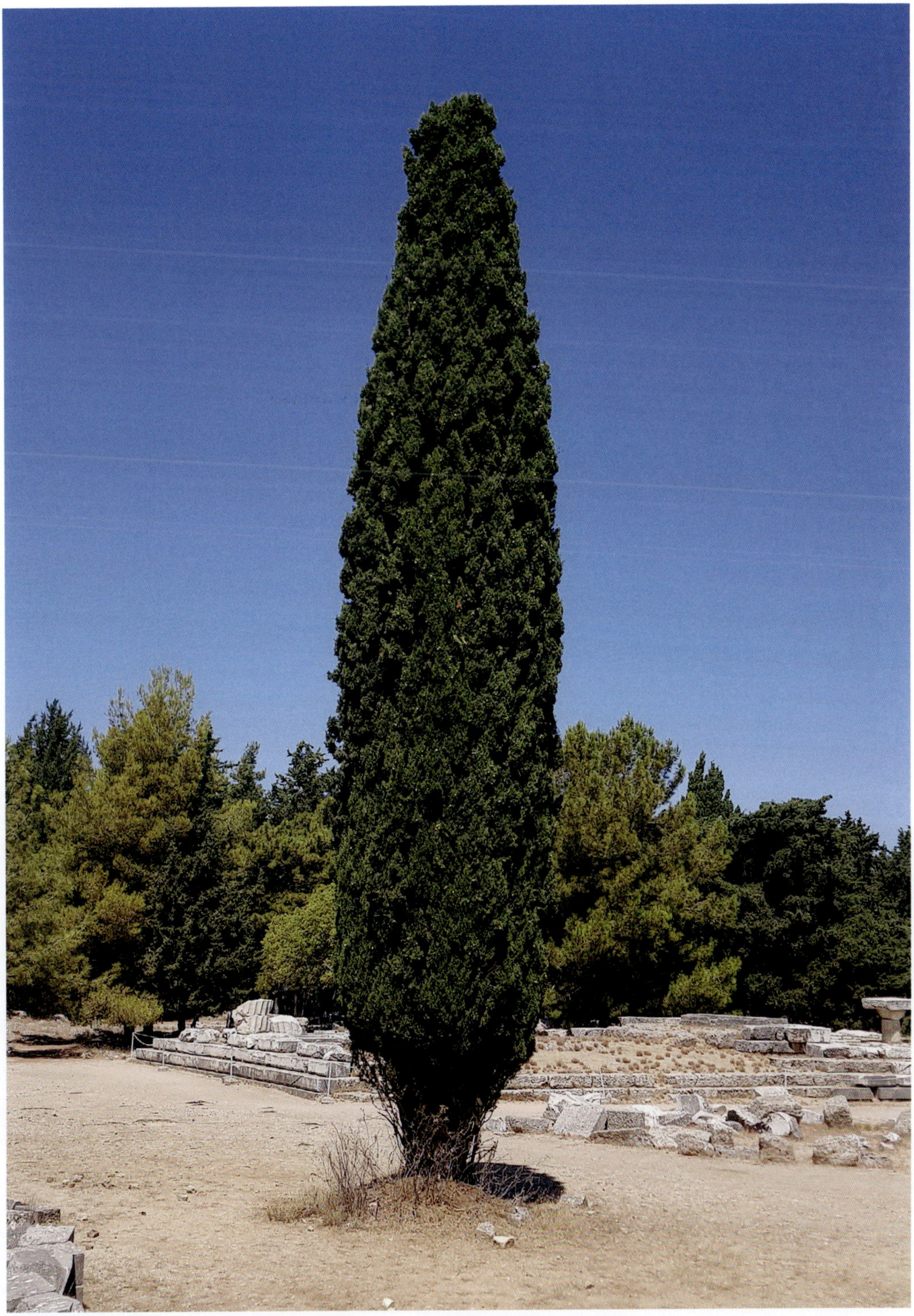

Abb. 8.20 Zypresse, Cupressus sempervirens L.

9 Die 4 Hydrolate der Grundausstattung

Bei der Wasserdampfdestillation zur Gewinnung ätherischer Öle treten fettlösliche und leicht flüchtige Inhaltsstoffe in das Öl über, die wasserlöslichen Inhaltsstoffe verbleiben im Wasser, das für die Destillation genutzt wird. Hierbei handelt es sich um das sogenannte Hydrolat.

Früher galten die aromatischen Pflanzenwässer als Abfallstoffe und wurden verworfen. Seit den frühen 2000er-Jahren werden Hydrolate zunehmend auch therapeutisch genutzt. Sie enthalten jeweils Spuren von keimwidrigen Molekülen und antioxidativ wirkenden organischen Säuren. Darum befinden sich alle im leicht sauren Milieu, weisen also pH-Werte zwischen 4 und maximal 5,5 auf, wodurch sie sich hervorragend für die Pflege und die Regeneration von stark beeinträchtigter Haut eignen.

Allerdings können sie nach dem erstmaligen Öffnen sehr schnell schimmeln. Die Flaschen sollten darum extrem hygienisch gehandhabt werden und unbedingt mit einem Sprühaufsatz versehen sein. Die Flaschen sollten deshalb nur mit sauberen Händen und nicht an der Öffnung bzw. dem Sprühaufsatz angefasst werden. Je nach Einsatzgebiet können sie auch mit Bio-Ethanol stabilisiert werden (nicht beim Einsatz auf Schleimhäuten), oft enthalten sie inzwischen das (essbare) Konservierungsmittel Leucidal auf Milchsäuregrundlage, ein Fermentationsprodukt des Milchsäurebakteriums Leuconostoc kimchii aus Rettichwurzel. Eine lichtgeschützte und kühle Aufbewahrung (ca. 8–12 °C) ohne Temperaturschwankungen ist obligatorisch. Hydrolate sollten zügig aufgebraucht werden, manche Anbieter garantieren nur für ca. 3 Monate nach erstmaligem Öffnen Keimfreiheit.

9.1 Immortellenhydrolat, Helichrysum italicum (Roth) G.Don

Heldenhaft helfend bei Hämatomen

Die Immortelle (▶ **Abb. 9.1**), auch Sonnengold genannt, ist eine in südlichen Ländern wachsende und würzig duftende Heilpflanze. Das ätherische Immortellenöl wird auch als „Arnika der Aromatherapie“ bezeichnet. Jedoch ist der Preis für dieses Öl in den letzten 10 Jahren um fast das Dreifache gestiegen, sodass es in der Aromatherapie aus Kostengründen nur noch selten verwendet wird.

Aus der Not heraus wurde das Immortellenhydrolat fast über Nacht zu einem wichtigen Ersatz für das überteuerte ätherische Öl. Erstaunlicherweise hat es eine durchaus mit dem ätherischen Öl vergleichbare deutlich lokal antikoagulierende, entzündungshemmende und abschwellende Wirkung. Dies könnte an den seltenen Ketonen liegen, die auch im Hydrolat zu finden sind. Zudem kann es stark gekühlt (Kühlschranktemperatur) aufbewahrt und eingesetzt werden. Das Hydrolat hat gegenüber dem ätherischen Öl einen weiteren entscheidenden Vorteil: Es kann unbedenklich auch an Schleimhäuten und somit in Augennähe angewendet werden, sofern es nicht mit Alkohol konserviert wurde.

Immer wenn die Haut geschwollen und entzündet ist oder sich blaue Flecken bzw. Hämatome gebildet haben, kann Immortellenhydrolat, gut gekühlt oder sogar als Eiswürfel, verwendet werden. Hämatome klingen rasch ab oder verteilen sich großflächig und neigen damit nicht zum Verkapseln.

Immortellenhydrolat gehört somit in jede Hausapotheke, Sporttasche, auf chirurgische Stationen und in Altenpflegeheime.

Verwendeter Pflanzenteil: blühendes Kraut

Gewinnung: Destillation

Körperliche Hauptindikationen/Wirkungen: Hämatome, Prellungen, Ödeme; abschwellend, schmerzlindernd, entzündungshemmend

Seelische Hauptindikationen/Wirkungen: seelische Verletzungen

Besonders effektive Anwendung: Körperspray, kühlende Auflagen

Haltbarkeit nach Öffnen der Flasche: ca. 2 Jahre

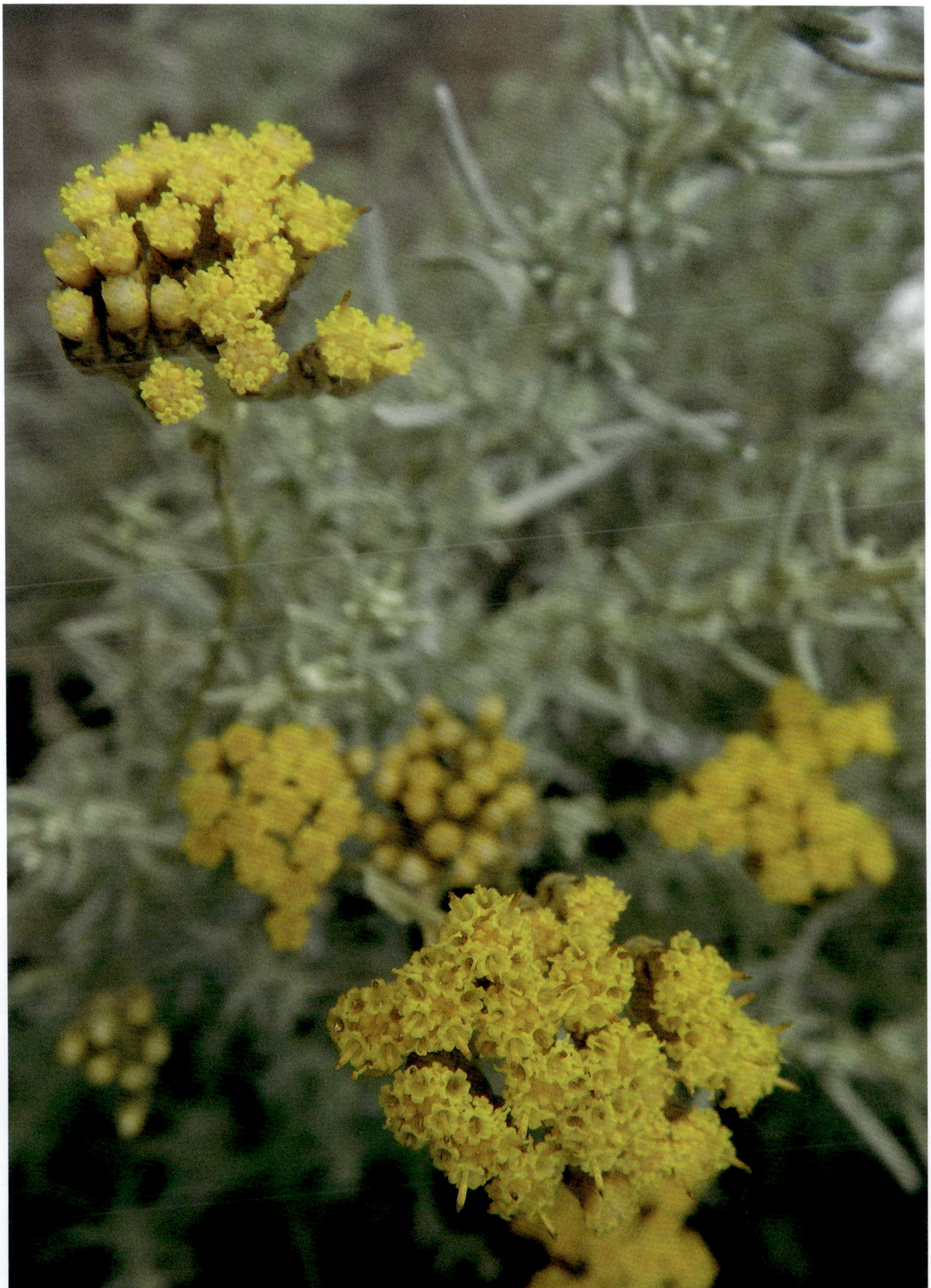

Abb. 9.1 Immortelle, Helichrysum italicum (Roth) G.Don

9.2 Melissenhydrolat, Melissa officinalis L.

Sanfte Sicherheit für Haut und Seele

Der krautig-grüne Duft des Hydrolats der Melisse (▸ **Abb. 9.2**) enttäuscht viele erwartungsfreudige Nasen. Es enthält kaum zitronig duftende Moleküle, da diese bei der Destillation größtenteils in das ätherische Melissenöl übergehen und diesem den frischen und sehr beliebten Duft schenken.

Aber dennoch schätzen viele Menschen dieses vielseitig anwendbare Hydrolat sehr. Es gehört zu den stabilsten, also lange haltbaren Hydrolaten. Obwohl die Pflanze in vielen heimischen Gärten wie Unkraut wächst, wird bei der Destillation nur sehr wenig ätherisches Öl gewonnen, daher handelt es sich um eines der kostbarsten ätherischen Öle. Aus diesem Grund wird gerne das kostengünstige Hydrolat eingesetzt.

Melissenhydrolat wird bei viralen Infektionen wie Herpes labialis, Herpes genitalis und Zoster auf die betroffenen Hautareale aufgesprüht und lindert erheblich die Symptome wie Schmerz und Juckreiz. Auch bei Windpocken, Insektenstichen oder Entzündungen im Schleimhautbereich kann es pur aufgesprüht werden. Bei Anwendungen auf empfindlicher Haut und Schleimhaut darf nur ein Hydrolat ohne Alkohol verwendet werden.

Melissenhydrolat kann Kindern mit Aufmerksamkeitsdefizit/Hyperaktivitätsstörung (ADHS) im Trinkwasser (oder Tee, Saft) verabreicht werden. Dazu wird 1 EL Melissenhydrolat mit einem halben Liter Wasser vermischt und schluckweise getrunken. Eine orale Anwendung empfehlen wir auch bei Patienten mit Reizdarmsyndrom, diese nehmen einmal täglich 1 EL Hydrolat auf ca. 200 ml Wasser schluckweise ein. Eine Mischung aus Melissen-, Rosen- und Orangenblütenhydrolat hilft unruhigen Patienten, besser zur Ruhe zu kommen. Es wird auf Pulse oder das Dekolleté aufgesprüht.

Verwendeter Pflanzenteil: frisch geschnittenes Kraut

Gewinnung: Destillation

Körperliche Hauptindikationen/Wirkungen: Herpeserkrankungen (Zoster, Herpes labialis, Herpes genitalis), wunde Haut, Neurodermitis, Reizdarm; juckreizstillend, antiviral, schmerzlindernd

Seelische Hauptindikationen/Wirkungen: beruhigend, angstlösend, schlaffördernd, ausgleichend

Besonders effektive Anwendung: Körperspray, kühlende Auflagen

Haltbarkeit nach Öffnen der Flasche: ca. 2 Jahre

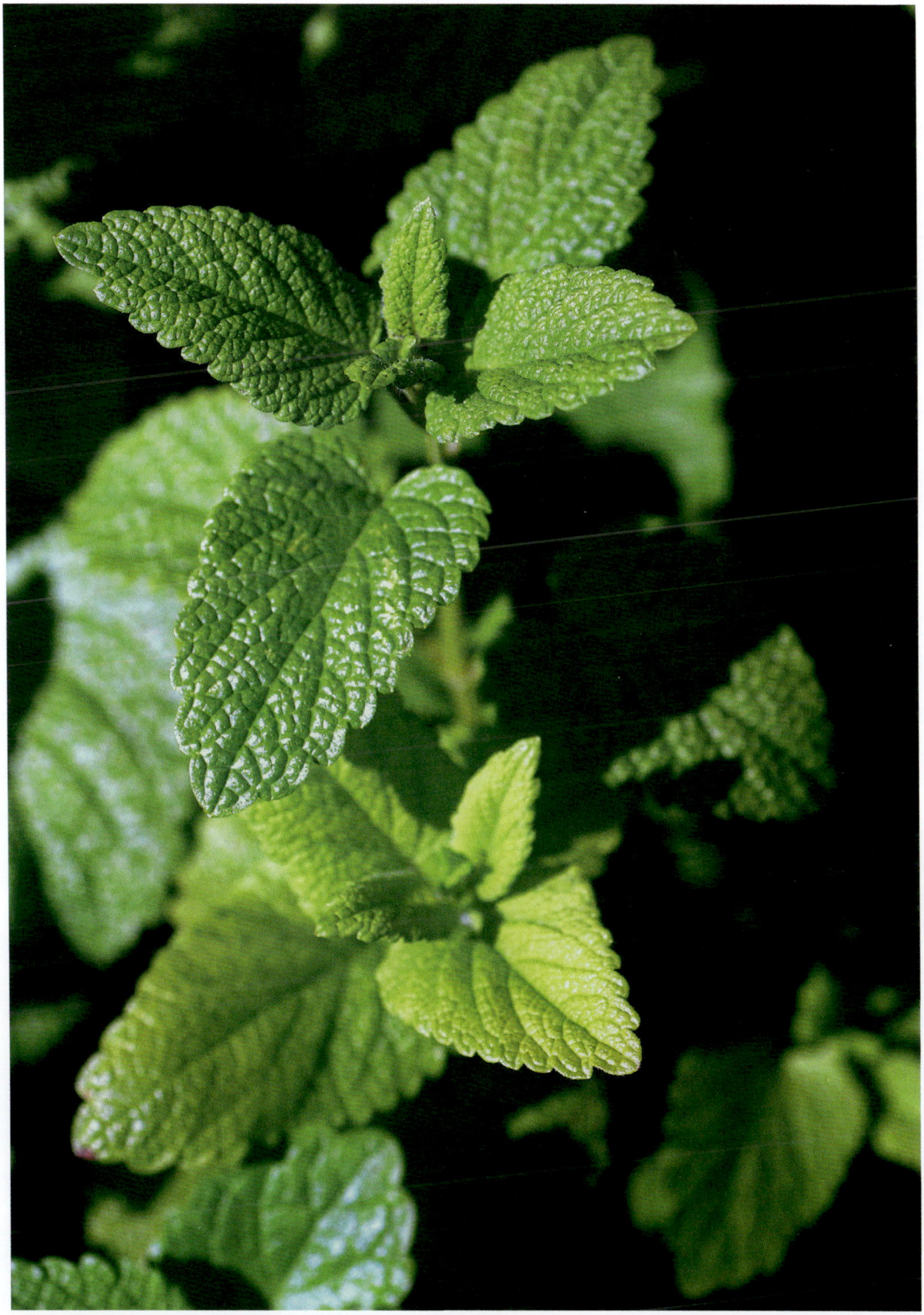

Abb. 9.2 Melisse, Melissa officinalis L.

9.3 Orangenblütenhydrolat (Nerolihydrolat), Citrus × aurantium L. (flos/Blüte)

Schützender Duftschleier bei seelischen Notfällen

Bei kaum einem anderen Hydrolat finden wir so viele unterschiedliche Duftqualitäten im Handel wie bei dem Hydrolat aus Orangenblüten (▸ **Abb. 9.3**). So kann es passieren, dass die Nase ein paar Hydrolate austesten muss, bevor der wirkliche Favorit gefunden wird.

Viele Menschen assoziieren mit dem Geruch dieses Blütenwassers den Duft von Honig, Blumen oder sogar des Eau de Cologne 4711. Dies ist nicht verwunderlich, da das berühmte Echt Kölnisch Wasser einige sehr ähnliche Duftnuancen enthält. Durch den für ein Hydrolat sehr intensiven Duft eignet es sich hervorragend für die Herstellung von Raumsprays, Körpersprays oder für die Zugabe in Verneblergeräten oder Diffusoren.

Orangenblütenhydrolat ist ein Retter in vielerlei seelischen Notlagen wie Panik, Schock, Angst und starker Unruhe. Es kann bei Bedarf als Körper- oder Dekolletéspray benutzt werden. Auch 1–2 Sprühstöße auf die Zunge beruhigen den aufgewühlten Geist. Beim Überbringen unangenehmer Diagnosen kann das Hydrolat ebenfalls den ersten Schockmoment etwas abfedern.

Nicht zu unterschätzen ist zudem die sanft antibakterielle Wirkung bei Akne (Owen et al. 2017). Damit eignet es sich besonders zur Pflege jugendlicher, von Akne geplagter Haut.

Verwendeter Pflanzenteil: Blüten des Bitterorangenbaumes

Gewinnung: Destillation

Körperliche Hauptindikationen/Wirkungen: Akne; entzündungshemmend, hautpflegend, antimykotisch (Inouye et al. 2009)

Seelische Hauptindikationen/Wirkungen: Schock, Angst, Trauer, starke Unruhe; beruhigend, angstlösend, schlaffördernd, ausgleichend

Besonders effektive Anwendung: Dekolletéspray, Körperspray, Raumspray, als Zugabe in Verneblergeräten oder Diffusoren, orale Anwendung

Haltbarkeit nach Öffnen der Flasche: ca. 2 Jahre

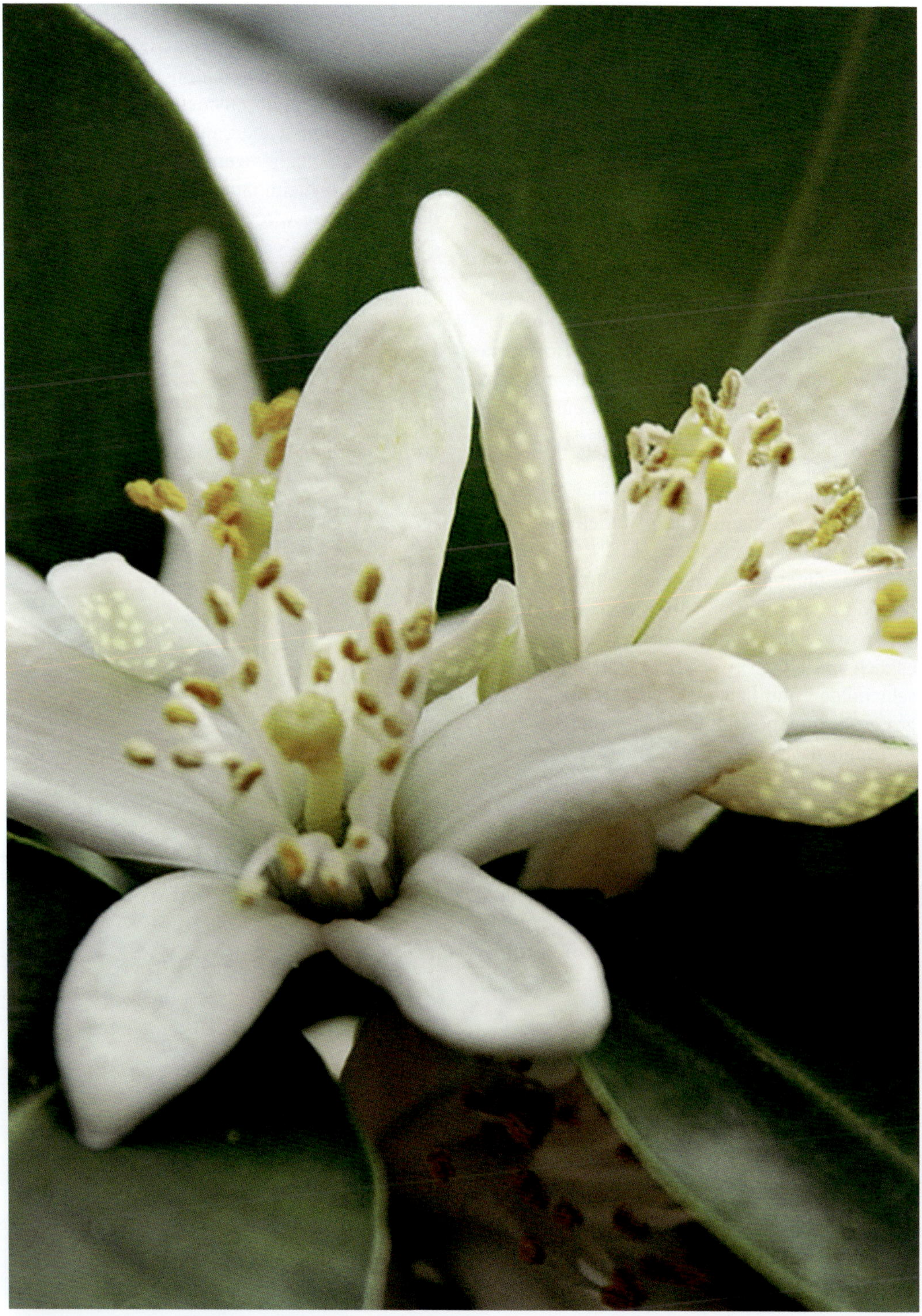

Abb. 9.3 Bitterorangenbaum, Citrus × aurantium L. (flos/Blüte). (Quelle: Zimmermann. Aromatherapie für Pflege- und Heilberufe. 7. Aufl. Karl F. Haug Verlag 2022.)

9.4 Rosenhydrolat, Rosa × damascena Mill.

Das Multitalent unter den Blütenwässern

Hochwertige Rosenhydrolate werden nicht bei der eigentlichen Rosendestillation gewonnen, sondern kurz vor Ende der Rosensaison ausschließlich separat destilliert (▶ **Abb. 9.4**). Dabei liegt das Verhältnis von Rosen zu Quellwasser bei etwa 1:1. In Bulgarien gibt es eigens ein Gesetz, das die Menge ätherischen Öles, die im Hydrolat vorhanden sein muss, festlegt. Hochwertige Rosenhydrolate werden also als primäre Hydrolate gewonnen und enthalten mindestens 0,04 % ätherisches Rosenöl, bei einigen Destillateuren sogar bis zu 0,1 %.

Rosenhydrolat wirkt stark schmerzlindernd, entzündungshemmend, antibakteriell sowie antimykotisch (Maruyama et al. 2017). Dafür werden u. a. Spuren des Monoterpenols Geraniol und der wirksame Inhaltsstoff Phenylethanol verantwortlich gemacht. Bei Letzterem handelt es sich um einen in der Rose vorkommenden, sehr milden und hautverträglichen Alkohol mit großem gesundheitsförderndem Potenzial.

Rosenhydrolat eignet sich für sehr viele Anwendungsformen und findet in der Aromatherapie und -pflege immer mehr begeisterte Anwender. Insbesondere geschädigte Haut, z. B. durch Strahlentherapie, profitiert von der stark regenerierenden Wirkung des Rosenhydrolats, und es kann unbedenklich auf die betroffenen Areale aufgesprüht werden, ohne dass die zu bestrahlende Haut dadurch beeinträchtigt werden würde.

Eine Bindehautentzündung (Konjunktivitis) kann mit echtem Rosenwasser ebenfalls hervorragend behandelt werden. Auch die empfindliche Haut von Säuglingen und älteren Menschen sowie alle Schleimhäute können mit Rosenhydrolat gepflegt werden.

! Beachte

Bei der Anwendung von Rosenhydrolat im Augen- und Schleimhautbereich sowie auf empfindlicher Haut ist darauf zu achten, dass das Hydrolat nicht mit Alkohol konserviert wurde.

Verwendeter Pflanzenteil: Blütenblätter

Gewinnung: Wasser- und Wasserdampfdestillation

Körperliche Hauptindikationen/Wirkungen: bestrahlte Haut, Bindehautentzündung, Pflege des Intimbereichs; stark schmerzlindernd, entzündungshemmend, schleimhautpflegend und -regenerierend, juckreizstillend und leicht kühlend

Seelische Hauptindikationen/Wirkungen: ausgleichend, stabilisierend bei seelischen Achterbahnfahrten, angstlösend

Besonders effektive Anwendung: Körperspray, kühlende Auflagen

Haltbarkeit nach Öffnen der Flasche: ca. 2 Jahre

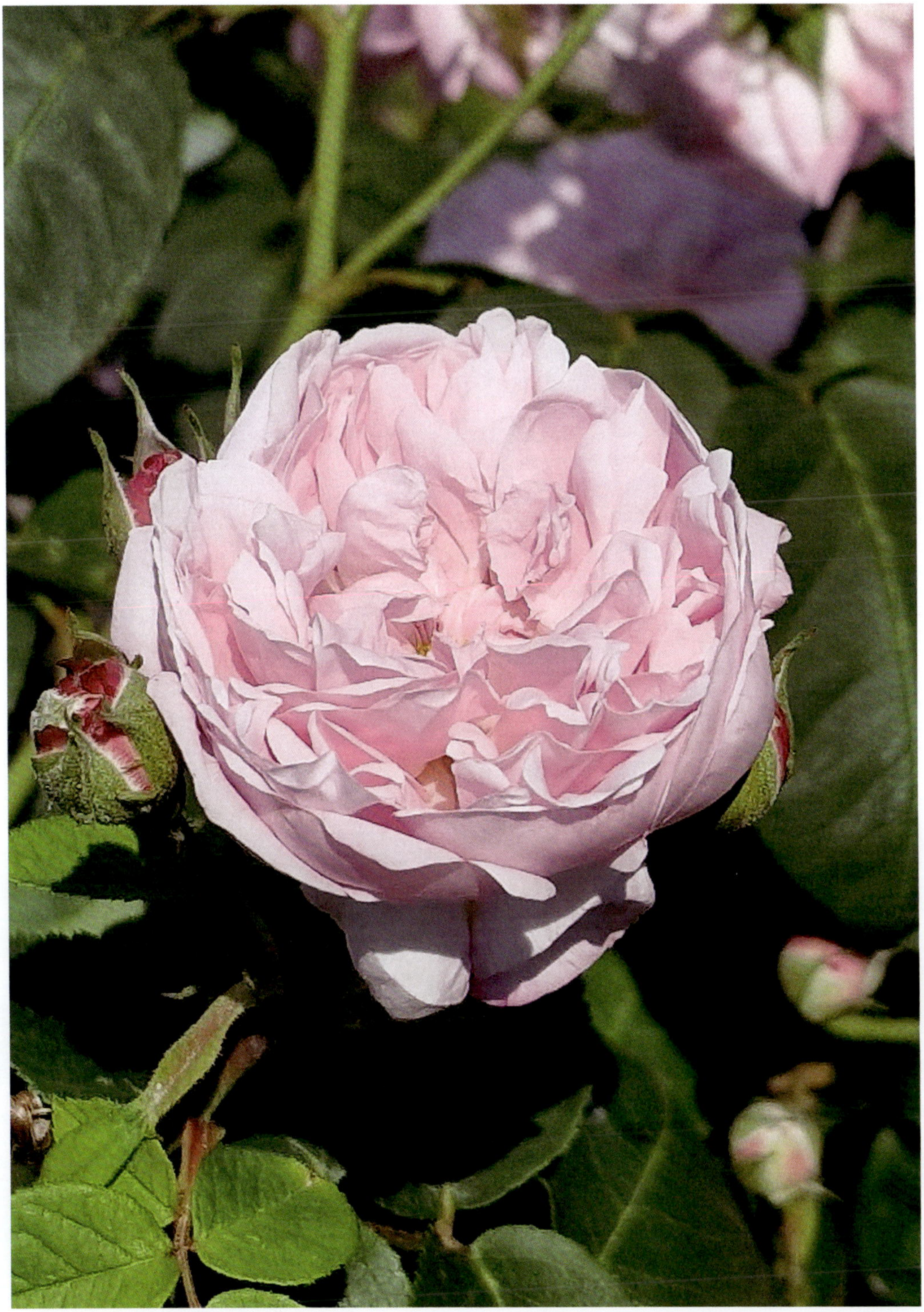

Abb. 9.4 Rose, Rosa × damascena Mill.

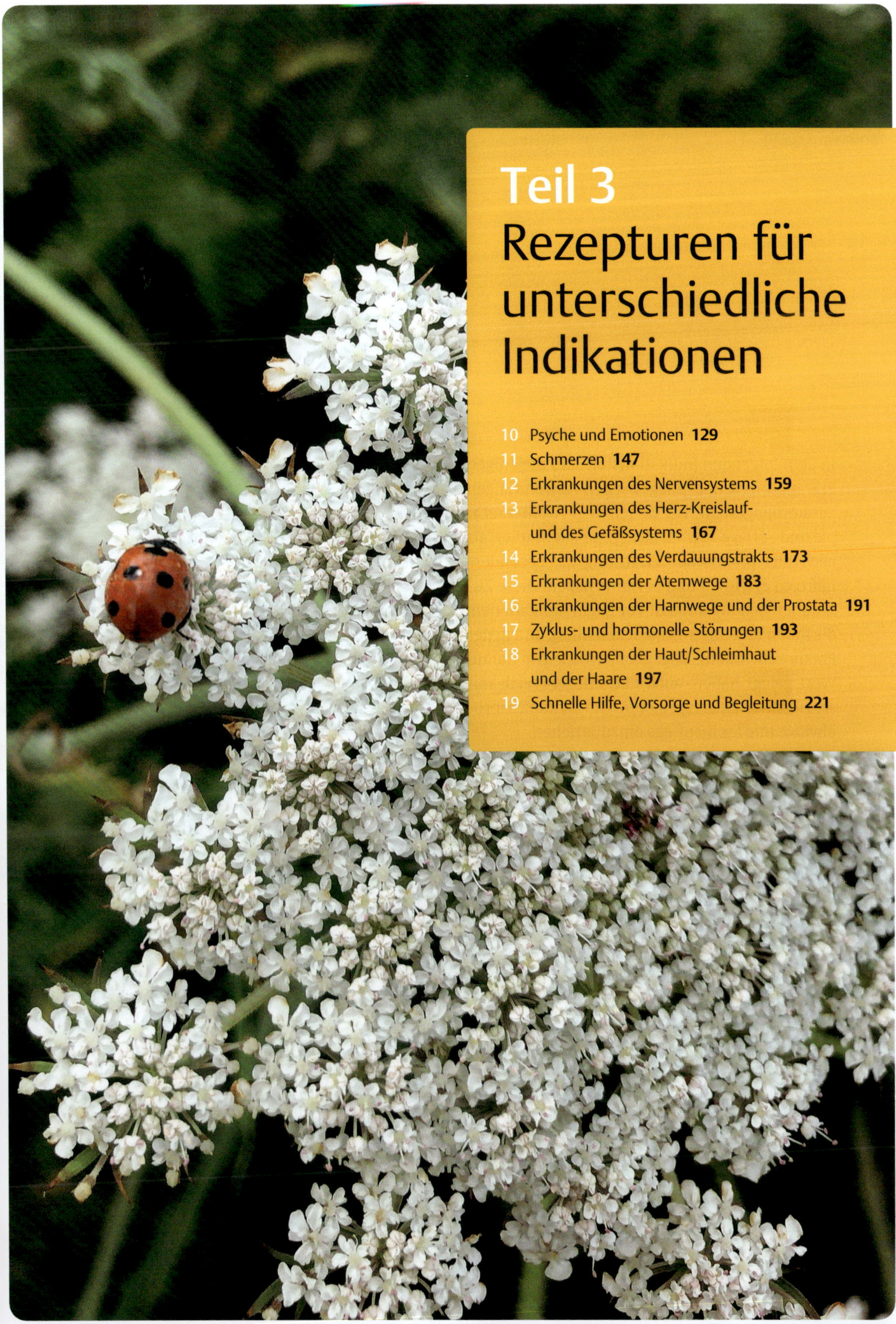

Teil 3
Rezepturen für unterschiedliche Indikationen

In dem folgenden Indikationsteil sind diejenigen Erkrankungen und pflegerischen Anwendungen zusammengestellt, bei denen sich Aromatherapie und -pflege sowohl basierend auf Studien als auch aus praktischer Erfahrung als besonders hilfreich erwiesen und bewährt haben. Diese Zusammenstellung umfasst vor allem Indikationen, die Ihnen und uns im klinischen Alltag und in der Praxis sehr häufig begegnen, wobei wir darauf Wert gelegt haben, auch den Pflegebereich mit spezielleren Einsatzgebieten wie Dekubitusprophylaxe und Stomapflege einzubeziehen.

Da die Studienlage in Bezug auf ätherische Öle stark variiert, werden nur einige der Indikationen vertiefend besprochen. Wir konzentrieren uns bei der Vorstellung der Studien nicht ausschließlich auf ätherische Öle und Hydrolate der Grundausstattung, da es uns wichtig ist, Ihnen einen möglichst umfassenden Zugang zur Aromatherapie zu bieten und den Grundstock für eine Ausweitung aromatherapeutischer und -pflegerischer Anwendungen in Ihrer Praxis bzw. Klinik zu legen.

Auf einen Blick

Unterscheidung Basis- und Spezialrezepturen

Grundsätzlich stellen wir pro Indikation mindestens eine **Basisrezeptur** vor, die ausschließlich auf Grundlage der Grundausstattung aus den 20 ätherischen Ölen und/oder 4 Hydrolaten zusammengestellt wird. Weitere Mischungen, die möglicherweise seltene oder kostbare ätherische Öle beinhalten, nennen wir **Spezialrezepturen**.

Dies erfolgt vor dem Hintergrund, dass es in manchen Fällen für bestimmte Symptome ganz besonders bewährte ätherische Öle und Extrakte gibt, die man anschaffen sollte, wenn diese oft zu behandeln sind. Beispielsweise gibt es keinen Ersatz für Immortellenöl, wenn Schwellungen, Prellungen und erwartete Hämatome zu reduzieren sind. Erste Hilfe kann zwar durchaus auch mit anderen Ölen geleistet werden, doch für wirklich überzeugende und tiefgreifende Wirkungen müssen wir gelegentlich ein paar „Spezialisten-Öle" bereithalten.

Wenn kein Chemotyp (Ct.) oder Artname angegeben ist (z. B. bei manchen Rezepturen mit Thymian, Eukalyptus oder Rosmarin), dann bleibt die Auswahl dem Vorrat bzw. der persönlichen Vorliebe der Anwendenden überlassen. Ist diese Unterscheidung nach unserer Ansicht wichtig, spezifizieren wir diese genau.

Zumeist machen wir zu den jeweiligen Rezepturen keine Angaben zur Herstellung, nur bei besonderen Mischungen und speziellen Anwendungen, da die Anwendungsformen (S. 63) bereits in Teil 1 vorgestellt wurden.

Außerdem finden Sie bei den Rezepturen auch einen Hinweis, welche Öle ebenfalls wirksam sind und mit einem der in den Rezepturen vorkommenden Öle getauscht werden können. An manchen Stellen fehlt der Hinweis „Auch mit diesen Ölen wirksam", weil alle infrage kommenden Öle bereits genannt sind – bei vielen Diagnosen und Indikationen gibt es zahlreiche Öle, bei manchen tatsächlich nur zwei bis drei.

10 Psyche und Emotionen

In der Naturheilkunde fühlen wir uns den Forschungsergebnissen aus der Psychoneuroimmunologie stark verbunden: Da wir uns Zeit nehmen und den gesamten Menschen betrachten – nicht nur einzelne Symptome –, beziehen wir in den meisten „Fällen" bei den unterschiedlichsten Beschwerden auch mögliche psychische/seelische Hintergründe mit ein. Manchmal weist bereits die Körpersprache eindeutig darauf hin, dass wir es mit einem Menschen zu tun haben, in dessen Leben etwas nicht so läuft, wie er es sich vorstellt und wie es sich für ihn richtig anfühlt. Oft glauben Betroffene sogar, daran nichts mehr ändern zu können.

In unserer Gesellschaft sind Angststörungen, depressive Zustände sowie Burn-out ernste Gesundheitsprobleme, von denen ein erheblicher Teil der Bevölkerung – zumindest zeitweise – betroffen ist. Leider sind medikamentöse Therapien weder frei von unerwünschten Nebenwirkungen noch entfalten sie immer die gewünschte Wirkung. Sie können sogar zu Medikamentenmissbrauch und -abhängigkeit führen.

Der Einsatz von ätherischen Ölen zur Linderung von Angstzuständen und Depressionen hat nicht die Nachteile, die mit den derzeit verwendeten medikamentösen Therapien verbunden sein können. In-vivo-Studien an Tiermodellen haben die angstlösende Wirkung dieser ätherischen Öle und die Wechselwirkungen ihrer Hauptbestandteile mit Rezeptoren des zentralen Nervensystems bestätigt. Daher liegt die Vermutung nahe, dass die Modulation der Glutamat- und GABA-Neurotransmittersysteme entscheidende Mechanismen sein könnten, die für die beruhigenden, anxiolytischen (angstlösenden) und krampflösenden Eigenschaften von Linalool und ätherischen Ölen, die viel Linalool enthalten, verantwortlich sind (Wang und Heinbockel 2018). Anxiolytische ätherische Öle sind vor allem solche, die einen erheblichen Anteil an Monoterpenalkoholen wie Linalool, Geraniol und Citronellol aufweisen. Auch wenn diese in gebundener Form als Ester vorhanden sind, kann die seelisch aufhellende Wirkung erheblich sein.

In einer umfangreichen Übersichtsstudie wurden die Auswirkungen verschiedener ätherischer Öle auf das zentrale Nervensystem und entsprechende psychische Erkrankungen wie Depressionen und Angststörungen näher betrachtet (Lizarraga-Valderrama 2021), deren Ergebnisse wir hier in Kurzform vorstellen:

- Weihrauch-, Ylang-Ylang-, Bergamotte-, Süßorangen-, Neroli-, Rosengeranien- und Rosenöl können die Hypothalamus-Hypophysen-Nebennierenrinden-Achse (HPA-Achse, engl. „hypothalamic-pituitary-adrenal axis") beeinflussen, über die u. a. unsere Stressreaktion gesteuert wird, und senken den Spiegel des Glukokortikoids Kortisol. Sie haben damit einen beruhigenden Effekt.

- Außerdem können die genannten Öle wie auch Muskatellersalbeiöl kurzzeitig den Blutdruck und die Herzfrequenz senken.
- Zimtöl wirkt anxiolytisch und antidepressiv. Seine antidepressive Wirkung scheint u. a. auf eine Unterdrückung der Neuroinflammation, also von Entzündungen des Nervengewebes, zurückzuführen zu sein, wobei die genauen Mechanismen noch nicht vollständig geklärt sind.
- Ylang-Ylang- und Rosenöl bewirken eine anxiolytische Wirkung, indem sie den Serotoninspiegel im Gehirn erhöhen und die Kortisolkonzentration im Blutserum senken.
- Lemongrass- und Bergamotteöl fördern eine anxiolytische Wirkung durch Aktivierung des GABAergen Systems.
- Rosmarin, Muskatellersalbei und Römische Kamille aktivieren das dopaminerge System. Sie wirken anxiolytisch, antidepressiv und haben vorteilhafte Effekte auf die Gedächtnisleistung.
- Salbei wirkt gedächtnisstärkend, während Römische Kamille eine stimmungsaufhellende Wirkung hat.

Die Ergebnisse der verschiedenen Studien, die in dieser Übersichtsarbeit berücksichtigt wurden, zeigen die Effekte ätherischer Öle auf körperlicher und psychischer Ebene auf. Mit dem Einsatz passender ätherischer Öle können wir Betroffenen helfen, wieder mehr Kontrolle und Achtsamkeit in ihrem Alltag zu erlangen. Das ist dann oftmals der erste Schritt, damit „Reparatur“ und Heilung in Gang gebracht werden können – für Körper und Seele gleichermaßen.

Besonders bei psychischen Störungen wie Ängsten, Unruhe, Schlafstörungen oder Aggression schätzen wir die sehr einfache Anwendung der ätherischen Öle über die Nase. Mit dem Riechen erreichen wir in Bruchteilen von Sekunden das limbische System, in dem unser Gefühlsleben gesteuert wird. Das bedeutet im Umkehrschluss, dass eine relativ schnelle Wirkung über das Riechen an bestimmten Düften eine deutliche Linderung der akuten Symptome herbeiführen kann. Allerdings sei auch erwähnt, dass diese Riechübungen über einen längeren Zeitraum und regelmäßig durchgeführt werden sollten. Intensives Schnüffeln an den Düften verstärkt die Wirkung maßgeblich.

! *Beachte*

Bei allen psychischen Problemen oder Befindlichkeitsstörungen sollte die Nase des Betroffenen die Entscheidung für oder gegen einen Duft treffen. Diese Entscheidung ist vom Therapeuten, der Pflegekraft oder anderen begleitenden Personen unbedingt zu respektieren. Unsere Rezepturen im folgenden Kapitel dienen lediglich als Tipps oder Anregungen und können je nach Bedarf entsprechend ergänzt oder abgewandelt werden.

10.1 Psychische Beschwerden (mit und ohne Krankheitswert)

10.1.1 Angst/Ängstlichkeit

Im klinischen Umfeld oder in Pflegeeinrichtungen können das ungewohnte Umfeld oder bestimmte Diagnosen/Eingriffe zu Angst bzw. Ängstlichkeit führen. Angststörungen sind in den Praxen ebenfalls häufiger anzutreffen. In beiden Fällen können begleitend ätherische Öle hilfreich sein, um diese Ängste zu lindern.

Inzwischen gibt es einige klinische Studien, die beispielsweise die deutlich anxiolytische Wirkung von Orangenöl, Lavendelöl und dem Öl der Römischen Kamille belegen konnten (Lizarraga-Valderrama 2021). Unsere Erfahrung zeigt, dass etliche ähnlich zusammengesetzte Zitrusöle wie das Bergamotteöl ebenfalls eine gute Unterstützung bieten können.

Basisrezepturen

Riechstift 1
- 4 Tropfen Orange
- 1 Tropfen Lavendel
- 1 Tropfen Römische Kamille

Dekolletéspray
- 30 ml Orangenblütenhydrolat
- 12 Tropfen Solubol
- 2 Tropfen Orange
- 1 Tropfen Atlaszeder

Spezialrezepturen

Riechstift 2
- 4 Tropfen Petitgrain Bergamotte
- 1 Tropfen Lavendel
- 1 Tropfen Römische Kamille

Roll-on
- 10 ml Jojobaöl
- 2 Tropfen Melisse 10 %
- 2 Tropfen Benzoe
- 2 Tropfen Mandarine

Auch mit diesen Ölen wirksam: Bergamotte, Benzoe, Neroli

10.1.2 Depression/depressive Verstimmung

Als eigenständiges Krankheitsbild, oft ohne benennbare Ursachen, kann die Depression in leichter, mittelgradiger oder schweren Form in Erscheinung treten, mit gravierenden Auswirkungen auf den Antrieb, die Stimmung und das Gefühls(er)leben. Sie ist eine ernstzunehmende Erkrankung, die auch psychotherapeutischer Behandlung bedarf. Schwere Erkrankungen können aber auch eine depressive Verstimmung oder sogar eine manifeste Depression nach sich ziehen. Ebenso trägt der Verlust des gewohnten Umfelds bei einer Unterbringung in Krankenhaus oder Pflegeheim dazu bei, dass sich Depressionen entwickeln können. Sind Patienten aufgrund einer Erkrankung weniger mobil, kann es sogar vorkommen, dass Depressionen nicht als solche erkannt werden, da eine Antriebslosigkeit weniger ersichtlich ist. Auch kommt es gerade im höheren Alter zu Verwechslungen mit demenziellen Erkrankungen (S. 159). Umso wichtiger ist es also, sehr genau auf die Anzeichen depressiver Verstimmungen zu achten und rechtzeitig Gegenmaßnahmen zu ergreifen.

Viele ätherische Öle nehmen nachweislich Einfluss auf die Ausschüttung von Neurotransmittern und entfalten damit auf vielfältige Weise antidepressive Wirkungen (Lizarraga-Valderrama 2021). Insbesondere die fruchtig-süßlich duftenden Ester sind hieran beteiligt und können Licht in die Dunkelheit der Seele bringen. Viele Zitrusfrüchte erinnern nicht nur in ihrem Aussehen an kleine Sonnen, die Düfte ihrer Fruchtschalen lassen auch die gedrückteste Stimmung abklingen – zumindest für einige Momente. Wichtig ist dabei eine mehrmals tägliche Anwendung über mindestens 2 Wochen.

Basisrezepturen

Riechstift
- 4 Tropfen Orange oder Zitrone
- 1 Tropfen Römische Kamille

Dekolletéspray
- 25 ml Orangenblütenhydrolat
- 25 ml Melissenhydrolat

Spezialrezepturen

Riechstift 1
- 4 Tropfen Bergamotte
- 1 Tropfen Römische Kamille

Riechstift 2
- 2 Tropfen Fichtennadel
- 1 Tropfen Bergamotte
- 1 Tropfen Benzoe

Auch mit diesen Ölen wirksam: Blutorange, Mandarine, Zitronenmyrte

10.1.3 Disstress

Bei Stress werden Stresshormone freigesetzt. Auslöser für Stress können z. B. Reizüberflutung, schwere Krankheiten, starke körperliche Belastung oder psychische Traumata (Verlust einer Bezugsperson, Todesangst) sein. Bei akuter Stressbelastung werden Stresshormone wie Noradrenalin und Adrenalin ausgeschüttet. Über die Nebennierenrinde (HPA-Achse) wird zudem Kortisol freigesetzt. Die Kortisolausschüttung folgt normalerweise einem zirkadianen Rhythmus, die Konzentration ist morgens am höchsten und sinkt über den Tag ab. Zu einem starken Anstieg der Kortisolausschüttung kommt es bei extremem Stress, z. B. durch Infektionserkrankungen, Operationen oder körperliche Traumata. Situationen von freudiger Erregung lösen ebenfalls Stressgefühle aus, diese werden als Eustress bezeichnet. Letztendlich entscheidet immer die individuelle Deutung des stressigen Empfindens über die negative oder positive Gesamtbefindlichkeit. Da negativer Stress auf Dauer als krankmachende Belastung empfunden wird, sollten Maßnahmen ergriffen werden.

Auch wenn Adrenalin und Kortisol wichtig sind, damit wir morgens aufstehen können, wir leistungsfähig und wach sind, wirkt sich ein Zuviel nachteilig aus. Die Ausschüttung von Stresshormonen wie Kortisol wird von vielen ätherischen Ölen positiv beeinflusst, d. h. reguliert, u. a. von Litsea (Chaiyasut et al. 2020), aber auch von verschiedenen Zitrusölen wie Bergamotte, Neroli, Süßorange und weiteren Ölen (Lizarraga-Valderrama 2021). Bei manchen Menschen/Indikationen haben wir das Gefühl, dass wir erst sehr sanft anfangen müssen, dafür sind Hydrolate, z. B. als Sprays oder sogar teelöffelweise eingenommen wie bei Orangenblütenhydrolat, eine schöne Unterstützung.

Basisrezepturen

Riechstift 1
- 3 Tropfen Orange
- 1 Tropfen Atlaszeder
- 1 Tropfen Römische Kamille

Riechstift 2
- 2 Tropfen Melisse 10 %
- 1 Tropfen Rosengeranie

Spezialrezepturen

Dekolletéspray 1
- 40 ml Rosengeranienhydrolat
- 10 ml Rosenhydrolat

Dekolletéspray 2
- 25 ml Basilikumhydrolat
- 25 ml Orangenblütenhydrolat
- 20 Tropfen Solubol
- 5 Tropfen Litsea

Riechstift 3
- 3 Tropfen Ponderosa-Kiefer
- 4 Tropfen Blutorange
- 1 Tropfen Fenchel

Ölmischung für verschiedene Zwecke
- 5 ml Orange
- 5 Tropfen Fenchel
- 2 Tropfen Basilikum

Auch mit diesen Ölen/Hydrolaten wirksam: Petitgrain Bergamotte, Petitgrain Zitrone; Lorbeerhydrolat

10.1.4 Erschöpfung/Burn-out

Starke Erschöpfung oder Burn-out kann infolge besonders herausfordernder beruflicher oder privater Lebensphasen auftreten. Hält die Erschöpfung, beispielsweise nach einer schweren Erkrankung, länger an, kann es sich um ein Fatigue-Syndrom handeln. Alle Formen gehen mit Antriebslosigkeit, Müdigkeit und Kraftlosigkeit einher – der Alltag kann nur eingeschränkt oder sogar nicht mehr bewältigt werden. Die Betroffenen sehnen sich nach Ruhe, nach Frieden und möchten sich in eine warme kuschelige Höhle verkriechen und warten, bis sich die Stürme des Lebens wieder verzogen haben.

Bei der aromatherapeutischen Behandlung geht es daher vor allem darum, stärkende, aufbauende, ausgleichende, aber auch sanft anregende ätherische Öle einzusetzen, um die Betroffenen bei der Regeneration zu unterstützen und wieder zu Kräften kommen zu lassen.

Basisrezepturen

Körperöl

- 50 ml Mandelöl
- 4 Tropfen Lorbeer
- 4 Tropfen Zitrone
- 2 Tropfen Atlaszeder

Riechstift

- 2 Tropfen Pfeffer
- 2 Tropfen Orange

Spezialrezepturen

Ölmischung für verschiedene Zwecke

- 5 ml Blutorange
- 3 Tropfen Benzoe
- 1 Tropfen Cistrose

Roll-on

- 10 ml Jojobaöl
- 3 Tropfen Zitronenmyrte
- 2 Tropfen Petitgrain Bergamotte
- 1 Tropfen Rosengeranie

Auch mit diesen Ölen wirksam: Grapefruit, Rosmarin, Wacholder

10.1.5 Nervosität

Nervosität kann sich aufgrund neuer und übermäßig vieler Eindrücke einstellen, aber auch eine konstitutionelle Eigenheit von Personen sein. Insbesondere in einem neuen, ungewohnten Umfeld reagieren Menschen oft nervös oder gereizt. Leider bieten erforderliche Routinen in Praxen, Kliniken und Pflegeheimen oft wenig Spielraum, um ausgleichend und beruhigend einwirken zu können. Erst eine Abwesenheit von zu vielen Reizen führt dazu, wieder Gelassenheit verspüren zu können.

Daneben gibt es einige Lebensphasen wie die Wechseljahre, bei denen sich aufgrund von hormonellen Umstellungen Nervosität und Gereiztheit einstellen können. Diese sind bei Frauen zumeist ausgeprägter als bei Männern.

Sandelholz und andere Baumdüfte symbolisieren die Verankerung im Sturm, sie schwanken, geben nach und lassen sich letztendlich selten „aus der Ruhe" bringen. Daher eignen sie sich besonders gut zur Behandlung von Nervosität und Gereiztheit. Daneben sind auch sanft anregende und gleichzeitig ausgleichende Zitrusdüfte eine gute Ergänzung.

Basisrezepturen

Körperöl

- 50 ml Mandelöl
- 4 Tropfen Orange
- 3 Tropfen Fichtennadel
- 2 Tropfen Römische Kamille

Riechstift

- 3 Tropfen Orange
- 1 Tropfen Zypresse

Spezialrezepturen

Roll-on

- 10 ml Jojobaöl
- 3 Tropfen Fichtennadel
- 2 Tropfen Petitgrain Bergamotte
- 1 Tropfen Lorbeer

Raumspray

- 45 ml Zirbenhydrolat
- 5 ml Alkohol 70 %
- 3 Tropfen Mandarine
- 2 Tropfen Sandelholz (neukaledonisch)
- 1 Tropfen Atlaszeder

Auch mit diesen Ölen/Hydrolaten wirksam: Neroli, Tuberose; Orangenblütenhydrolat

10.1.6 Hyperaktivität

Hyperaktivität geht mit einem starken Bewegungsdrang einher. Sie kann bei ADHS („Zappelphilipp-Syndrom"), aber auch bei Agitiertheit auftreten. Letztere ist auf verschiedene Erkrankungen zurückzuführen und bedarf im klinischen Umfeld der besonderen Beachtung.

Die Grenzen zwischen Rastlosigkeit und Hyperaktivität sind oft fließend. Auch die Belastung durch die Hyperaktivität wird oft eher von Mitmenschen als von der betroffenen Person selbst als solche wahrgenommen. Doch wenn Geist und Körper von der geschäftigen Betriebsamkeit und der pausenlosen Unruhe allzu stark in Anspruch genommen werden, wünschen sich auch Betroffene eine Bremse oder Leitplanke, um ruhiger und fokussierter durch die Stürme des hektischen inneren Regisseurs navigieren zu können.

Der kleine Anteil an Methylanthranilat, der Bestandteil fast aller Düfte der Zitrusbäume ist, kann als wertvolle Leitplanke unterstützend begleiten. Wichtig ist es, dass die Betroffenen mit der eigenen Nase genau den Duft erschnuppern, der absolut für sie passt. Zusätzlich empfiehlt sich die Einnahme von Melissenhydrolat.

Basisrezepturen

Roll-on 1
- 5 ml Jojobaöl
- 3 Tropfen Orange
- 1 Tropfen Atlaszeder
- 1 Tropfen Römische Kamille

Melissenhydrolat, innerlich

1–2 EL Melissenhydrolat in ca. 500 ml Wasser und schluckweise ab dem Nachmittag trinken.

Spezialrezepturen

Roll-on 2
- 5 ml Jojobaöl
- 2 Tropfen Petitgrain Mandarine
- 3 Tropfen Mandarine
- 1 Tropfen Vetiver

Kopfkissenspray (ab 4 Jahren)
- 50 ml Melissenhydrolat
- 50 Tropfen Solubol
- 5 Tropfen Petitgrain Mandarine
- 5 Tropfen Bergamottminze
- 5 Tropfen Vanille-Extrakt
- 2 Tropfen Mandarine

Pulsöl bei starker Unruhe
- 10 ml Jojobaöl
- 2 Tropfen Sandelholz
- 2 Tropfen Mimose
- 1 Tropfen Vetiver

Auch mit diesen Ölen wirksam: Basilikum, Gewürznelkenknospe, Ponderosa-Kiefer

10.1.7 Schlafstörung

Mindestens ein Viertel der Bevölkerung klagt über Schlafstörungen, die langfristig zu schweren Herz-Kreislauf-Erkrankungen führen können. Noch weniger gut schlafen Menschen in für sie ungewohnten Umgebungen, beispielsweise im Krankenhaus. Teilweise werden dann Schlafmittel verabreicht oder verschrieben, die allerdings die Schlafqualität negativ beeinflussen können: Der Schlaf ist weniger erholsam.

Abhilfe können einige ätherische Öle bieten, denn der Inhaltsstoff Linalylacetat mehrerer Düfte sorgt nachweislich für das nötige Loslassen, um tiefer und besser schlafen zu können. Lavendelöl ist inzwischen sogar in Kapselform erhältlich.

Basisrezepturen

Kissenspray
- 25 ml Orangenblütenhydrolat
- 5 ml Alkohol 70 %
- 4 Tropfen Orange
- 2 Tropfen Melisse
- 1 Tropfen Atlaszeder

Fuß- oder Unterarmeinreibung
- 10 ml Mandelöl
- 2 Tropfen Lavendel
- 2 Tropfen Römische Kamille
- 2 Tropfen Benzoe

Auch mit diesen Ölen wirksam: Bergamottminze, Fichtennadel, Rose

10.1.8 Schockzustand

Beim Schock tritt eine starke Stressreaktion auf, die Kortisolausschüttung steigt extrem an. Kortisol unterdrückt das Schmerzempfinden und versetzt gemeinsam mit Adrenalin und Noradrenalin den Körper in Alarmbereitschaft. Die Durchblutung von Gehirn und lebenswichtigen Organen steigt, in der Peripherie sinkt sie. Milde Formen, den sogenannten psychogenen Schock, kennt eigentlich jeder, er ist nur in schweren Fällen behandlungsbedürftig, z. B. bei desorientierten oder ohnmächtigen Patienten.

! Beachte

Anaphylaktischer, septischer, kardiogener, neurologischer, blutungsbedingter oder obstruktiver Schock stellen hingegen Notfälle dar, die ein entsprechendes Notfallmanagement erfordern!

In den Anfängen der deutschsprachigen Aromatherapie prägte die Pionierin Susanne Fischer-Rizzi den Begriff „Rescue der Aromatherapie". Damit war das Öl aus den Blüten des Orangenbaumes gemeint, das bei jeder Art von Schreck, Trauma, Schock oder bei Trauer hilfreich sein kann. Doch auch die Römische Kamille kann diesbezüglich gute Dienste leisten; ihre sehr seltenen Inhaltsstoffe können wie ein Pflaster für die wunde Seele wirken. Spannend ist, dass dieses zart aussehende Pflänzchen umso stärker duftet, je mehr man es verletzt: Selbst wenn man darauf herumtrampelt und es stark beschneidet, macht ihm das nichts aus.

Basisrezepturen

Roll-on

- 10 ml Jojobaöl
- 2 Tropfen Melisse 10 %
- 2 Tropfen Orange
- 1 Tropfen Römische Kamille

Puls- und Dekolletéspray

- 45 ml Orangenblütenhydrolat
- 5 ml Rosenhydrolat
- 8 Tropfen Solubol
- 2 Tropfen Melisse 10 %

Orangenblütenhydrolat, äußerlich/innerlich

In seelischen Notfallsituationen, bei Angst und Panik kann einfach Orangenblütenhydrolat auf das Dekolleté, die Pulse oder unter die Zunge gesprüht werden.

Spezialrezepturen

Inhalierstift

- 2 Tropfen Orange
- 1 Tropfen Neroli
- 1 Tropfen Benzoe

Ölkompresse für den Solarplexus

- 1 EL Johanniskrautöl
- 2 Tropfen Neroli 10 %
- 2 Tropfen Melisse 10 %

Riechstift (für Kinder)

- 3 Tropfen Mandarine
- 1 Tropfen Römische Kamille
- 1 Tropfen Benzoe

Auch mit diesen Ölen wirksam: Blutorange, Lavendel

10.1.9 Essstörungen

Essstörungen sind psychische Störungen, die zumeist im Jugend- oder jungen Erwachsenenalter auftreten und oft chronisch verlaufen. Hierzu gehören die Anorexie (Magersucht), Bulimie (Ess-Brech-Sucht) und Binge-Eating-Störung (nicht zu kontrollierende Essanfälle). Sie gehen mit einer gestörten Körperwahrnehmung sowie körperlichen Mangelerscheinungen einher, ein starker Verlust des Körpergewichts ist nur bei Anorexie offensichtlich. Wichtig ist eine intensive psychotherapeutische Behandlung.

Wenn das gesunde Maß sowohl für die Nahrungsaufnahme als auch für das Körpergefühl verloren gegangen ist, können begleitend Benzoe und Orange eingesetzt werden. Sie helfen dabei, die Süße des Lebens wieder ohne Verzerrung und Scham spüren zu können.

Steht das dringende Bedürfnis nach innerer Fülle im Vordergrund wie bei der Binge-Eating-Störung, müssen keine Kalorien zugeführt werden. Einige ätherische Öle nehmen direkt Einfluss auf die Ausschüttung des Glücksbotenstoffes Dopamin, z. B. Vanillin.

Basisrezepturen

Riechstift

- 4 Tropfen Benzoe
- 2 Tropfen Orange

Puls- und Dekolletéspray

- 30 ml Orangenblütenhydrolat
- 12 Tropfen Solubol
- 2 Tropfen Orange
- 1 Tropfen Fenchel

Spezialrezepturen

Riechstift

- 2 Tropfen Kakao-Extrakt
- 2 Tropfen Vanille-Extrakt
- 2 Tropfen Grapefruit

Roll-on

- 10 ml Jojobaöl
- 3 Tropfen Vanille-Extrakt
- 3 Tropfen Blutorange
- 2 Tropfen Kakao-Extrakt
- 1 Tropfen Tonka-Extrakt

Auch mit diesen Ölen wirksam: Patchouli, Sandelholz, Vetiver

10.1.10 Sexualität, fehlendes Verlangen

Besteht nur noch ein geringes Verlangen nach sexuellem Kontakt oder fehlt dieses völlig, können ätherische Öle hilfreich sein. Oft werden Düfte wie Jasmin, Patchouli und Ylang Ylang empfohlen, allerdings ist dieses Thema viel zu persönlich, um nicht die Nase der betreffenden Person entscheiden zu lassen. Die richtige Stimmung, um erotische Gefühle empfinden zu können, entsteht ohnehin im Kopf, sodass die passende olfaktorische Stimulation behutsam ausgesucht werden sollte. Hilft ein eher kuscheliger Duft wie Benzoe, oder soll eine Prise Pfeffer das Blut in Wallung bringen?

Basisrezepturen

Roll-on

- 10 ml Jojobaöl
- 2 Tropfen Pfeffer
- 2 Tropfen Orange
- 1 Tropfen Lorbeer

Raumspray

- 45 ml Rosenhydrolat
- 5 ml Alkohol 70 %
- 4 Tropfen Rosengeranie

Spezialrezepturen

Partnermassageöl

- 30 ml Mandelöl
- 20 ml Pflaumenkernöl
- 5 Tropfen Pfeffer
- 4 Tropfen Orange
- 2 Tropfen Lorbeer

Massagebalsam

- 50 g Kokosöl
- 3 Tropfen Jasmin
- 2 Tropfen Sandelholz
- 2 Tropfen Kardamom
- 2 Tropfen Orange

Auch mit diesen Ölen/Hydrolaten wirksam: Ingwer, Jasminhydrolat, Patchouli

10.1.11 Sexualität, übermäßiges Verlangen

Hypersexualität umfasst nicht nur übermäßiges sexuelles Verlangen, sondern auch ein gesteigertes sexuell motiviertes Handeln. Einst galt Majoran als wertvolle Klostermedizin, um übersteigertes körperliches Verlangen von Nonnen und Mönchen abzuschwächen; die Kartoffelsuppen und Wurstwaren der Klosterküche wurden also reichlich damit abgeschmeckt.

In einem unserer Seminare erzählte eine Teilnehmerin, dass sie einen sexuell sehr interessierten und gerne auch aktiven älteren Herrn betreut habe, der die Pflegekräfte gelegentlich unsittlich berührte. Dieser Herr bekam eine mit Majoran besprühte „Einlage" in seine Schuhe gelegt. Diese Anwendung soll bei diesem Herrn äußerst gut funktioniert haben.

Basisrezepturen

Roll-on
- 10 ml Jojobaöl
- 6 Tropfen Majoran
- 2 Tropfen Lavendel

Riechstift
- 2 Tropfen Rosengeranie
- 2 Tropfen Majoran
- 1 Tropfen Fenchel

10.2 Emotionale Belastungen

10.2.1 Antriebsschwäche

Antriebsschwäche oder sogar Antriebslosigkeit tritt bei einigen Erkrankungen als Begleitsymptom auf, z. B. bei Hypothyreose, Mangelernährung, schweren konsumierenden Erkrankungen (Tuberkulose, Tumoren) oder Depression. Betroffene Patienten sind schwer zu motivieren und wenig begeisterungsfähig.

Liegt der Antriebsschwäche eher eine Erschöpfung aufgrund von Überlastung zugrunde, gilt es einerseits, eine gewisse Portion Gelassenheit zu erlangen. Hierbei können Basilikum- und Fenchelöl wichtige Verbündete sein. Andererseits bietet sich die Ergänzung anregender ätherischer Öle sowie solcher, die die Tätigkeit der Leber unterstützen, an, damit die Betroffenen wieder mehr Elan und Antrieb entwickeln.

Basisrezepturen

Inhalierstift 1
- 5 Tropfen Zitrone
- 1 Tropfen Rosmarin Ct. Cineol
- 1 Tropfen Pfefferminze

Roll-on
- 10 ml Jojobaöl
- 3 Tropfen Orange
- 2 Tropfen Lorbeer
- 1 Tropfen Pfeffer

Spezialrezepturen

Dekolletéspray
- 30 ml Rosmarinhydrolat
- 20 Tropfen Solubol
- 5 Tropfen Zitrone

Inhalierstift 2
- 3 Tropfen Grapefruit
- 2 Tropfen Weißtanne
- 1 Tropfen Benzoe

Auch mit diesen Ölen wirksam: Limette, Litsea, Rosmarin Ct. Verbenon

Spezialrezeptur

Rosmarinhydrolat, äußerlich/innerlich

Rosmarin gilt als „Espresso der Aromatherapie". Besonders praktisch in der Anwendung ist das Rosmarinhydrolat. Dies kann pur nicht nur auf Dekolleté und Arme, sondern auch auf die Zunge gesprüht werden. Wichtig ist, dass es sich um ein qualitativ hochwertiges und frisches Bio-Hydrolat, möglichst ohne Alkohol, handelt.

Praxistipp

Bei sehr ausgeprägten Kreislaufbeschwerden, beispielsweise vor den Tagen, oder bei chronisch niedrigem Blutdruck und Wetterfühligkeit, können Korodin Tropfen (3 × täglich 10 Tropfen), innerlich eingenommen, sehr hilfreich sein.

10.2.2 Belastungen, zu große/zu viele

In den Kliniken und Pflegeheimen sind die Patienten oft großen Belastungen ausgesetzt, sei es aufgrund ihrer Erkrankungen und damit verbundener Maßnahmen, der ungewohnten Umgebung oder des Gefühls von Einsamkeit und Kontrollverlust, da die vertrauten Personen fehlen und der Alltag fremdbestimmt ist.

Besonders geeignet sind bei (zu) großer Belastung Düfte, die Furocumarine enthalten (Bergamotte, Angelikawurzel, Limette), extrem verdünnte Öle mit Aldehyden (Melisse, Zitronenmyrte, Litsea) sowie einige Holz- oder Harzöle, die verschiedene Sesquiterpenverbindungen aufweisen können (Atlaszeder, Copaibabalsam, Virginiazeder).

Basisrezepturen

Fußöl

- 30 ml Mandelöl
- 2 Tropfen Lorbeer
- 2 Tropfen Orange
- 1 Tropfen Atlaszeder

Inhalierstift

- 3 Tropfen Orange
- 2 Tropfen Atlaszeder
- 2 Tropfen Melisse 10 %

Spezialrezepturen

Körperspray

- 20 ml Orangenblütenhydrolat
- 20 ml Basilikumhydrolat
- 10 ml Alkohol 70 %
- 2 Tropfen Bergamotte
- 1 Tropfen Virginiazeder
- 1 Tropfen Melisse

Riechstift

- 3 Tropfen Bergamotte
- 2 Tropfen Tonka-Extrakt
- 1 Tropfen Jasmin

Auch mit diesen Ölen wirksam: Litsea, Patchouli, Sandelholz

10.2.3 Blockade, emotionale

Nach heftigen Lebenseinschnitten oder Schicksalsschlägen wie schweren Erkrankungen oder dem plötzlichen Tod Nahestehender kann es vorkommen, dass Menschen keinen Zugang mehr zu ihren Emotionen haben. Als Schutzreaktion, aus Angst davor, dass sie ihre Gefühle überwältigen könnten, haben sie ihre Emotionen teils bewusst, oft aber auch unbewusst unterdrückt, sich abgelenkt und versucht, sie wegzusperren. Dadurch wird die Aufarbeitung dieser psychischen Traumata allerdings behindert.

Um emotionale Blockaden aufzulösen und die Emotionen wieder fließen zu lassen, können folgende Mischungen helfen.

Basisrezepturen

Inhalierstift

- 4 Tropfen Orange
- 3 Tropfen Melisse 10 %
- 1 Tropfen Benzoe

Roll-on

- 10 ml Jojobaöl
- 3 Tropfen Zitrone
- 2 Tropfen Orange
- 2 Tropfen Fichtennadel

Spezialrezepturen

Körperspray

- 40 ml Lorbeerhydrolat
- 10 ml Alkohol 70 %
- 3 Tropfen Zypresse
- 2 Tropfen Zitrone

Riechstift
- 4 Tropfen Bergamottminze
- 1 Tropfen Patchouli
- 2 Tropfen Orange

Auch mit diesen Ölen wirksam: Khella, Petitgrain Bergamotte, Wacholder

10.2.4 Empfindsamkeit/ seelische Verletzlichkeit

Zarter besaitete Menschen haben es gerade in Situationen, in denen sie vielen Eindrücken ausgesetzt sind und bei denen sie sich nicht vor (zu viel) menschlicher Gesellschaft zurückziehen können, schwer. So kann der Alltag in Praxis, Klinik und Pflegeheim mit den eng getakteten Routinen als sehr belastend erlebt werden.

Um sich besser vor den vielen Eindrücken zu schützen, sind verschiedene ätherische Öle, vor allem Melisse und Orange, hilfreich. Sie wirken aufbauend und stärken das Nervenkostüm. Die „wilden 68er" grenzten sich mit Wolken aus Patchouli vom „Establishment" ab. Ein Hauch davon kann als „dickeres Fell" bei der Abgrenzung helfen.

Basisrezepturen

Inhalierstift
- 4 Tropfen Orange
- 2 Tropfen Lavendel
- 1 Tropfen Atlaszeder

Dekolletéspray
- 20 ml Rosenhydrolat
- 10 ml Melissenhydrolat
- 12 Tropfen Solubol
- 2 Tropfen Orange
- 1 Tropfen Melisse 10 %

Haarduft
- 45 ml Melissenhydrolat
- 5 ml Alkohol 70 %
- 2 Tropfen Orange
- 1 Tropfen Melisse 10 %

Spezialrezepturen

Riechstift
- 3 Tropfen Mandarine
- 2 Tropfen Mimose
- 1 Tropfen Römische Kamille

Fußbadesalz
- 1 EL Salz
- 3 Tropfen Lieblingszitrusöl
- 2 Tropfen Atlaszeder
- 1 Tropfen Patchouli

Auch mit diesen Ölen/Hydrolaten wirksam: Champaca, Petitgrain Bergamotte; Lorbeerhydrolat

10.2.5 Erdung, Wunsch nach

Viele Menschen sehnen sich nach erholsamem Schlaf, nach Bettschwere, nach einem Gefühl des sicheren Bodens unter den Füßen, also nach Bodenständigkeit und Erdung. Aus Wurzeln gewonnene ätherische Öle können eine wertvolle Hilfe dabei leisten.

Der erdigste bekannte Naturduft stammt aus einer Tiefe von 2 m, denn so weit können sich die duftenden Wurzeln des Vetivergrases in die Erde weben. Sie werden als Schutz gegen bei Starkregen auftretende Erosion in den heißen Heimatländern dieses unscheinbaren Grasgewächses geschätzt. Dieser „Holzhammer unter den Ölen" bewirkt – zusammen mit der europäischen Angelikawurzel – eine Beruhigung der Gedanken und eine wohlige Schwere.

Basisrezepturen

Fußöl 1
- 1 EL Johanniskrautöl
- 2 Tropfen Fichtennadel
- 2 Tropfen Atlaszeder
- 2 Tropfen Orange

Inhalierstift
- 4 Tropfen Orange
- 2 Tropfen Benzoe
- 1 Tropfen Copaibabalsam

Spezialrezepturen

Fußöl 2
- 1 EL Johanniskrautöl
- 2 Tropfen Benzoe
- 1 Tropfen Atlaszeder
- 1 Tropfen Deutsche Kamille

Fußöl 3
- 1 EL Mandelöl
- 3 Tropfen Bergamotte
- 1 Tropfen Vetiver
- 1 Tropfen Atlaszeder
- 1 Tropfen Angelikawurzel

Spray für die Nacht
- 45 ml Lavendel- oder Melissenhydrolat
- 5 ml Alkohol 70 %
- 4 Tropfen Orange
- 1 Tropfen Karottensamen
- 1 Tropfen Atlaszeder

Auch mit diesen Ölen wirksam: Patchouli, Sandelholz, Vetiver

10.2.6 Rastlosigkeit, Unausgeglichenheit

Eine gewisse Rastlosigkeit scheint zu unserem modernen Lebensstil dazuzugehören. Doch nicht jeder verträgt die Hektik und die Unruhe. Rastlosigkeit ist außerdem Begleitsymptom anderer Erkrankungen oder kann durch bestimmte Medikamente verursacht werden.

Mit Naturdüften können wir kleine Inseln der Ruhe schaffen, wobei die geruchlichen Vorlieben der Patienten maßgeblich sind. Ein nach Blumen duftendes Bad, durch das sich die versteiften Muskeln lockern, ein nach Wald duftender Raum – es gibt viele Möglichkeiten, mit wenig Aufwand Rückzugsmomente zu gestalten.

Basisrezepturen

Roll-on
- 10 ml Jojobaöl
- 3 Tropfen Orange
- 2 Tropfen Römische Kamille
- 1 Tropfen Rosengeranie

Badezusatz
- 4 EL Meersalz
- 4 Tropfen Rosengeranie
- 2 Tropfen Majoran
- 2 Tropfen Orange

Spezialrezeptur

Raumspray
- 30 ml Alkohol 70 %
- 15 Tropfen Fichtennadel
- 10 Tropfen Blutorange
- 3 Tropfen Kardamom

Auch mit diesen Ölen wirksam: Monarde, Sandelholz, Ylang Ylang

10.2.7 Konzentrationsmangel/ Zerstreutheit

Phasen, in denen wir zerstreut sind und uns nicht konzentrieren können, kennen bereits die Jüngsten unter uns: Wir können uns einfach nicht auf eine Aufgabe, ein Projekt, ein Ziel, manchmal noch nicht einmal einen längeren Text fokussieren. Die Gedanken driften ab, man wird schusselig, das Zentrum der Aufmerksamkeit befindet sich überall anders, nur nicht da, wo man eigentlich gerade sein wollte oder sollte. Kommen dann noch entsprechende Grunderkrankungen, Stress oder hohes Alter hinzu, verschlimmert sich die Zerstreutheit.

Die vielfach bewährte olfaktorische Zielscheibe muss her! Rosmarinöl und Rosmarinhydrolat enthalten Campher, der bereits vor 300 Jahren mithilfe von Riechsalzen in Ohnmacht gefallene Damen wiedererweckte. Dieses Molekül hat eine verblüffende Wirkung auf das zentrale Nervensystem. Die auch rund ums Mittelmeer wachsenden Lorbeerbäume ergänzen die konzentrationsfördernde Wirkung, dieser Duft kann intellektuelle Leistungen unterstützen.

Basisrezepturen

Riechstift
- 3 Tropfen Zitrone
- 2 Tropfen Lorbeer
- 1 Tropfen Cajeput

Roll-on
- 10 ml Jojobaöl
- 4 Tropfen Orange
- 2 Tropfen Zypresse
- 1 Tropfen Pfefferminze

Spezialrezepturen

Körperspray
- 45 ml Rosmarinhydrolat
- 5 ml Alkohol 70 %
- 4 Tropfen Zitrone
- 2 Tropfen Pfeffer

Riechstift
- 4 Tropfen Grapefruit
- 2 Tropfen Zypresse
- 1 Tropfen Ravintsara

Auch mit diesen Ölen wirksam: Kardamom, Wald-Kiefer, Limette

10.2.8 Instabilität, seelische

Einschneidende Erlebnisse wie der Umzug in ein Pflegeheim oder schwere Erkrankungen können das seelische Gleichgewicht eines Menschen erheblich aus dem Gleichgewicht bringen. Dann ist es wichtig, wieder einen Zustand der inneren Balance und Stabilität zu erlangen.

Jahrzehntelange Praxis hat gezeigt, dass hierbei zwei Duftgruppen besonders hilfreich sind, und zwar alle ätherischen Öle mit Geraniol wie Rosengeranienöl sowie diejenigen mit Ether wie Fenchel und Basilikum.

Basisrezepturen

Riechstift 1
- 3 Tropfen Orange
- 1 Tropfen Rosengeranie
- 1 Tropfen Atlaszeder

Roll-on
- 10 ml Jojobaöl
- 3 Tropfen Benzoe
- 2 Tropfen Melisse

Spezialrezepturen

Riechstift 2
- 3 Tropfen Orange
- 1 Tropfen Monarde
- 1 Tropfen Atlaszeder

Riechstift 3 (würzig)
- 4 Tropfen Orange
- 2 Tropfen Fenchel
- 1 Tropfen Basilikum

Auch mit diesen Ölen wirksam: Anis, Benzoe, Yuzu

10.2.9 Laune, schlechte

Gedrückte Stimmung und schlechte Laune können selbst bei leichten Erkrankungen auftreten. Niemand ist zufrieden, wenn ihn Schmerzen und Unwohlsein plagen oder unangenehme Eingriffe anstehen.

Es gibt seit langer Zeit das Raumspray „Gute Laune“ eines namhaften Düfte-Anbieters – eine Duftmischung, in der Limettenöl dominiert. Aufgrund seiner stimmungsaufhellenden Wirkung wird dieses Öl auch als „Sonnenschein in der Flasche“ bezeichnet. Diese Wirkung zeichnet alle Zitrusdüfte aus. Sie sollten, je nach Entscheidung der Nase der schlecht gelaunten Person, unbedingt in einer entsprechenden Anwendung enthalten sein.

Basisrezepturen

Raumspray
- 30 ml Alkohol 70 %
- 30 Tropfen Orange
- 20 Tropfen Zitrone

Inhalierstift 1
- 4 Tropfen Orange
- 2 Tropfen Zitrone
- 1 Tropfen Lavendel

Spezialrezepturen

Ölmischung für verschiedene Zwecke
- 3 ml Grapefruit
- 2 ml Zitrone
- 5 Tropfen Zitronenmyrte
- 5 Tropfen Vanille-Extrakt

Inhalierstift 2
- 4 Tropfen Mandarine
- 2 Tropfen Blutorange
- 2 Tropfen Tonka-Extrakt

Auch mit diesen Ölen wirksam: Limette, Litsea, Zedrat-Zitrone

10.2.10 Aggression/Ärger

Aggressionen und Ärger entstehen gerade in Situationen, die sich der Kontrolle der betroffenen Personen entziehen. Aggression kann zudem als Begleitsymptom neurodegenerativer Erkrankungen (z. B. Demenz) oder verschiedener psychischer Störungen auftreten. Häufig liegt einer gesteigerten Aggression dabei allerdings keine Wut, sondern Angst und Unsicherheit zugrunde.

Zusätzlich zu den bei Ängsten aufgeführten ätherischen Ölen (S. 130) empfehlen wir in diesem Fall gerne Düfte, die das Belohnungssystem (Dopamin) aktivieren können. Hierzu gehören Römische Kamille oder Muskatellersalbei (Lizarraga-Valderrama 2021), aber auch Vanille.

Basisrezepturen

Inhalierstift 1
- 4 Tropfen Orange
- 1 Tropfen Pfeffer
- 1 Tropfen Römische Kamille

Roll-on 1
- 3 Tropfen Orange
- 2 Tropfen Melisse 10 %
- 1 Tropfen Fichtennadel

Spezialrezepturen

Inhalierstift 2
- 4 Tropfen Blutorange
- 1 Tropfen Basilikum

Roll-on 2
- 4 Tropfen Vanille-Extrakt
- 4 Tropfen Mandarine
- 2 Tropfen Römische Kamille

Auch mit diesen Ölen wirksam: Muskatellersalbei, Pfefferminze, Tulsi

10.2.11 Zorn/Wut

Früher wurden zu Wutausbrüchen tendierende Menschen Choleriker genannt: Ihnen läuft (zu) schnell und regelmäßig „die Galle über" („cholé" = Galle). Besänftigende und den Leberstoffwechsel stützende naturheilkundliche Maßnahmen können helfen, das überschäumende und dadurch oft die Mitmenschen verletzende Naturell sanft in verträglichere Bahnen zu leiten.

Begleitend zu den aufgeführten Kompressen, die im Bereich der Leber aufgelegt werden, ist es empfehlenswert, auch Tinkturen einzunehmen, die die Turbulenzen in diesem Bereich wieder in die Balance führen: zunächst Löwenzahn speziell für die Gallenblase, anschließend Artischocke, Rosmarin und Silberdistel. Hierbei handelt es sich um Pflanzenextrakte, nicht um reine ätherischen Öle, auch wenn diese enthalten sind. Die Dosierung erfolgt nach Herstellervorgaben.

Basisrezepturen

Lebereinreibung
- 1 EL Olivenöl
- 3 Tropfen Zitrone
- 1 Tropfen Pfefferminze

Inhalierstift
- 3 Tropfen Orange
- 2 Tropfen Zitrone
- 1 Tropfen Römische Kamille

Spezialrezepturen

Leberölkompresse oder -einreibung 1
- 10 ml Sesamöl
- 3 Tropfen Rosmarin Ct. Verbenon
- 2 Tropfen Zitrone
- 1 Tropfen Pfefferminze

Leberölkompresse oder -einreibung 2
- 10 ml Sesamöl
- 2 Tropfen Rosmarin Ct. Verbenon
- 2 Tropfen Karottensamen
- 2 Tropfen Limette

Auch mit diesen Ölen wirksam: Römische Kamille, Mandarine, Orange

10.2.12 Mutlosigkeit

Es mag Menschen geben, die grundsätzlich ein eher zurückhaltendes Naturell haben und schneller den Mut verlieren. Aber auch diejenigen, die mit großen Herausforderungen im Leben konfrontiert sind, z. B. der Diagnose einer schweren Erkrankung, der Pflege kranker Angehöriger, können unter dieser Last zusammenbrechen und eben nicht mehr allen Stürmen des Lebens trotzen. Diese Menschen schätzen oft die Stärkung durch stabilisierend und strukturierend wirkende Naturdüfte, die zu mehr Kraft, Mut und Zielstrebigkeit verhelfen.

Ein Sinnbild für Struktur ist die aufrechte, imposante Zypresse. Sie steht unübersehbar in der Landschaft, gibt bei Stürmen anmutig nach und lässt sich nicht so leicht umhauen. Gemeinsam mit stärkendem Lorbeeröl kann der kraftvolle Duft der riesigen Zeder neuen Mut und neue Kraft einflößen.

Basisrezepturen

Raumspray
- 30 ml Alkohol 70 %
- 20 Tropfen Orange
- 5 Tropfen Atlaszeder
- 3 Tropfen Lavendel

Roll-on
- 10 ml Jojobaöl
- 4 Tropfen Orange
- 2 Tropfen Rosengeranie
- 1 Tropfen Atlaszeder

Spezialrezepturen

Inhalierstift
- 4 Tropfen Grapefruit
- 1 Tropfen Römische Kamille
- 1 Tropfen Sandelholz

Ölmischung für verschiedene Zwecke
- 5 ml Blutorange
- 4 Tropfen Römische Kamille
- 1 Tropfen Gewürznelkenknospe

Auch mit diesen Ölen/Hydrolaten wirksam: Angelikawurzel, Himalayazeder, Petitgrain Bergamotte; Zirbenhydrolat

10.2.13 Selbstvertrauen, zu wenig

Die Zeder wirkt wie der brüllende Löwe unter den Bäumen, riesig, ausladend und stark steht sie da, Hunderte von Jahren trotzt sie allen Widrigkeiten. Darum geben wir Menschen, denen es am nötigen Selbstvertrauen mangelt, einen Hauch Zedernöl zu schnuppern – oft wird es dankbar angenommen. Wem der Duft zu schwer ist, fühlt sich womöglich eher von der unscheinbaren Römischen Kamille angezogen, die sogar auf stark verdichteten Wegen gedeiht und auch durch starke Beschädigung nicht unterzukriegen ist.

Basisrezepturen

Roll-on 1
- 10 ml Jojobaöl
- 2 Tropfen Rosengeranie
- 2 Tropfen Orange
- 1 Tropfen Römische Kamille

Inhalierstift
- 4 Tropfen Fichtennadel
- 2 Tropfen Orange
- 2 Tropfen Benzoe

Spezialrezepturen

Raum- oder Körperspray
- 45 ml Lorbeerhydrolat
- 5 ml Alkohol 70 %
- 8 Tropfen Grapefruit
- 2 Tropfen Atlaszeder
- 2 Tropfen Cajeput

Roll-on 2
- 10 ml Jojobaöl
- 3 Tropfen Wacholder
- 2 Tropfen Zitrone
- 1 Tropfen Rosmarin Ct. Cineol

Auch mit diesen Ölen wirksam: Ingwer, Wacholder, Zirbelkiefer

10.2.14 Trauer

Auch wenn Gefühle der Trauer als unerwünscht und negativ empfunden werden – Trauer gehört (leider) zum Leben dazu. Abschiede durch Umzug/Trennung oder Todesfälle, auch die Trauer über nicht mehr vorhandene Möglichkeiten, beispielsweise durch Unfälle oder chronische Erkrankungen, müssen bewältigt werden. Dabei durchlaufen wir unterschiedliche Phasen der Trauer: vom Nicht-Wahrhaben-Wollen über Gefühlsausbrüche bis hin zum Abschiednehmen und schließlich der Akzeptanz des Geschehenen. Die Trauerphasen haben verschiedene Leitthemen, deshalb können unterschiedliche Düfte in den einzelnen Phasen nötig sein.

Für diejenigen, die **nicht wahrhaben wollen**, dass ein geliebter Mensch gestorben ist, bieten sich die beiden folgenden Mischungen an:

Basisrezeptur

Dekolletéspray
- 10 ml Rosenhydrolat
- 10 ml Melissenhydrolat
- 10 ml Orangenblütenhydrolat

Spezialrezeptur

Roll-on 1
- 10 ml Jojobaöl
- 3 Tropfen Iris 1 %
- 2 Tropfen Mandarine
- 1 Tropfen Sandelholz

Überwiegen **Zorn** und die **Frage nach dem Warum**, eignet sich diese Mischung besonders:

Basisrezeptur

Riechstift
- 10 ml Jojobaöl
- 4 Tropfen Melisse 10 %
- 1 Tropfen Atlaszeder
- 1 Tropfen Pfeffer

Geht die Trauer mit einer **depressiven Verstimmung** sowie dem **Gefühl vergebener Chancen** einher, ist diese Mischung besser geeignet.

Basisrezeptur

Roll-on 2
- 10 ml Jojobaöl
- 5 Tropfen Orange
- 1 Tropfen Lavendel
- 1 Tropfen Benzoe

Trauer in Verbindung mit **Akzeptanz und Zustimmung** spricht gut auf diese Mischung an.

Basisrezeptur

Roll-on 3
- 10 ml Jojobaöl
- 3 Tropfen Benzoe
- 1 Tropfen Römische Kamille
- 1 Tropfen Atlaszeder

10.2.15 Tod, Angst vor

So unterschiedlich wir Menschen sind, zwei Dinge haben wir alle gemeinsam: die Geburt und den Tod. Das ist der Gang des Lebens. Wenn sich das Gefühl der Endlichkeit irgendwann mehr oder weniger laut meldet, spätestens wenn nahe Angehörige und Freunde sich für immer verabschieden mussten oder man selber mit einer schweren Krankheitsdiagnose konfrontiert wird, kann dies starke Ängste oder sogar Panikattacken hervorrufen. Es kann einem schon einmal – auch an guten Tagen – die Luft zum Atmen nehmen.

In diesem Fall können wir auf dieselben Öle zurückgreifen wie bei Ängsten (S. 130) und weitere ausgleichende und stärkende Öle ergänzen.

Basisrezepturen

Dekolletéspray
- 45 ml Orangenblütenhydrolat
- 5 ml Alkohol 70 %
- 4 Tropfen Orange
- 1 Tropfen Rosengeranie
- 1 Tropfen Cajeput

Inhalierstift
- 4 Tropfen Orange
- 3 Tropfen Melisse 10 %
- 1 Tropfen Atlaszeder

Spezialrezepturen

Ölkompresse
- 1 EL Johanniskrautöl
- 4 Tropfen Mandarine
- 1 Tropfen Khella
- 1 Tropfen Römische Kamille

Solarplexuseinreibung
- 1 EL Mandelöl
- 3 Tropfen Linaloebeeren
- 2 Tropfen Benzoe
- 1 Tropfen Atlaszeder

Auch mit diesen Ölen wirksam: Blutorange, Lavendel, Rosengeranie

10.2.16 Männlichkeit, Angst vor Verlust an

In der wissenschaftlichen Forschung rund um ätherische Öle sind zwar gleichermaßen Männer wie auch Frauen vertreten, allerdings beziehen sich Erfahrungen bei Alltagsanwendungen überwiegend auf Frauen. Darum liegen nur wenige praktische Erfahrungen mit speziellen männlichen Befindlichkeitsstörungen vor, egal ob es sich um körperliche oder psychische Probleme handelt.

Generell werden kräftige, holzig-würzige Düfte (vielleicht sogar ledrig und nach Tabak duftend) eher Männern zugeschrieben. Diese können bei der Angst vor dem Verlust der Männlichkeit – beispielsweise bei Behandlungen von Prostataerkrankungen – unterstützend zu psychotherapeutischer Hilfe eingesetzt werden.

Basisrezepturen

Inhalierstift
- 3 Tropfen Lorbeer
- 1 Tropfen Pfeffer
- 1 Tropfen Copaibabalsam
- 1 Tropfen Atlaszeder

Körperöl
- 50 ml Mandelöl
- 4 Tropfen Zypresse
- 4 Tropfen Orange
- 2 Tropfen Rosmarin Ct. Cineol
- 2 Tropfen Atlaszeder

Spezialrezepturen

Rasierwasser
- 45 ml Weißtannenhydrolat oder Zirbenhydrolat
- 5 ml Alkohol 70 %
- 4 Tropfen Atlaszeder
- 2 Tropfen Orange
- 2 Tropfen Pfeffer
- 2 Tropfen Copaibabalsam

Riechstift
- 4 Tropfen Fichtennadel
- 2 Tropfen Bergamotte
- 1 Tropfen Lorbeer

Auch mit diesen Ölen wirksam: Kardamom, Myrte, Rosa Pfeffer

10.2.17 Weiblichkeit, Angst vor Verlust an

Brustkrebs und Tumoren der inneren und äußeren Geschlechtsorgane gehören mit zu den häufigsten Krebserkrankungen, die auch Frauen im gebärfähigen Alter betreffen können. Der Angriff auf einen Körperteil, der wie kein anderer Mütterlichkeit und Weiblichkeit symbolisiert, kann bereits ohne drastische medizinische Maßnahmen traumatisierend wirken. Umso schlimmer wiegt dann der komplette Verlust weiblicher Geschlechtsorgane.

Achtsame Rituale mit Anwendung von als feminin empfundenen Düften können den emotionalen Schmerz ein wenig abfangen.

Basisrezepturen

Körperöl

- 50 ml Mandelöl
- 2 Tropfen Rosengeranie
- 2 Tropfen Melisse 10 %
- 4 Tropfen Benzoe

Inhalierstift

- 4 Tropfen Orange
- 2 Tropfen Rosengeranie
- 1 Tropfen Melisse 10 %

Spezialrezepturen

Riechstift

- 4 Tropfen Grapefruit
- 1 Tropfen Ylang Ylang

Duftpuder

- 40 g Reis-Pulver
- 10 g Iris-Pulver
- 2 Tropfen Rose 10 %
- 2 Tropfen Vanille-Extrakt
- 1 Tropfen Jasmin

Zuerst die ätherischen Öle in ein leeres Glas (oder einen Salzstreuer) träufeln, das Glas so lange drehen, bis die Wände mit den ätherischen Ölen benetzt sind. Danach die beiden Pulver dazugeben, das Glas gut verschließen und kräftig hin- und herrollen.
Dieses Puder kann als Deo benutzt oder alternativ auf das Dekolleté oder die Pulse aufgetragen werden.

Auch mit diesen Ölen/Hydrolaten wirksam: Gingerlily; Jasminhydrolat, Ylang-Ylang-Hydrolat

11 Schmerzen

Im Laufe unseres Lebens erleiden wir und die uns anvertrauten Patienten viele schmerzhafte Verletzungen wie Schnitte, Prellungen, Verbrennungen oder auch Frakturen. Dazu kommen Schmerzen beim Wachsen, beim Zahnen, bei Rangeleien in Kindergarten, Schule und auf Sportplätzen oder durch Unfälle. Auch bei vielen Erkrankungen wie fiebrigen Infekten und Entzündungen sind Schmerzen ein wesentliches Begleitsymptom. Irgendwann stellen sich dann Altersbeschwerden ein, die ebenfalls mit Schmerzen verbunden sind. Schmerzen begleiten Menschen ihr gesamtes Leben lang.

Die schmerzlindernde Wirkung ätherischer Öle ist vor allem auf die enthaltenen Monoterpene wie α- und β-Pinen, Myrcen oder p-Cymen zurückzuführen. Monoterpene können durch den sogenannten Counterirritant- oder Gegenreizeffekt eine lindernde Wirkung auf das Schmerzgeschehen ausüben. Dieser Counterirritant-Effekt erklärt sich durch eine minimale lokale Reizung, auf die eine Entleerung des Neuropeptids Substanz P ins Gewebe folgt, wodurch die Schmerzwahrnehmung (Nozizeption) herabgesetzt wird. Zahlreiche Naturdüfte bestehen vorwiegend aus Monoterpenen, sodass wir auf eine große Auswahl entsprechender Öle zurückgreifen können.

Etliche Öle enthalten das Monoterpenol Menthol oder phenolische Verbindungen wie Eugenol bzw. das hoch potente Methylsalicylat, die ebenfalls eine schmerzlindernde Wirkung aufweisen. Beispielsweise beinhaltet Gaultheria (Wintergrün) Methylsalicylat, das als charakteristischer Inhaltsstoff dieser Gattung angesehen wird und dessen antirheumatische Effekte möglicherweise auf einen neu entdeckten Wirkmechanismus zurückzuführen sind (Liu et al. 2013). Die Gattung der Scheinbeeren wird in lokalen traditionellen Arzneimitteln vorwiegend zur Heilung von Rheuma und zur Schmerzlinderung verwendet.

! Beachte

Die Verwendung von Methylsalicylat, auch künstliches Wintergrünöl genannt, wurde Ende 2022 für topisch zu applizierende Produkte, die als Kosmetikum deklariert werden, deutlich eingeschränkt.

Ein brasilianisches Forschungsteam hat für eine Übersichtsarbeit die in der Datenbank PubMed veröffentlichten Publikationen zum Thema Schmerzlinderung untersucht (Leonardão et al. 2016). Einbezogen wurden Publikationen zu 63 ätherischen Ölen aus über 300 Studien aus den Jahren 2013 und 2014. Diese Arbeiten beleuchten insbesondere die Monoterpenverbindungen in den entsprechenden Ölen sowie 26 isoliert untersuchte Substanzen (z. B. Menthol, Linalool, Limonen, Myrcen und 1,8-Cineol). Es handelte sich um In-vivo-Experimente, die allesamt an Tieren durchgeführt wurden, wie es für Schmerzstudien vorwiegend üblich ist. Die in dieser Übersichtsarbeit untersuchten und hier in Europa erhältlichen Öle mit bestätigten schmerzlindernden und entzündungshemmenden Eigenschaften waren folgende (Leonardão et al. 2016):

- Basilikum
- Citronella
- Garten-Bohnenkraut
- Gewürznelke
- Ingwer
- Deutsche Kamille
- Lemongrass
- Wintergrün
- Zitrone
- Zitroneneukalyptus

Eine der ersten umfassenden klinischen Studien im deutschsprachigen Bereich entstand bereits in den 1990er-Jahren; es konnte gezeigt werden, dass verdünntes Pfefferminzöl bei Kopfschmerzen vom Spannungstyp hilfreich sein kann (Göbel et al. 1996). In einer Art Neuauflage dieser Arbeit wurde zusammengefasst, wie wichtig dieses Öl bei unterschiedlichen Schmerzgeschehen sein kann und auf welche Mechanismen seine Wirkung zurückzuführen ist (Göbel et al. 2016). In Experimenten an Tieren konnte die Wirkung von Pfefferminzöl an der glatten Muskulatur des Gastrointestinaltrakts gezeigt werden: Pfefferminzöl hemmt die durch Serotonin und Substanz P induzierten Kontraktionsantworten der Muskulatur nichtkompetitiv. Beide Substanzen spielen bei den Regulationsmechanismen der Nozizeption im trigeminovaskulären System eine wesentliche Rolle, das neben anderen Strukturen für die Entstehung von Kopfschmerzen verantwortlich gemacht wird (Göbel et al. 2016). Daneben zeigt Pfefferminze zentral stimulierende Effekte, die laut ersten Erkenntnissen auch endogene antinozizeptive Systeme aktivieren könnten. Pfefferminzöl übt einen relaxierenden Einfluss auf die glatte Muskulatur aus, vermutlich bedingt durch eine reversible sterische Änderung spannungsabhängiger Kalziumionenkanäle (Göbel et al. 2016).

Da viele der oben aufgeführten Inhaltsstoffe zugleich eine nachgewiesene antiinflammatorische Wirkung haben, können ätherische Öle außerdem bei schmerzhaften Entzündungen eingesetzt werden. Auch als adjuvante und lokal anzuwendende Unterstützung haben sich Mischungen aus ätherischen Ölen bewährt. Die Einnahme von potenziell den Organismus belastenden Schmerzmitteln konnte in vielen Fällen reduziert werden.

11.1 Schmerzen im Kopfbereich

Schmerzen im Kopfbereich sind oft wesentlich unangenehmer als viele Gelenk- und Muskelschmerzen und schränken die allgemeine Befindlichkeit stark ein. Nicht selten sind diese Schmerzen von Übelkeit und sogar von Schwindel begleitet, manchmal auch von Empfindlichkeiten auf Gerüche jeder Art.

11.1.1 Kopfschmerzen durch Sinusitis, Erkältung etc.

Wenn die Nasennebenhöhlen durch Infekte, Langstreckenflüge oder Allergien entzündet, geschwollen und durch Sekrete verstopft sind, funktioniert die Belüftung im Kopfbereich nicht mehr zufriedenstellend.

Öle mit einem deutlichen Anteil an 1,8-Cineol (Eucalyptol) können durch ihre Doppelwirkung – sekretolytisch und antiinflammatorisch – deutlich lindernd wirken (Juergens et al. 2020). Idealerweise kann dieser Wirkstoff in Form von in jeder Apotheke erhältlichen Kapseln zusätzlich eingenommen werden, sodass die systemische Wirkung den heilenden Effekt verstärkt.

Basisrezepturen

Inhalation

- 1 Tropfen Cajeput
- 1 Tropfen Thymian Ct. Linalool

Riechstift

- 2 Tropfen Cajeput
- 2 Tropfen Fichtennadel
- 1 Tropfen Pfefferminze

Spezialrezeptur

Nasenöl
- 10 ml Sesamöl
- 1 Tropfen Angelikawurzel
- 1 Tropfen Ho-Blätter
- 1 Tropfen Majoran

Auch mit diesen Ölen wirksam: Eukalyptus (E. radiata), Laricio-Kiefer, Ravintsara

11.1.2 Migräne

Migräne äußert sich durch anfallsartige, oft einseitige Kopfschmerzen, die stechend, pulsierend oder pochend sein können. Die Ursache ist noch nicht vollständig geklärt, aber ein starker genetischer Einfluss gilt als wahrscheinlich. Die Beschwerden verschlimmern sich oft durch körperliche Aktivität, Licht, Geräusche und/oder Gerüche. Begleitend können Übelkeit und Erbrechen auftreten.

Während eines Migräneanfalls reagieren die meisten Betroffenen überempfindlich auf Gerüche, die Sinne sind in solchen Situationen ohnehin oft extrem gereizt. Hier sind Ruhe, Dunkelheit und die Abwesenheit von unnötigen Reizen dringend angeraten.

Erfahrungsgemäß hilft es jedoch, wenn in den Zeiten zwischen den Migräneanfällen – möglichst täglich – stark lösende und entspannend wirkende ätherische Öle angewendet werden. Auf diese Weise kann das Zeitintervall der Schmerzvorfälle bei vielen Menschen nach und nach vergrößert werden.

Basisrezepturen

Riechstift 1
- 1 Tropfen Orange
- 1 Tropfen Fenchel
- 1 Tropfen Majoran

Riechstift 2
- 3 Tropfen Melisse 10 %
- 1 Tropfen Römische Kamille

Spezialrezepturen

Körperöl für Schulter-Nacken-Einreibungen
- 30 ml Johanniskrautöl
- 2 Tropfen Majoran
- 2 Tropfen Mandarine
- 1 Tropfen Basilikum

Inhalierstift
- 3 Tropfen Majoran
- 1 Tropfen Rosalina
- 1 Tropfen Orange

Auch mit diesen Ölen wirksam: Ingwer, Melisse, Pfefferminze

11.1.3 Neuralgische Schmerzen/ Trigeminusneuralgie

Neuralgische Schmerzen im Gesichtsbereich, die einen Bezug zu den drei Ästen des Drillingsnervs (N. trigeminus) haben, werden Trigeminusneuralgie genannt. Dieser Nervenschmerz kann bereits durch leichte Reizungen ausgelöst werden wie einen Luftzug, Kauen oder sanfte Berührungen. Es kommt zu sehr starken, kurz andauernden Schmerzattacken. Dieser extremen Art des Schmerzes ist nicht leicht beizukommen, Nervenschmerzen jeder Art gehören zu den besonders unerträglichen Schmerzzuständen. Nur wenige Maßnahmen können sie lindern, sie werden nicht selten als Folter, fast wie Elektroschocks, beschrieben.

Praxistipp

Wir empfehlen bei topischen Anwendungen als Basisöl möglichst Johanniskrautöl, da es bereits allein verwendet eine sanfte schmerzlindernde Wirkung hat. Daneben ist auch Rosmarinöl geeignet.

Folgende Mischung kann eine unterstützende Wirkung zu kühlen oder warmen Auflagen an den schmerzenden Stellen sein. Die Wahl der als „richtig" empfundenen Temperatur sollte die betroffene Person treffen.

Basisrezepturen

Ölauflage
- 5–10 ml Johanniskrautöl

Leicht angewärmt auf eine Kompresse geben und auf die schmerzende Stelle auflegen.

Riechstift
- 4 Tropfen Orange
- 2 Tropfen Lavendel

Körperölmischung
- 30 ml Johanniskrautöl
- 4 Tropfen Cajeput
- 2 Tropfen Römische Kamille
- 2 Tropfen Majoran

Spezialrezeptur

Ölauflage oder Einreibung
- 10 ml Johanniskrautöl
- 2 Tropfen Cajeput
- 2 Tropfen Römische Kamille
- 1 Tropfen Rose 10 %

Auch mit diesen Ölen wirksam: Majoran, Mandarine, Pfefferminze

11.1.4 Spannungskopfschmerz

Mit zu den häufigsten Kopfschmerzarten gehört Spannungskopfschmerz. Dieser äußert sich eher dumpf-drückend und tritt in der Regel beidseitig auf, wobei er den Hinterkopf-, Schläfen-, Stirn- oder Augenbereich betreffen kann. Menschen ziehen bei drohender Gefahr oder unter Stress die Schultern hoch, um die Halsschlagadern und den Kopfbereich zu schützen – hierbei handelt es sich um einen aus evolutiver Sicht betrachtet sehr alten Schutzreflex. Diese Schutzhaltung führt nicht selten zu regelmäßigem Spannungskopfschmerz, der vermutlich auf (anhaltende) Verspannungen im Bereich der Nacken-, Hals- und Schultermuskulatur zurückzuführen ist.

Aus diesem Grund eignen sich insbesondere Schulter- und Nackeneinreibungen mit entspannenden und durchblutungsfördernden ätherischen Ölen für die Behandlung.

Basisrezepturen

Körperöl für Schulter-Nacken-Einreibungen 1
- 30 ml Mandelöl
- 3 Tropfen Pfefferminze
- 2 Tropfen Lavendel
- 2 Tropfen Majoran

Körperöl für Schulter-Nacken-Einreibungen 2
- 30 ml Johanniskrautöl
- 3 Tropfen Lavendel
- 2 Tropfen Orange
- 2 Tropfen Römische Kamille

Auch mit diesen Ölen wirksam: Cajeput, Muskatellersalbei, Rosengeranie

Spezialrezepturen

Körperöl für Schulter-Nacken-Einreibungen 3
- 30 ml Olivenöl
- 3 Tropfen Ponderosa-Kiefer
- 3 Tropfen Muskatellersalbei
- 2 Tropfen Mandarine

Roll-on für Schulter-Nacken-Einreibungen
- 10 ml Jojobaöl
- 4 Tropfen Cajeput
- 4 Tropfen Majoran
- 2 Tropfen Rhododendron

11.1.5 Nackenschmerzen

Verspannungen der Halsmuskulatur führen zu Nackenschmerzen, die bis in den Hinterkopf-, Schulter- oder Armbereich ausstrahlen können. Aufgrund von Zugluft oder ungünstiger Körperhaltung auftretende kurzfristige Verspannungen sind zumeist harmlos, halten die Nackenschmerzen aber länger an, können sie zu erheblichen Beeinträchtigungen führen.

Zur Wirksamkeit von ätherischen Ölen bei Nackenscherzen gibt es eine interessante klinische Studie, die wir kurz vorstellen wollen. Für die Interventionsgruppe wurde eine Salbe mit 3 %ig verdünnten ätherischen Ölen – eine Mischung aus Majoran, Schwarzem Pfeffer, Lavendel und

Pfefferminze – eingesetzt. Die Kontrollgruppe trug eine Salbe ohne Zusatz ätherischer Öle auf. Die Anwendung erfolgte über 4 Wochen täglich nach dem Baden oder Duschen (jeweils 2 g Salbe). In beiden Gruppen verbesserten sich die Schmerzen, gemessen mittels visueller Analogskala (VAS), signifikant ($p < 0{,}05$). Darüber hinaus ergab sich für die experimentelle Gruppe eine höhere Schmerztoleranz im Bereich des oberen M. trapezius (links und rechts) sowie eine bessere Nacken-Schulter-Beweglichkeit im Vergleich zur Kontrollgruppe (Ou et al. 2014).

Neben der in der Studie genannten Ölmischung eignen sich auch andere schmerzlindernde ätherische Öle wie Cajeput. Außerdem empfiehlt sich die Verwendung eines durchblutungsfördernden und wärmenden Trägeröles für die Nacken- und Schultereinreibungen.

Basisrezepturen

Körperöl 1
- 50 ml Johanniskrautöl
- 5 Tropfen Majoran
- 5 Tropfen Lavendel
- 5 Tropfen Cajeput

Körperöl 2
- 50 ml Olivenöl
- 3 Tropfen Pfeffer
- 3 Tropfen Lavendel
- 3 Tropfen Majoran
- 1 Tropfen Pfefferminze

Spezialrezepturen

Körperöl 3
- 50 ml Johanniskrautöl
- 5 Tropfen Mandarine
- 4 Tropfen Kardamom
- 3 Tropfen Muskatellersalbei
- 3 Tropfen Tuberose

Körperöl 4
- 50 ml Johanniskrautöl
- 4 Tropfen Eukalyptus (E. globulus)
- 2 Tropfen Rosmarin Ct. Cineol
- 2 Tropfen Laricio-Kiefer

Auch mit diesen Ölen wirksam: Copaibabalsam, Majoran, Wintergrün

11.1.6 Ohrenschmerzen, Otitis

Ohrenschmerzen treten begleitend zu Entzündungen im Ohr auf, wobei diese den Gehörgang, das Mittel- oder das Innenohr betreffen können. Es ist beachtlich, wie so ein kleines Körperteil dermaßen heftige Schmerzen auslösen kann, die sich dazu auf das gesamte Wohlbefinden auswirken. Als Begleitsymptom beim Anschwellen der Lymphknoten im benachbarten Hals- und Kieferbereich durch Erkältungen oder Mandelentzündungen sind die Schmerzen eher drückend und nicht ganz so stark ausgeprägt.

Begleitend zur medizinisch notwendigen Behandlung der Grunderkrankung eignen sich nicht nur Zwiebelauflagen zur Linderung akuter Beschwerden, sondern auch einige ätherische Öle, allen voran Cajeput und Lorbeer. Auch Copaibabalsam kann durch seine extrem antiinflammatorische Wirkung ein guter Unterstützer sein.

Basisrezepturen

Ohrbalsam 1 (unter 10 Jahren)
- 20 g Kokosöl
- 3 Tropfen Cajeput
- 3 Tropfen Lavendel
- 1 Tropfen Copaibabalsam

Mehrmals täglich dünn rund um das Ohr auftragen.

Ohrbalsam 2 (über 10 Jahren)
- 20 g Kokosöl
- 3 Tropfen Cajeput
- 2 Tropfen Lorbeer
- 1 Tropfen Lavendel
- 1 Tropfen Copaibabalsam

Mehrmals täglich dünn rund um das Ohr auftragen.

Auch mit diesen Ölen wirksam: Ho-Blätter, Teebaum (frisch), Thymian Ct. Linalool

11.1.7 Zahnschmerzen

Je nachdem, aus welchen Gründen die empfindlichen Nerven in den Zähnen schmerzen, kann das Ergebnis zu außerordentlichem Leid führen. Entzündliche Veränderungen im Bereich von Mundschleimhaut, Zahnfleisch oder Zahnhalteapparat können ebenfalls begleitend Zahnschmerzen verursachen. In jedem Fall ist eine Behandlung durch den Zahnarzt erforderlich.

Bei Zahnschmerzen kann eine nicht allzu alte Gewürznelkenknospe, die gut zerkaut und eingespeichelt für einige Minuten im Mund belassen wird, Linderung bringen. Denn der Inhaltsstoff Eugenol wirkt nicht nur betäubend, sondern auch stark antiseptisch. Nelkenöl findet schon sehr lange in der Zahnmedizin Verwendung. Auch ein antientzündlicher Balsam mit keimwidriger Wirkung kann kurzfristig helfen.

Basisrezepturen

Mundspülöl 1
- 30 g Kokosöl
- 3 Tropfen Copaibabalsam
- 3 Tropfen Lorbeer
- 3 Tropfen Teebaum

Die Mischung ist als Mundspülöl bei akuten Beschwerden geeignet. Mehrmals täglich die betroffenen Areale damit für mindestens 5 min spülen.

Mundwasser
- 50 ml Rosenhydrolat
- 4 Tropfen Thymian Ct. Linalool
- 2 Tropfen Pfefferminze

Spezialrezepturen

Mundspülöl 2
- 30 g Kokosöl
- 3 Tropfen Karottensamen
- 2 Tropfen Lemongrass
- 2 Tropfen Gewürznelkenknospe
- 2 Tropfen Thymian Ct. Linalool
- 1 Tropfen Manuka

Die Mischung ist als Mundspülöl bei akuten Beschwerden geeignet. Mehrmals täglich die betroffenen Areale damit für mindestens 5 min spülen.

Mundspülöl 3
- 40 ml Sesamöl
- 10 g Kokosöl
- 2 Tropfen Pfefferminze
- 2 Tropfen Zitrone
- 2 Tropfen Thymian Ct. Linalool

1–2 × täglich nach dem Zähneputzen den Mund für 2–3 min damit ausspülen.

Mundpflegeöl
- 20 ml Sonnenblumenöl
- 30 ml Olivenöl
- 3 Tropfen Nanaminze
- 2 Tropfen Orange
- 1 Tropfen Teebaum

1–2 × täglich nach dem Zähneputzen den Mund für 2–3 min damit ausspülen.

Auch mit diesen Ölen wirksam: Mandarine, Salbei, Tonka-Extrakt

Außerdem empfiehlt sich eine Spülung mit Thymianhydrolat.

Spezialrezeptur

Mundspülungen mit Thymianhydrolat
2 TL Thymianhydrolat mit ca. 100–150 ml Wasser mischen und den Mund damit ausspülen.

11.2 Schmerzen des Bewegungsapparats

Schmerzhafte Beschwerden im Bereich des Bewegungsapparats reichen von Muskelkater oder Muskelkrämpfen über Gelenk- und Muskelschmerzen bis hin zu degenerativ-rheumatischen Erkrankungen wie rheumatoider Arthritis oder chronischen Schmerzsyndromen wie Fibromyalgie.

Entsprechend vielschichtig ist auch die therapeutische Herangehensweise, wobei die ätherischen Öle als Vielstoffgemische umfassende Therapieoptionen eröffnen. Sie können zur

Durchblutungssteigerung, zur Entspannung, gegen Entzündungen und zur Regulation bei Autoimmunerkrankungen (immunmodulatorisch), die bei bestimmten rheumatischen Erkrankungen eine Rolle spielen, eingesetzt werden.

Praxistipp

Im Zusammenhang mit rheumatischen Erkrankungen weisen wir unsere Klienten zudem auf die Zufuhr von hochwertigen Omega-3-Fettsäuren hin, die auch in Kapselform in Apotheken erhältlich sind. Sie unterstützen die Therapie entzündlicher Erkrankungen und können begleitend zur äußerlichen Anwendung der ätherischen Öle eingesetzt werden.

11.2.1 Arthrose/Arthritis

Eine Arthrose kann nicht nur durch die altersbedingte Abnutzung des knöchernen Apparats, sondern durch einseitige, wiederkehrende Bewegungen oder durch eine dauerhaft falsche Haltung, beispielsweise beim Sitzen, entstehen. Die Ausübung mancher Berufe und auch diverser Sportarten kann über Jahre oder Jahrzehnte zu solchen Schäden führen. Schmerzen in den betroffenen Gelenken treten bei Bewegung und nicht in Ruhe auf. Bei fortschreitender Arthrose, insbesondere durch starken Gelenkverschleiß, kann auch ein Ruheschmerz vorliegen.

Bei einer Arthritis treten starke Entzündungsschübe oder chronische Entzündungen auf, die sehr schmerzhaft sein können. Durch die Entzündungen kann es zu Gelenkergüssen oder -verformungen kommen. Sind mehrere Gelenke betroffen, treten durch den starken Schmerz erhebliche Bewegungseinschränkungen auf. Betroffene sind abgeschlagen, ihr Allgemeinbefinden ist deutlich beeinträchtigt.

Liegt eine (chronische) rheumatoide Arthritis vor, werden die Gelenke aufgrund der entzündlichen Veränderungen durch eine Autoimmunreaktion des Körpers zerstört.

Zur Linderung der bei Arthrose und Arthritis auftretenden Schmerzen eignen sich ätherische Öle, die schmerzstillend und entzündungshemmend wirken.

Basisrezepturen

Ölmischung 1

- 50 ml Johanniskrautöl
- 10 Tropfen Majoran
- 5 Tropfen Lorbeer
- 5 Tropfen Cajeput
- 5 Tropfen Lavendel

Ölmischung 2

- 50 ml Johanniskrautöl
- 10 Tropfen Lavendel
- 4 Tropfen Copaibabalsam
- 4 Tropfen Pfeffer
- 4 Tropfen Rosmarin Ct. Cineol

Spezialrezepturen

Ölmischung 3

- 50 ml Johanniskrautöl
- 10 Tropfen Lavendel
- 5 Tropfen Eukalyptus (E. citriodora)
- 5 Tropfen Cajeput
- 5 Tropfen Rhododendron

Ölmischung 4

- 50 ml Olivenöl
- 5 Tropfen Palo Santo
- 5 Tropfen Wintergrün
- 5 Tropfen Lorbeer
- 5 Tropfen Majoran

Auch mit diesen Ölen wirksam: Manuka, Palo Santo, Pfeffer

11.2.2 Fibromyalgie

Fibromyalgie ist ein chronisches Schmerzsyndrom, das mit starken Faser-Muskel-Schmerzen einhergeht, daher die Bezeichnung. Weitere Symptome können Gelenksteifigkeit und Missempfindungen wie Brennen, Kribbeln oder Taubheitsgefühle sein. Oft wird die Krankheit sehr spät erkannt und gilt als schlecht therapierbar, daher ist der Leidensdruck Betroffener hoch. Die Beschwerden sind unterschiedlich intensiv und treten in Schüben auf, beispielsweise bei Belastung durch Stress oder Schlafmangel. Neben den schmerzlindernden Maßnahmen sollte immer die strapazierte Psyche der Betroffenen im Blick behalten werden, da Fibromyalgien nicht selten mit Depressionen und Angststörungen einhergehen.

Ätherische Öle mit Eugenol, Menthol, Methylsalicylat, Phenylethanol, p-Cymen oder Myrcen, die eine wissenschaftlich nachgewiesene schmerzlindernde Wirkung haben, eignen sich für die Ölmischungen besonders gut. Ergänzend bieten sich Öle an, die Cumarin enthalten, wie der Extrakt der Tonkabohnen, weil er neben seiner anxiolytischen Wirkung auch Spannungen löst und der Seele guttut.

Basisrezepturen

Ölmischung 1
- 50 ml Olivenöl
- 4 Tropfen Benzoe
- 4 Tropfen Majoran
- 2 Tropfen Lorbeer
- 2 Tropfen Cajeput
- 2 Tropfen Pfeffer

Inhalierstift 1
- 4 Tropfen Orange
- 3 Tropfen Benzoe
- 2 Tropfen Melisse 10 %

Spezialrezepturen

Ölmischung 2
- 50 ml Mandelöl
- 5 Tropfen Tonka-Extrakt
- 4 Tropfen Majoran
- 4 Tropfen Mandarine
- 2 Tropfen Lavendel

Inhalierstift 2
- 4 Tropfen Grapefruit
- 2 Tropfen Petitgrain Bergamotte
- 1 Tropfen Atlaszeder

Auch mit diesen Ölen wirksam: Eukalyptus, Römische Kamille, Zirbelkiefer

Hintergrundwissen

Östriolmangel

Bei Frauen in den Wechseljahren können plötzlich auftretende Schmerzen in Gelenken der Finger, Schultern und Knie ein Hinweis auf einen Mangel an Östriol (= Estriol, E3) sein. Östriol gehört zu den Östrogenen und wird u. a. in den Eierstöcken, der Plazenta und im Fettgewebe gebildet, deren Produktion in den Wechseljahren zurückgeht. Es gilt als Schleimhauthormon, ein Östriolmangel geht mit verdünnten und empfindlichen Schleimhäuten einher. Leider wird allzu oft vergessen, dass es außer im Intimbereich viele andere Regionen in unserem Körper gibt, die Schleimhäute haben. Hierzu gehören u. a. Gelenke, Darm, Augen, Ohren und Nase.

Deshalb lohnt sich bei Frauen im entsprechenden Alter ein Blick auf den Hormonstatus und ggf. eine passende Therapie, denn oftmals verschwinden dann die Gelenkschmerzen wieder. Übrigens gilt diese Empfehlung auch für Männer mit ähnlichen Beschwerden, denn dieses Hormon wirkt bei beiden Geschlechtern und geht bei beiden im „Lebensherbst“ zurück.

11.2.3 Rückenschmerzen/ Ischialgie

Einschießende Schmerzen im Versorgungsgebiet des N. ischiadicus haben einen stark stechenden Charakter und können bis in den unteren Rücken, das Gesäß und beide Beine ausstrahlen. Ursache sind häufig Bandscheibenvorfälle im Bereich der unteren Lenden- und des oberen Sakralwirbels. Bewegung ist aufgrund der starken Schmerzen vorübergehend kaum möglich.

Neben einer behutsamen manuellen Behandlung kann eine Johanniskrautölmischung mit krampflösenden und entspannenden ätherischen Ölen Linderung bringen, auch um Verspannungen, die durch eine Schonhaltung entstehen können, entgegenzuwirken. Das eher selten eingesetzte Pfefferöl kann durch seinen sanften Counterirritant-Effekt eine wertvolle Ergänzung sein.

Basisrezepturen

Schmerzöl bei Ischialgie
- 50 ml Johanniskrautöl
- 5 Tropfen Majoran
- 4 Tropfen Pfeffer
- 3 Tropfen Römische Kamille
- 3 Tropfen Orange

Ölkompresse 1
- 10 ml Johanniskrautöl
- 2 Tropfen Römische Kamille
- 2 Tropfen Cajeput
- 2 Tropfen Majoran

Spezialrezepturen

Schmerzöl bei Überlastung
- 50 ml Johanniskrautöl
- 5 Tropfen Rhododendron
- 5 Tropfen Copaibabalsam
- 5 Tropfen Lorbeer
- 5 Tropfen Majoran
- 5 Tropfen Lavendel

Ölkompresse 2
- 10 ml Olivenöl
- 2 Tropfen Mandarine
- 2 Tropfen Jasmin 4 %
- 2 Tropfen Majoran

Auch mit diesen Ölen wirksam: Rhododendron, Rosmarin, Tuberose

11.2.4 Gelenk- und Muskelschmerzen, chronische

Folge dauerhafter Anspannung und Überlastung kann chronischer Muskelschmerz sein. Daneben treten Muskelschmerzen auch bei Stoffwechsel-, Autoimmun- oder entzündlichen Erkrankungen sowie Medikamenteneinnahme (z. B. Statine) oder Alkoholismus auf. Chronische Gelenkschmerzen sind überwiegend auf Arthrose/Arthritis (S. 153) zurückzuführen, können aber auch infolge von Infektionen sowie Ablagerungen von Harnsäure (Gicht) auftreten.

Folgende Mischungen können bei Bedarf auf die betroffenen Körperareale aufgetragen und/oder leicht einmassiert werden. Außerdem können sie auch als Körperöl benutzt werden, wenn die Schmerzen nicht gut lokalisiert werden können. Wenn ein Vollbad als angenehm und entspannend empfunden wird, werden die Mischungen vorab eingerieben, danach wird das Vollbad genommen.

Basisrezepturen

Körperöl 1
- 50 ml Johanniskrautöl
- 8 Tropfen Cajeput
- 4 Tropfen Orange
- 4 Tropfen Lavendel
- 2 Tropfen Atlaszeder

Körperöl 2
- 50 ml Mandelöl
- 4 Tropfen Fichtennadel
- 4 Tropfen Majoran
- 2 Tropfen Benzoe

Spezialrezepturen

Körperöl 3
- 50 ml Johanniskrautöl
- 8 Tropfen Tonka-Extrakt
- 5 Tropfen Majoran
- 4 Tropfen Copaibabalsam
- 4 Tropfen Pfeffer
- 4 Tropfen Mandarine

Körperöl 4
- 50 ml Olivenöl
- 4 Tropfen Cajeput
- 2 Tropfen Ingwer
- 2 Tropfen Gewürznelkenknospe

Auch mit diesen Ölen wirksam: Bergamotte, Eukalyptus, Vanille-Extrakt

Für Langzeitanwendungen über mehr als 3 Wochen raten wir zu Mischungen ohne Wintergrünöl, da es ein sehr intensives Öl ist, das eher bei akuten und plötzlich auftretenden Beschwerden eingesetzt werden sollte. Bei langwierigen chronischen Schmerzen können jedoch abwechselnd Ölmischungen mit und ohne Wintergrünöl eingesetzt werden: Wir empfehlen für etwa 2 Wochen die oben aufgeführten Basisrezepturen, dazwischen für ca. 1 Woche den Einsatz einer Akutmischung.

Nicht für den klinischen Gebrauch, sondern zur Selbstanwendung ist folgendes Schmerzöl geeignet, das sich bei **akuten Gelenk- und Muskelschmerzen** bewährt hat.

! Beachte

Aufgrund der höheren Dosierung darf dieses Schmerzöl aus rechtlichen Gründen nur im privaten Bereich verwendet werden und ist nicht als Daueranwendung gedacht.

Spezialrezeptur

Schmerzöl bei akuten Schmerzen

- 50 ml Johanniskrautöl
- 5–10 Tropfen Wintergrün
- 4 Tropfen Lorbeer
- 4 Tropfen Majoran
- 4 Tropfen Gewürznelkenknospe
- evtl. 3 Tropfen Pfefferminze (alternativ Cajeput)
- evtl. 3 Tropfen Pfeffer (alternativ Ingwer)

Gut mischen, mehrfach täglich auftragen, idealerweise (wenn es als angenehm empfunden wird!) ein Eispack darauflegen. Nach Bedarf (bei aufflammenden Schmerzen) mehrfach täglich auftragen, maximal 14 Tage anwenden.
Bei entzündlichen Schmerzen kann die Mischung ergänzt werden durch Eukalyptus (E. citriodora, E. staigeriana), Palo Santo oder Copaibabalsam.

11.2.5 Knie- oder Fußgelenkschmerzen

Schmerzen im Knie- oder Fußgelenk sind häufig auf Unfälle und entsprechende traumatische Verletzungen zurückzuführen. Es handelt sich um komplexe Strukturen, die bei Schädigungen der Sehnen und Bänder (Bänderzerrung und -riss), aber auch des Meniskus im Knie stark beeinträchtigt werden können. Sind die Knorpelstrukturen aufgeweicht und geschädigt, reiben die Knochen ungeschützt aufeinander, es kommt zum Verschleiß. Die Schmerzen treten zunächst nur bei Belastung auf; Ruheschmerz spricht hingegen für entzündliche Veränderungen.

In einer kleinen französischen Studie (Le Faou et al. 2005) wurden 30 Patienten mit Knie- oder Fußgelenkschmerzen (verletzungsbedingt oder nach chirurgischen Eingriffen) einbezogen und in Bezug auf die Wirkung von zwei dort bekannten Produkten, die aus natürlichen Inhaltsstoffen bestehen (Dermasport und Solution Cryo), untersucht. In den Produkten waren folgende ätherische Öle enthalten: Wintergrün, Birke, Cajeput, Römische Kamille, Kampferbaum, Zitrone, Gewürznelke, Eukalyptus und Zypresse. Die Patienten und Patientinnen wurden jeweils von 6 unabhängigen Physiotherapeuten begutachtet. 30 min nach den jeweiligen Behandlungen wurde eine hochsignifikante Schmerzreduktion in Ruhe und bei Bewegung, eine signifikant vergrößerte Gelenkmobilität, eine Verringerung der Schwellung sowie ein Rückgang der Ödeme beobachtet (Le Faou et al. 2005).

Basisrezepturen

Körperöl 1

- 50 ml Johanniskrautöl
- 5 Tropfen Cajeput
- 5 Tropfen Lavendel
- 5 Tropfen Zypresse

Roll-on 1

- 10 ml Jojobaöl
- 4 Tropfen Majoran
- 4 Tropfen Cajeput

Spezialrezepturen

Körperöl 2

- 50 ml Johanniskrautöl
- 5 Tropfen Wintergrün
- 5 Tropfen Cajeput
- 5 Tropfen Pfeffer
- 5 Tropfen Palo Santo

Roll-on

- 10 ml Jojobaöl
- 3 Tropfen Rhododendron
- 2 Tropfen Cajeput
- 1 Tropfen Wintergrün

Auch mit diesen Ölen wirksam: Copaibabalsam, Eukalyptus, Thymian

11.2.6 Muskelkrämpfe

Muskelkrämpfe können z. B. beim Sport direkt nach entsprechender körperlicher Belastung, aber sich auch ohne eine bestimmte Ursache (überwiegend nachts) auftreten. Vor allem sind dabei die Beine (insbesondere die Wadenmuskulatur) betroffen. Auch wenn eigentlich jeder Mensch gelegentlich Muskelkrämpfe hat, steigt das Risiko durch manche Erkrankungen an. Zu nennen sind Beinödeme, Schilddrüsenunterfunktion oder Störungen des Mineralstoffhaushalts (z. B. Mangel an Magnesium, Kalium oder Kalzium). Daneben können auch einige Medikamente zu einer erhöhten Krampfneigung führen.

Was wären krampfgeplagte Menschen ohne Magnesium und Majoran? Das ätherische Öl zeigte bereits vielfach, dass es ein schneller und überzeugender Helfer sein kann. Notfalls können 2–3 Tropfen eines hochwertigen Majoranöles auf die betreffende krampfende Stelle aufgetragen und eingerieben werden. Es sollte also einen Stammplatz auf dem Nachttisch von Menschen erhalten, die zu (medizinisch abgeklärten) Wadenkrämpfen neigen. Daneben sind auch mit Magnesium angereicherte Ölmischungen empfehlenswert.

Basisrezepturen

Notfall-Krampfmischung
- 5 ml Olivenöl
- 10 Tropfen Majoran

Körperöl
- 30 ml Johanniskrautöl
- 10 Tropfen Majoran
- 5 Tropfen Cajeput

Spezialrezepturen

Krampfmischung zur Vorbeugung und im Akutfall
- 30 ml Johanniskrautöl
- 5 Tropfen Majoran
- 3 Tropfen Lavendel
- 2 Tropfen Mandarine

Magnesiumspray
- 30 g reines Magnesiumchlorid in Zechstein-Qualität
- 70 g destilliertes Wasser
- 5 Tropfen Majoran
- 5 Tropfen Lavendel

Destilliertes Wasser leicht erwärmen (auf ca. 38–40 °C), Magnesiumflocken mit einem Holzlöffel einrühren. Das fertige Magnesiumöl in einen Sprühbehälter füllen und jeweils 5 Tropfen Lavendel und Majoran dazugeben. Nach dem Duschen Beine, Rücken und/oder Schultern einsprühen.

11.2.7 Muskelkater

Ungewohnte und lange Belastungen können in den Muskelfasern Mikroverletzungen wie winzige Risse verursachen. Das hat Ödeme und Schwellungen zur Folge. Die Muskeln versteifen sich und werden druckempfindlich.

Direkt nach dem Sport oder nach größeren Belastungen helfen regenerativ wirksame und durchblutungsfördernde Maßnahmen wie Einreibungen und Massagen mit entsprechend wirksamen ätherischen Ölen, damit es nicht – oder möglichst wenig – zu Muskelkater kommt.

Basisrezepturen

Ölmischung
- 50 ml Mandelöl
- 4 Tropfen Cajeput
- 4 Tropfen Lavendel
- 2 Tropfen Rosmarin Ct. Cineol
- 2 Tropfen Orange

Badezusatz
- 1 EL Solubol
- 3 Tropfen Majoran
- 3 Tropfen Lavendel
- 2 Tropfen Fichtennadel

Spezialrezeptur

Zwei-Phasen-Schüttelemulsion

- 25 ml Rosmarinhydrolat
- 25 ml Mandelöl
- 5 Tropfen Cajeput
- 3 Tropfen Lorbeer
- 2 Tropfen Fichtennadel
- 2 Tropfen Zitrone

Diese Mischung muss vor jeder Anwendung gut geschüttelt werden, da sich die beiden Phasen nur kurz vermischen. Mischungen aus Hydrolaten und Pflanzenölen sind nur kurz, also ca. 2–3 Wochen, haltbar.

Auch mit diesen Ölen wirksam: Angelikawurzel, Grapefruit, Rhododendron

Spezialrezeptur

Muskelkatermischung (kühlend)

- 50 ml Aloe-vera-Gel (unbedingt Bio-Qualität)
- 5 Tropfen Majoran
- 3 Tropfen Pfeffer
- 2 Tropfen Pfefferminze

Auch mit diesen Ölen wirksam: Cajeput, Grapefruit, Rosmarin

11.2.8 Wachstumsschmerzen

Kinder erleben das manchmal abrupte Wachsen ihrer Knochen unterschiedlich stark. Insbesondere in den Schienbeinen können bei Wachstumsschüben starke Schmerzen auftreten, sodass gelegentlich Tränen fließen.

Eine liebevolle ölig-duftende Zuwendung kann zur Erleichterung des eigentlichen Schmerzgeschehens führen und gleichzeitig die Stressgefühle mildern. Je nach geruchlichen Vorlieben und Alter eignen sich folgende Mischungen, die nach Waldspaziergang oder nach Süßigkeiten duften.

Basisrezepturen

Ölmischung bei Wachstumsschmerzen 1 (ab 3–6 Jahren)

- 30 ml Johanniskrautöl
- 3 Tropfen Cajeput
- 2 Tropfen Orange
- 1 Tropfen Copaibabalsam

Ölmischung bei Wachstumsschmerzen 2

- 30 ml Mandelöl
- 4 Tropfen Lavendel
- 2 Tropfen Orange

Auch mit diesen Ölen wirksam: Bergamottminze, Majoran, Mandarine

Spezialrezeptur

Ölmischung bei Wachstumsschmerzen 3 (ab 6 Jahren)

- 30 ml Johanniskrautöl
- 2 Tropfen Cajeput
- 1 Tropfen Lorbeer
- 1 Tropfen Orange
- 1 Tropfen Rose
- 1 Tropfen Tonka-Extrakt

Auch mit diesen Ölen wirksam: Latschenkiefer, Lavendel, Mandarine

12 Erkrankungen des Nervensystems

12.1 Neurodegenerative Erkrankungen

12.1.1 Demenz

Das Erste, was bei einigen Demenzformen, aber auch bei Morbus Parkinson schleichend verschwindet, ist der Geruchssinn. So zeigte eine Übersichtsarbeit, dass bereits in sehr frühen Erkrankungsstadien eine Verringerung des Geruchssinns auftritt (Jung et al. 2019). Bei Morbus Alzheimer war vor den ersten klinisch relevanten Symptomen meistens der Geruchssinn mehr oder weniger stark beeinträchtigt, oft unbemerkt von den Betroffenen (Frasnelli 2021). Alzheimer-Patienten finden zudem nicht mehr die Worte, um ein Riecherlebnis zu beschreiben (Frasnelli 2023).

Schon vor 20 Jahren wurde herausgefunden, dass Oregano und Vanille zu den Düften gehören, die nicht mehr wirklich erkannt werden. In MRT-Untersuchungen konnte eine Atrophie der beiden Riechkolben (Bulbus olfactorius) beobachtet werden. Riechkolben und benachbarte Areale schrumpfen, noch bevor Erinnerung und andere kognitive Fähigkeiten eingeschränkt sind (Thomann 2009).

Riechen und Erinnerung Neben einer Atrophie der Riechkolben dürfte als weiterer Grund für das mangelnde Riechvermögen von Demenzkranken u. a. der langsam fortschreitende Abbau des Hippocampus verantwortlich sein. Im Hippocampus werden sowohl Erinnerungen als auch Informationen aus dem piriformen Kortex als Teil des Riechhirns verarbeitet. Erforscht wurden diese Zusammenhänge in Tierexperimenten, die zeigten wie eng verzahnt diese Hirnbereiche sind: So sprach der Hippocampus unmittelbar auf elektrische Stimulation des piriformen Kortex an, er reagierte also auf eine simulierte Geruchsempfindung (Strauch u. Manahan-Vaughan 2020). Im Hippocampus werden auf Basis von Sinnesreizen komplexe Erinnerungen gespeichert – je mehr Reize eintreffen, desto besser werden diese Strukturen über Synapsen vernetzt und desto besser funktioniert der Austausch von Informationen über die Synapsen. Die Verarbeitungskapazität steigt und kann als Vergrößerung des Hippocampus gemessen werden. Der zugrunde liegende Vorgang wird als neuronale Plastizität bezeichnet. Untersucht wurden diese Zusammenhänge in Bezug auf verschiedene Einflüsse, z. B. Bewegung (Erickson et al. 2011) oder Geruchswahrnehmungen (Strauch u. Manahan-Vaughan 2020). Darum eignen sich Riechtests mit standardisierten Riechstiften („Sniffin' Sticks") sowohl zur frühzeitigen Diagnose einer Demenzerkrankung (Doty 2005; Pfetzing 2008) als auch zur Anregung des Hippocampus und damit der Gedächtnisleistung. Bei Patienten mit demenzieller Erkrankung bietet es sich folglich an, täglich mithilfe von kleinen Riechübungen dem Fortschreiten der Erkrankung – zumindest etwas – entgegenzuwirken (Frasnelli 2021, 2023).

Pflegende, die sich um apathische Demenzkranke kümmern, beobachten zudem immer wieder, dass durch Düfte wieder lichte Momente möglich werden. Sogar Menschen, von denen man glaubte, dass sie kaum noch etwas registrieren würden, waren durch manche Geruchseindrücke plötzlich doch wieder in der Lage, sich an etwas zu erinnern. Da das Langzeitgedächtnis bei Demenzkranken oft noch gut funktioniert, lassen sich über vertraute Gerüche – trotz erheblicher Störungen des Kurzzeitgedächtnisses – Erinnerungen wecken. Unsere Kollegin Madeleine Kerkhof fand heraus, dass insbesondere die durch Kohlendioxid extrahierten Düfte (CO_2-Extrakte) geeignet sind, um frühe Gedächtnisinhalte zu erreichen. Diese Extrakte vermitteln Riecheindrücke, die meistens „vollständiger" als destillierte Pflanzendüfte sind, sie erinnern also deutlicher an den Duft des Gewürzes, der Blumen, des Krautes, sodass alte Gedächtnisspeicher besser getriggert werden können (Kerkhof 2018).

Hintergrundwissen

Wenn der Weihnachtsmann im Sommer kommt

Die unterschwellige Wirkung von Naturdüften kann sich auch recht unverhofft zeigen. In einer Altenpflegeeinrichtung, in der seit vielen Jahren die Aromapflege auch auf der Station für demenziell erkrankte Menschen eingesetzt wird, hat eine Pflegende an einem Nachmittag im Juli aus Versehen eine Weihnachtsduftmischung in den Vernebler gegeben. Nach einigen Minuten begann einer der Bewohner zu singen – aber nicht irgendein Lied, sondern „Oh Tannenbaum". Die übrigen Bewohner, die mit am Tisch saßen, stimmten in das Weihnachtslied ein. So wurde aus einem sommerlichen Nachmittag mit Kuchen und Kaffee ein Adventssingen, denn viele weitere Weihnachtslieder wurden danach noch angestimmt.

Wirkungen ätherischer Öle bei Demenz Neben den Studien zur Verarbeitung von Riechreizen im Gehirn gibt es auch Studien zur Wirkung einzelner Bestandteile ätherischer Öle, die sich bei Demenzerkrankungen allgemein als förderlich erwiesen haben.

Die Zellmembranen des zentralen Nervensystems bieten aufgrund ihres hohen Anteils an ungesättigten Fettsäuren eine große Angriffsfläche für **oxidative Prozesse**. Das Gehirn verbraucht zwar einen großen Teil des vom Körper aufgenommen Sauerstoffs, doch ist es vergleichsweise schwach mit Zellschutzsystemen ausgestattet (Gröber 2009). Chronische niederschwellige Entzündungen verstärken die neurodegenerativen Vorgänge. Insbesondere die Gruppe der antioxidativ wirksamen Monoterpene – sie sind in den meisten ätherischen Ölen enthalten und auch in vielen Gemüsen und Obstsorten – können diesen Teufelskreis, der zum schnell fortschreitenden Nervenzelltod führt, modulieren.

Manche Bestandteile von ätherischen Ölen durchdringen die Blut-Hirn-Schranke und fördern an unterschiedlichen Stellen die **zerebrale Durchblutung** (Jäger et al. 1996). Mithilfe von fMRT-Studien konnte gezeigt werden, dass Riechstoffe bestimmte Areale im Gehirn stimulieren, was zu einem gesteigerten zerebralen Blutfluss führt. Dieser bewirkt eine Signaländerung, weil sich das Verhältnis von oxygeniertem zu desoxygeniertem Hämoglobin verändert (Heuberger 2009). In einer Studie mit 8 freiwilligen Probanden – darunter eine Frau, die nicht mehr riechen konnte – wurde gezeigt, dass der Blutfluss im Gehirn nach Inhalation von 1,8-Cineol (Eucalyptol) signifikant erhöht war, ähnlich wie sich bei Tierexperimenten zeigte, dass die Bewegungszentren im Gehirn durch diesen Inhaltsstoff beeinflusst werden (Buchbauer 2003).

Einige ätherische Öle (z. B. Lavendelsalbei, Salbei, Rosmarin, Zedrat-Zitrone) üben laut verschiedenen Studien eine **inhibitorische Wirkung auf die Acetylcholinesterase** (AChE) aus (z. B. Howes et al. 2020). Ein Zuviel dieses Enzyms führt zu einem Mangel des wichtigen Neurotransmitters Acetylcholin, der u. a. für die Erregungsübertragung von einer Nervenzelle zur anderen zuständig ist. Dadurch werden viele der typischen Symptome bei neurodegenerativen

Erkrankungen wie Alzheimer, z. B. Konzentrations- und Gedächtnisstörungen sowie Stimmungsschwankungen, ausgelöst, die in weiterer Folge eine Veränderung der Persönlichkeit nach sich ziehen. Somit basiert die pharmakologische Wirkung etlicher ätherischer Öle auf dem gleichen Prinzip wie die der gängigen Medikamente (Howes et al. 2020). In einer anderen Studie wurde die höchste AChE-hemmende Aktivität für Salbei festgestellt, sie lag signifikant höher als die der übrigen ätherischen Öle. Zitronenmyrte und Rosmarin zeigten eine mäßige AChE-Aktivität, die deutlich höher war als die von Lavendel, Pfefferminze und Oregano (Agatonovic-Kustrin et al. 2019). Erfolgreiche Experimente gibt es auch zu Carvacrol (Hauptinhaltsstoff in den Ölen von Thymian Ct. Carvacrol und Bohnenkraut) und 1,8-Cineol (Hauptinhaltsstoff in den Ölen von vielen Eukalyptusarten, Ravintsara, Myrte Ct. Cineol, Cajeput, Niaouli, Kardamom; Aazza et al. 2011; Dohi et al. 2009; Jucic et al. 2007; Pavarino et al. 2023).

Inzwischen deuten einige Studien darauf hin, dass auch **Diabetes mellitus** ein Risikofaktor für die Entstehung von Morbus Alzheimer sein könnte (Agatonovic-Kustrin et al. 2019). Darum ist die Erkenntnis interessant, dass das Öl der Zitronenmelisse (Melissa officinalis) durch erhöhte Verstoffwechselung der per Nahrung aufgenommenen Glukose eine antidiabetische Wirkung aufweisen kann. Für diesen Effekt ist u. a. das stark zitronig duftende Molekül Citral verantwortlich. Oregano- und Zitronenmyrtenöl bewirkten deutliche hemmende Aktivitäten auf die α-Amylase. Dieses Enzym ist bei Demenzpatienten erhöht.

Allgemeine Anwendungsempfehlungen Düfte führen auch im hohen Alter noch zu Anpassungen des Gehirns und ermöglichen gleichzeitig einen direkten Zugang zu Erinnerungen und Gefühlen. Demenziell beeinträchtigte Menschen profitieren daher besonders von dem Einsatz individuell passender Naturdüfte, die anregend auf sie wirken und möglicherweise sogar dazu beitragen, dass sich die Betroffenen wieder mehr an Aktivitäten mit anderen beteiligen können.

Ätherische Öle sind bei demenziellen Erkrankungen möglichst individuell anzuwenden. Je nach geäußerten oder bekannten Vorlieben (Kuchen backen, Blumen sammeln, Waldspaziergang etc.) könnten der betroffenen Person 2 × täglich kleine Fantasiespaziergänge angeboten werden, z. B. eingeleitet mit folgenden Worten: „Liebe Frau Müller, Sie denken doch so gerne an die Weihnachtsfeste mit Ihrer Schwester, erinnert Sie dieser Duft an diese Zeit (z. B. Zimt in Orangenöl anbieten)?“ oder „Lieber Herr Mayer, früher gingen Sie so gerne mit Ihrem Hund im Park spazieren, erinnert Sie dieser Duft an diese Zeit (z. B. Zirbelkiefer oder Weißtanne anbieten)?“

Praxistipp

Es ist empfehlenswert, so oft wie möglich das Visuelle, z. B. in Form von Pflanzenbildern oder echten Pflanzen, mit den Düften zu kombinieren. So könnte z. B. bei einem Handbad mit Rosen- oder Orangenduft eine entsprechende Postkarte sichtbar hingelegt werden. Mögliche Dufterinnerungen können auf diese Weise leichter visualisiert und in einen Zusammenhang mit dem Erlebten gebracht werden.
Von Ratespielen wie „Frau Müller, nach was riecht denn das, Sie wissen es sicherlich!“ sollte abgesehen werden. Dies verunsichert insbesondere Menschen im Anfangsstadium der Demenz, da sie sich scheuen eine falsche Antwort zu geben und sich in dieser Phase sehr bewusst sind, dass sie Dinge nicht mehr richtig „zusammenbringen“.

Im Raum von demenziell veränderten Menschen können je nach anwesenden Personen Raumsprays oder Verneblergeräte mit frischen Düften, die möglicherweise die Arbeit des Gedächtnisses und die Ausschüttung von Acetylcholin stimulieren, angewendet werden (beispielsweise mit Zitronenöl, angereichert mit etwas Rosmarin, Waldkiefer, Fichtennadel, Lavendelsalbei). Auch kleine Läppchen oder Filzaufkleber mit Duft (z. B. mit Melissenöl) können im Bereich des Schlüsselbeins auf der Kleidung befestigt werden, sodass die Duftmoleküle eine Zeit lang eingeatmet werden. Dies ist eine gute Form der Anwendung, wenn eher individuell gearbeitet werden soll.

Hintergrundwissen

Ist Lavendel wirklich gut geeignet bei Unruhe?

Ätherisches Lavendelöl ist vermutlich eines der am häufigsten eingesetzten ätherischen Öle im Altenpflegebereich, denn es gilt als Allrounder für allerlei Beschwerden. Auch wir empfehlen das ätherische Öl häufig in vielen Mischungen zu unterschiedlichsten Zwecken. Insbesondere bei stark unruhigen, an Demenz erkrankten Menschen zeigt sich jedoch unserer Erfahrung nach recht häufig eine völlig konträre Wirkung. Die Patienten scheinen noch aufgekratzter und lebhafter als zuvor zu sein, bis hin zu eher aggressivem Verhalten und starken unruhigen Momenten.

Durch unsere Ausbildung bei Christine Lamontain in der Duftkommunikation konnten wir inzwischen vielfach erfahren, dass Lavendel in Bezug auf emotionale und psychische Beschwerden ein sehr herausfordernder Duft sein kann. Sein Duftprofil wird in der Duftkommunikation folgendermaßen beschrieben: Lavendelduft fordert zu Entscheidungen auf, er stimuliert bei kreisenden Gedanken und kann diese verstärken, bei „Unerledigtem" fordert er die betroffene Person auf „Erledige, was zu erledigen ist!". Uns ist bewusst, dass in unserer eher kopflastigen Gesellschaft solche emotionalen, oftmals sehr individuellen Beobachtungen und Erfahrungen wenig Raum bekommen und besonders in der Medizin nicht berücksichtigt werden. Allerdings können wir und auch viele von uns unterrichtete und ausgebildete Aromapflegende genau diese Beobachtungen bestätigen.

Deshalb raten wir besonders bei starker Unruhe am Nachmittag, die nicht selten von der sogenannten Hinlauftendenz begleitet wird, oder bei Menschen, die jeden Abend unruhig und schlaflos wach liegen, auf andere Öle zurückzugreifen, wenn Lavendelduft tatsächlich keine erwünschte Wirkung zeigt. Möglich wäre ein Versuch z. B. mit Bergamotte, Bergamottminze, Petitgrain Bergamotte, Mandarine, Römischer Kamille oder Orange.

Antiinflammatorische und protektive Wirkung gegen oxidativen Stress

Als mitverursachend für demenzielle Erkrankungen werden neuroinflammatorische und oxidative Prozesse angesehen, denen mit terpenhaltigen Ölen entgegengewirkt werden kann.

Zitrus- und Nadelöle sind besonders reich an Monoterpenen, zudem sind sie bei den meisten Menschen beliebt und auch preiswert. Zu den besonders antiinflammatorisch wirksamen Ölen zählen beispielsweise Deutsche Kamille, Rose destilliert und Weihrauch.

Basisrezepturen

Inhalierstift 1

- 3 Tropfen Zitrone
- 2 Tropfen Fichtennadel
- 1 Tropfen Cajeput

Raumspray

- 30 ml Alkohol 70 %
- 4 Tropfen Zitrone
- 4 Tropfen Orange
- 4 Tropfen Fichtennadel
- 2 Tropfen Rosmarin Ct. Cineol

Spezialrezepturen

Dekolletéspray zum Einatmen

- 45 ml Weißtannenhydrolat
- 5 ml Alkohol 70 %
- 4 Tropfen Zitrone
- 2 Tropfen Fichtennadel

Inhalierstift 2

- 3 Tropfen Rose 10 %
- 2 Tropfen Orange
- 1 Tropfen Weihrauch

Auch mit diesen Ölen wirksam: Grapefruit, Rose, Zedrat-Zitrone

Verbesserung der zeitlichen Orientierung

Vielen an Demenz Erkrankten gehen zunehmend wichtige Meilensteine ihrer Biografie verloren oder es fällt ihnen schwer, die Tageszeiten einzuordnen. Wir können mit Düften Anker setzen, um einen Bezug zu früheren Hobbys, Urlauben, Vorlieben, Lieblingsspeisen, Parfüms etc. herzustellen und auf diese Weise Erinnerungen wachzurufen.

Wenn bei Menschen mit demenziellen Veränderungen insbesondere das Gefühl für Tageszeiten verloren gegangen ist, kann mit Düften eine sanfte Korrektur vorgenommen werden. Leichte frische Düfte und solche, die ans Frühstück oder Mittagessen erinnern, können für die erste Tageshälfte eingesetzt werden. Je nach motorischem Zustand des jeweiligen Patienten können auch aktivierende Düfte wie der des Rosmarins die Lebensgeister etwas aktivieren. Am späteren Tag bzw. am Abend können dann besonders beruhigende und erdend wirksame Düfte die Ruhezeit einläuten.

Basisrezepturen

Verneblerduft 1 am Morgen
- 4 Tropfen Orange
- 2 Tropfen Zitrone

Verneblerduft 1 am Mittag
- 3 Tropfen Majoran
- 1 Tropfen Rosmarin Ct. Cineol

Verneblerduft 1 am Abend
- 3 Tropfen Orange
- 1 Tropfen Melisse 10 %
- 1 Tropfen Rosengeranie

Spezialrezepturen

Verneblerduft 2 am Morgen
- 4 Tropfen Orange
- 1 Tropfen Kaffee-Absolue
- 1 Tropfen Vanille-Extrakt

Verneblerduft 2 am Mittag
- 2 Tropfen Majoran
- 1 Tropfen Bergbohnenkraut

Verneblerduft zur Kaffeezeit
- 3 Tropfen Tonka-Extrakt
- 2 Tropfen Vanille-Extrakt
- 2 Tropfen Mandarine

Verneblerduft zur Teezeit
- 3 Tropfen Bergamotte
- 1 Tropfen Ingwer

Verneblerduft Kräutertee
- 2 Tropfen Orange
- 1 Tropfen Fenchel
- 1 Tropfen Anis

Ölkompresse 1 am Abend
- 1 EL Johanniskrautöl
- 1 Tropfen Benzoe
- 1 Tropfen Mandarine
- 1 Tropfen Römische Kamille

Ölkompresse 2 am Abend
- 1 EL Johanniskrautöl
- 2 Tropfen Bergamottminze
- 1 Tropfen Vanille-Extrakt
- 1 Tropfen Orange

Modulation von Verhaltensauffälligkeiten

Zu den Verhaltensauffälligkeiten, die bei Alzheimer-/Demenzpatienten auftreten können, gehören Agitation, Angstzustände und auch Aggressionen, wobei Letztere eher als „herausforderndes Verhalten" bezeichnet werden sollten, denn nicht alle Betroffenen sind im eigentlichen Sinne aggressiv. Vielmehr spielen Angst, Unsicherheit, fremde Umgebung, ungewohnte Geräusche und Stimmen, Beleuchtung und vieles mehr bei der Entstehung der vermeintlichen Aggressivität eine große Rolle. Aus der Sicht der an Demenz erkrankten Person ist deren Verhalten sehr schlüssig. Daher sind Pflegende und/oder betreuende Angehörige gefordert oder werden herausgefordert, sich die Ursachen des Verhaltens genauer anzusehen. So kann es passieren, dass eine gut gemeinte Hilfe beim Toilettengang als intimer Eingriff wahrgenommen wird. Jeder gesunde Mensch würde sich in diesem Fall wehren und niemand würde diese Reaktion als Aggression bezeichnen. Deshalb lohnt sich ein genauer Blick auf die jeweilige Situation, um Ängste, Unsicherheit oder gar Panik zu vermeiden.

Diverse kleinere Beobachtungsstudien an Menschen mit unterschiedlich schweren demenziellen Erkrankungen konnten zeigen, dass aromapflegerische Anwendungen zur Linderung von Verhaltensauffälligkeiten geeignet sein können. Unterschiedliche Massageanwendungen sowie Raumbeduftungen zeigten dabei deutliche Erfolge (Beshara 2002). Zudem konnten Lavendel-, Melisse- sowie Salbeiöl sowohl Agitation als auch Aggression und Angstzustände verringern (Akhondzadeh 2003a, 2003b; Ballard 2002; Holmes 2002, 2004; Huang 2008; Perry 2006). Bei besonders ängstlichen Patienten haben sich Römische Kamille, Mandarine, Orange und Lavendel als hilfreich erwiesen.

Basisrezepturen

Körperöl 1
- 50 ml Mandelöl
- 4 Tropfen Benzoe
- 2 Tropfen Römische Kamille
- 2 Tropfen Melisse 10 %

Körperöl 2
- 50 ml Mandelöl
- 3 Tropfen Rosengeranie
- 2 Tropfen Orange
- 2 Tropfen Melisse 10 %

Spezialrezepturen

Raumspray 1
- 45 ml Orangenblütenhydrolat
- 5 ml Alkohol 70 %
- 3 Tropfen Mandarine
- 2 Tropfen Vanille-Extrakt

Raumspray 2
- 25 ml Melissenhydrolat
- 25 ml Rosenhydrolat
- 24 Tropfen Solubol
- 4 Tropfen Mandarine
- 2 Tropfen Römische Kamille

Auch mit diesen Ölen wirksam: Orange, Rosengeranie, Vanille-Extrakt

Stimulation des Hippocampus und der Riechfähigkeiten

Neurologen verwenden standardisierte Riechtests, die Aufschluss über eine sich entwickelnde Demenz vom Alzheimer-Typ geben können. Inzwischen ist bekannt, dass durch systematisches Riechtraining die Bereiche, in denen Riechreize verarbeitet werden, dicker werden (Frasnelli 2023). Möglicherweise können durch das Training und die regelmäßige Anwendung von natürlichen Düften degenerative Prozesse im Bereich von Riechkolben und Hippocampus aufgehalten werden. Beim Riechtraining ist es wichtig, dass regelmäßig ein starker oder scharfer Duft verwendet wird, damit das trigeminale Riechsystem mit angesprochen wird.

Basisrezepturen

Inhalierstift 1
- 4 Tropfen Zitrone
- 2 Tropfen Rosmarin Ct. Cineol
- 1 Tropfen Cajeput

Inhalierstift 2
- 4 Tropfen Zitrone
- 2 Tropfen Zypresse
- 2 Tropfen Pfefferminze

Spezialrezepturen

Inhalierstift 3
- 4 Tropfen Grapefruit
- 2 Tropfen Basilikum
- 1 Tropfen Salbei

Inhalierstift 4
- 4 Tropfen Limette
- 2 Tropfen Ponderosa-Kiefer
- 1 Tropfen Lavandin

Auch mit diesen Ölen wirksam: Eukalyptus, Lavendelsalbei, Pfefferminze

12.2 Neurologische Erkrankungen

12.2.1 Tinnitus und Schwindel

Tinnitus zeichnet sich durch eine veränderte Hörerfahrung aus, bei der Geräusche (wie Pfeifen oder Brummen) wahrgenommen werden, die nicht auf einer Schallquelle als Auslöser beruhen. Ursachen können z. B. Stress, Knalltrauma oder Hörstörungen sein, in einigen Fällen kann auch keine Ursache ausgemacht werden. Begleitend kann Schwindel auftreten.

Liegt ein Tinnitus vor, kann es hilfreich sein, die Durchblutung im Ohrenbereich anzuregen. Die praktische Erfahrung hat gezeigt, dass Rosmarin, Rosengeranie und Myrte eine ideale Kombination sind; nach einigen Wochen der konsequenten Anwendung kann hiermit oftmals eine Linderung der Beschwerden erreicht werden.

Basisrezepturen

Roll-on 1

- 10 ml Jojobaöl
- 2 Tropfen Römische Kamille
- 1 Tropfen Cajeput
- 1 Tropfen Rosmarin Ct. Cineol
- 1 Tropfen Rosengeranie

Diese Mischung wird sanft hinter die Ohren gerollt. 3 Wochen lang täglich anwenden.

Roll-on 2

- 10 ml Jojobaöl
- 3 Tropfen Pfeffer
- 2 Tropfen Majoran
- 1 Tropfen Lavendel

Auch mit diesen Ölen wirksam: Jasmin, Mandarine, Petitgrain Mandarine

Spezialrezeptur

Dekolletéspray

- 25 ml Orangenblütenhydrolat
- 5 ml Alkohol 70 %
- 2 Tropfen Tonka-Extrakt
- 2 Tropfen Orange
- 1 Tropfen Myrte (rot)
- 1 Tropfen Römische Kamille

In merkbar stressigen Momenten das Dekolleté einsprühen und tief einatmen. Über mindestens 3 Wochen bei Bedarf anwenden.

Auch mit diesen Ölen wirksam: Basilikum, Bergamottminze, Ponderosa-Kiefer

12.2.2 Geruchsstörungen bei und nach COVID-19-Infektion

Während und nach einer COVID-19-Infektion, also einer Infektion durch das Coronavirus SARS-CoV-2 (SARS = „severe acute respiratory syndrome“), kann es zu einem Verlust von Geruch und Geschmack kommen. Den meisten Menschen wird erst dann wirklich bewusst, wie „verloren“ sie sich in der sinnlichen Welt ohne Riechvermögen bewegen. Das Lieblingsgericht schmeckt plötzlich nach nichts, das persönliche Parfum duftet nicht mehr, und ob ich eventuell nach Schweiß rieche, kann ich selbst gar nicht mehr nachprüfen.

Mit relativ einfachen täglichen Riechübungen kann der Geruchssinn trainiert werden. Wenn es sich um eine Anosmie unbekannter Ursache oder aufgrund einer COVID-19-Erkrankung handelt, werden zum täglichen Riechtraining beispielsweise Zitronen-, Rosengeranien-, Cajeput- und Lorbeeröl verwendet. Auch stark riechende Dinge aus dem täglichen Leben wie Essig, ein früher vertrautes Parfüm oder Terpentin können zum Üben verwendet werden. Die Gerüche sollten allerdings stark genug sein. Außerdem ist es hilfreich, wenn einer der vier Düfte ein kribbelndes, stechendes oder kühlendes Gefühl auslöst. Ein starkes Gefühl der Kühlung kann z. B. Menthol bzw. Pfefferminzöl auslösen.

Jeder COVID-19-Patient mit Geruchs- und Geschmacksstörungen sollte auf diese Weise trainieren, insbesondere wenn die Beschwerden über einen längeren Zeitraum anhalten. Das Riechtraining sollte über mindestens 4 Monate oder länger durchgeführt werden. Dazu werden vier Riechstifte mit jeweils einem einzelnen ätherischen Öl befüllt und mehrmals täglich (z. B. morgens und abends) für mehrere Minuten geschnüffelt (tief und stoßweise einatmen). Besonders hilfreich ist es, sich z. B. die Pflanze bildlich vorzustellen oder sich daran zu erinnern, wie sie schmeckt oder welche leckeren Gerichte damit zubereitet werden könnten.

Für das Riechtraining eignen sich beispielsweise folgende Ölkombinationen.

Basisrezeptur

Riechstifte für das Riechtraining 1

- Zitrone
- Lorbeer
- Cajeput
- Lavendel

oder

- Orange
- Pfefferminze
- Fichtennadel
- Rosengeranie

Vier Riechstifte mit jeweils einem der ätherischen Öl befüllen. An jedem der Riechstifte wird mindestens 2 × täglich für mehrere Minuten – pro Duft etwa 30 s – geschnüffelt (tief und stoßweise einatmen).

Spezialrezeptur

Riechstifte für das Riechtraining 2

- Basilikum
- Eukalyptus
- Zitrone
- Gewürznelkenknospe
- Rose

13 Erkrankungen des Herz-Kreislauf- und des Gefäßsystems

13.1 Erkrankungen des Herzens

13.1.1 Funktionelle Herz-beschwerden/Arrhythmien

Bei einer Herzrhythmusstörung kann das Herz entweder zu langsam, zu schnell oder unregelmäßig schlagen. Ähnlich wie bei Tachykardie (S. 169) kann eine Herzarrhythmie aus heiterem Himmel und/oder trotz guter medikamentöser Einstellung auftreten.

Naturdüfte, die reichlich Ester enthalten, sind bekannt für ihre Eigenschaft, wieder eine Balance herzustellen und eignen sich daher bei diesen Indikationen sehr gut. Besonders praktisch ist die Anwendung von Roll-on oder Inhalierstiften, die Betroffene immer bei sich tragen können, um bei ersten Anzeichen Gegenmaßnahmen zur Hand zu haben.

Zusätzlich kann die kurmäßige Einnahme einer hochwertigen Tinktur aus Weißdorn (z. B. Ceres) in Betracht gezogen werden.

Basisrezepturen

Roll-on 1

- 10 ml Jojobaöl
- 3 Tropfen Fichtennadel
- 2 Tropfen Römische Kamille
- 2 Tropfen Rosengeranie

Körperöl

- 50 ml Mandelöl
- 4 Tropfen Melisse 10 %
- 3 Tropfen Lavendel
- 2 Tropfen Rosengeranie

Spezialrezepturen

Inhalierstift

- 4 Tropfen Orange
- 1 Tropfen Litsea
- 1 Tropfen Lavendel

Roll-on 2

- 10 ml Jojobaöl
- 4 Tropfen Neroli 10 %
- 2 Tropfen Monarde
- 1 Tropfen Vetiver

Auch mit diesen Ölen wirksam: Benzoe, Mandarine, Melisse

Hintergrundwissen

Fußeinreibungen bei ausgeprägter Tachykardie

Neben den vorgestellten Inhalationen können auch Fußeinreibungen eingesetzt werden. Bei einem tachykarden Patienten (Herzfrequenz 160 Schläge/min) mit extremer angstinduzierter Unruhe, die mit der üblichen Medikation nicht beherrschbar war (die Herzfrequenz lag immer noch bei 125 Schlägen/min), und einer zusätzlichen COPD mit Dyspnoe wurde eine Fußeinreibung mit einer Mischung aus 20 ml Mandelöl und 10 Tropfen Melisse 10 % durchgeführt. Bereits nach 5-minütiger Fußeinreibung sank die Herzfrequenz (nachweislich durch Intensiv-Monitoring belegt) auf 92 Schläge/min. Nach 40 min lag die Herzfrequenz in einem normalen Rhythmus bei 84 Schlägen/min.

In den letzten Jahren bekamen wir von vielen von uns aus- und weitergebildeten Pflegenden ähnliche Rückmeldungen, u. a. auch mit 0,5 %igen Lavendelöleinreibungen.

13.1.2 Arterielle Hypertonie (Bluthochdruck)

Beim Bluthochdruck (arterielle Hypertonie) erreichen der systolische Blutdruck Werte von ≥ 140 mmHg und/oder der diastolische Blutdruck Werte von ≥ 90 mmHg. Bluthochdruck kann als eigenständige Erkrankung auftreten, ist aber gleichzeitig auch Risikofaktor für weitere Herz-Kreislauf-Krankheiten wie Schlaganfall oder Herzinfarkt. Ursächlich für die pathologische Erhöhung des Blutdrucks sind u. a. Bewegungsmangel, Übergewicht und Stress.

Kein ätherisches Öl kann einen erhöhten Blutdruck dauerhaft nach unten (oder nach oben) regulieren, vielmehr empfehlen wir folgende Anwendungen 3–4 × pro Woche – adjuvant zu anderen Maßnahmen wie medikamentöse Therapie, Bewegungstherapie/Sport und Ernährungsumstellung zur Gewichtsreduktion.

Außerdem empfiehlt sich die Verwendung von Sesam- und Olivenöl bei der Zubereitung von Speisen, um die Regulierung des Blutdrucks zu unterstützen.

Basisrezeptur

Roll-on 1

- 10 ml Jojobaöl
- 4 Tropfen Melisse 10 %
- 2 Tropfen Rosengeranie
- 2 Tropfen Lavendel

Spezialrezepturen

Roll-on 2

- 10 ml Jojobaöl
- 4 Tropfen Narde
- 4 Tropfen Lavendel
- 4 Tropfen Ylang Ylang

Diese Mischung wird auf Puls und Solarplexus aufgetragen. Sie ist eine erprobte Mischung von Sabrina Herber, die mittlerweile häufig in der Fachliteratur Erwähnung findet, da sie sich sehr gut bewährt hat.

Brust- oder Niereneinreibungsöl

- 10 ml Mandelöl
- 2 Tropfen Ylang Ylang
- 1 Tropfen Weiße Zypresse
- 1 Tropfen Sandelholz

Auch mit diesen Ölen wirksam: Majoran, Melisse, Petitgrain Bergamotte

13.1.3 Hypotonie

Bei einer Hypotonie ist der Blutdruck zu niedrig und liegt unter 100/60 mmHg. Eine ärztliche Behandlung ist nur erforderlich, wenn erhebliche Symptome wie starker Schwindel oder Ohnmacht auftreten.

Es gibt kaum ein besseres Mittel, um einem schwächelnden Blutdruck entgegenzuwirken, als das Destillationswasser des Rosmarins. Es enthält Campher – ein Molekül, das bereits vor zwei Jahrhunderten bei ohnmächtigen Damen in Form von Riechsalzen eingesetzt wurde. Je nach Empfindlichkeit kann bereits Rosmarin Ct. Verbenon ausreichend sein, deutlich kräftiger wirkt Rosmarin Ct. Borneon (Campher).

Basisrezepturen

Roll-on
- 10 ml Jojobaöl
- 4 Tropfen Rosmarin Ct. Cineol
- 2 Tropfen Zitrone

Inhalierstift 1
- 4 Tropfen Zitrone
- 2 Tropfen Rosmarin Ct. Cineol
- 1 Tropfen Lorbeer

Spezialrezepturen

Inhalierstift 2
- 4 Tropfen Zitrone
- 2 Tropfen Rosmarin Ct. Borneon oder Ct. Cineol
- 1 Tropfen Lavandin

Dekolletéspray
- 45 ml Rosmarinhydrolat
- 5 ml Alkohol 70 %
- 3 Tropfen Grapefruit
- 2 Tropfen Lavandin

Rosmarinhydrolat, innerlich
Zusätzlich 1–2 Sprühstöße Rosmarinhydrolat auf die Zunge sprühen, außerdem die Unterarme einsprühen.

Auch mit diesen Ölen/Hydrolaten wirksam: Pfeffer, Pfefferminze; Pfefferminzhydrolat

13.1.4 Tachykardie

Bei einer Tachykardie (Herzrasen) schlägt das Herz mit über 100 Schlägen/min und nicht wie normalerweise mit 60–90 Schlägen/min. Auch wenn nach intensiven Untersuchungen und folgender Medikation alles abgeklärt scheint, neigen die Herzen von manchen Menschen immer wieder dazu, plötzlich Hochgeschwindigkeit einzulegen. Es können viele Ursachen zugrunde liegen, beispielsweise eine zu geringe Flüssigkeitszufuhr, Stress, hormonelle Einflüsse, aber auch Herz-Kreislauf-Erkrankungen wie Hypertonie, Schilddrüsenerkrankungen oder Medikamentennebenwirkungen.

! Beachte

Bei einer Kammertachykardie (170–180 Schläge/min), Kammerflattern (> 250 Schläge/min) oder Kammerflimmern handelt es sich um medizinische Notfälle, die der entsprechenden Versorgung bedürfen!

Als Ergänzung zu den eventuell erforderlichen medizinischen Maßnahmen können einige ätherische Öle wertvolle Hilfe leisten, insbesondere ein Hauch Nardenwurzelöl.

Basisrezepturen

Dekolletéspray
- 45 ml Orangenblütenhydrolat
- 5 ml Alkohol 70 %
- 3 Tropfen Melisse 10 %
- 2 Tropfen Thymian Ct. Linalool
- 2 Tropfen Orange

Ölkompresse für die Herzgegend 1
- 10 ml Mandelöl
- 4 Tropfen Melisse 10 %
- 2 Tropfen Römische Kamille
- 2 Tropfen Lavendel

Spezialrezepturen

Roll-on
- 10 ml Jojobaöl
- 4 Tropfen Narde
- 4 Tropfen Melisse 10 %
- 4 Tropfen Majoran

Ölkompresse für die Herzgegend 2
- 10 ml Mandelöl
- 3 Tropfen Rose 10 %
- 2 Tropfen Benzoe
- 2 Tropfen Melisse 10 %

Auch mit diesen Ölen wirksam: Baldrian, Muskatellersalbei, Ylang Ylang

13.2 Erkrankungen des Gefäßsystems

13.2.1 Kalte Füße

Gerade in höherem Alter leiden viele Menschen bei niedrigen Temperaturen unter kalten Extremitäten. Diese können auf die Umgebungstemperatur, aber auch auf Durchblutungsstörungen zurückzuführen sein. Symptomatisch kann das sogenannte Raynaud-Syndrom auftreten, bei dem die Haut aufgrund der Mangeldurchblutung zunächst sehr blass wird und sich nachfolgend dann bläulich-rot verfärben kann. Während beim Raynaud-Syndrom nur bei Schmerzen medizinische Maßnahmen erforderlich sind, müssen andere Erkrankungen wie Herz-Kreislauf-Probleme oder diabetisch bedingte Durchblutungsstörungen ärztlich abgeklärt und behandelt werden.

Sind die Füße kalt, friert der ganze Mensch. Neben einer Wärmflasche und dicken Socken eignen sich durchblutungsfördernde Öle, um die Temperatur der Füße im angenehmeren Bereich stabil zu erhalten. Der Klassiker für diesen Anwendungsbereich ist Zimtrindenöl, mit dem aufgrund der potenziell stark hautreizenden Wirkung extrem behutsam umgegangen werden muss, es muss also zuverlässig verdünnt werden.

Basisrezepturen

Fußöl 1
- 50 ml Johanniskrautöl
- 4 Tropfen Pfeffer
- 2 Tropfen Cajeput
- 2 Tropfen Lorbeer

Fußöl 2
- 50 ml Olivenöl
- 4 Tropfen Benzoe
- 2 Tropfen Fichtennadel
- 2 Tropfen Majoran

Spezialrezeptur

Fußöl 3
- 50 ml Johanniskrautöl
- 4 Tropfen Lavendel
- 1 Tropfen Zimtrinde
- 1 Tropfen Gewürznelkenknospe

Hände nach der Anwendung von Zimtrindenöl besonders gründlich mit Seife waschen!

13.2.2 Chronisch-venöse Insuffizienz (CVI)

Diese Venenschwäche wird auch als „schwere Beine“ bezeichnet, eine treffende Beschreibung für diese mit Schmerzen verbundene Erkrankung. Oft schwellen die Beine bei längerer Belastung an, da der Bluttransport aufgrund defekter Venenklappen in Richtung Herz gestört ist.

Wenn also die Venen, insbesondere in den Beinen, das desoxygenierte Blut nicht mehr zuverlässig in Richtung des Herzens transportieren können, sind – neben einer mechanischen Unterstützung wie Venenstrümpfen – Einreibungen hilfreich. Auch kühlende Maßnahmen werden, insbesondere in den heißen Monaten, als sehr wohltuend empfunden; hierfür eignen sich gekühlte Hydrolate.

Basisrezepturen

Venenöl
- 40 g Kokosöl
- 10 ml Calophyllumöl
- 4 Tropfen Teebaum
- 2 Tropfen Rosengeranie
- 2 Tropfen Zypresse

Hydrolatemischung
- 45 ml Immortellenhydrolat
- 5 ml Alkohol 70 %
- 2 Tropfen Rosengeranie
- 2 Tropfen Pfefferminze
- 1 Tropfen Zypresse

Gegebenenfalls zwei Pumpstöße Aloe-vera-Gel mit verschütteln. Morgens vor dem Anziehen der Kompressionsstrümpfe auf die Beine aufsprühen, sanft einreiben.

Diese wässrige Mischung kann an heißen Sommertagen auch auf die Strümpfe aufgesprüht werden.

Auch mit diesen Ölen/Hydrolaten wirksam: Atlaszeder, Monarde; Pfefferminzhydrolat

Spezialrezeptur

Venengel
- 50 ml Aloe-vera-Gel
- 4 Tropfen Zitrone
- 4 Tropfen Cajeput
- 4 Tropfen Wacholder

13.2.3 Lymphstauungen/ Lymphödeme

Beim Lymphödem ist der Lymphabfluss gestört. Lymphödeme gehen mit Schwellungen einher, da die Lymphflüssigkeit (Lymphe) nicht mehr in ausreichendem Ausmaß über die Lymphbahnen abtransportiert wird, sondern sich in verschiedenen Geweben staut. Betroffen sind vor allem Arme und Beine. Die konservative Therapie besteht in Lymphdrainage, Kompressionstherapie, Bewegungstraining und Hautpflege, um Hautschäden durch die andauernde Schwellung entgegenzuwirken.

Wir sind immer wieder fasziniert darüber, wie Lorbeer und Immortelle gut sichtbar entstauend auf angeschwollene und verdickte Gewebe wirken können. Daneben können einige weitere Naturdüfte durch ihre unspezifisch antiinflammatorisch und antioxidativ wirkenden Eigenschaften eine deutliche Unterstützung bewirken.

Zu betonen ist auch die ungewöhnlich entlastende Wirkung auf Lymph- und Blutgefäße durch das exotische Calophyllumöl, ein fettes Pflanzenöl, das Harze und Riechmoleküle enthält. Folgende Anwendungen können also ideale Begleiter zwischen Lymphdrainagen sein (Herber u. Zimmermann 2022).

In vielen Fällen muss nicht einmal die Stelle eingerieben werden, an der sich die Lymphe staut. Eine Untersuchung an der niederländischen Universität Utrecht von 2004 hat gezeigt, dass selbst wenn nur in der Halsregion die Lymphe aktiviert wird, die Lymphe zwischen den Zehen schneller fließt (von der Weid und Zawieja 2004).

Basisrezepturen

Beinöl
- 40 ml Mandelöl
- 10 ml Calophyllumöl
- 4 Tropfen Atlaszeder
- 4 Tropfen Rosengeranie
- 2 Tropfen Lorbeer

Bei Bedarf die Beine vorsichtig einreiben, eher „einstreicheln".

Immortellenhydrolat, äußerlich
Vor jeder Anwendung Immortellenhydrolat aufsprühen.

Spezialrezeptur

Körperöl
- 40 ml Jojobaöl
- 10 ml Calophyllumöl
- 2 Tropfen Immortelle
- 2 Tropfen Cistrose
- 2 Tropfen Rosengeranie
- 2 Tropfen Lorbeer
- 2 Tropfen Wacholder

Bei Bedarf die betroffenen Areale sanft einreiben, eher „einstreicheln".

Auch mit diesen Ölen wirksam: Mastixharz, Myrte, Zypresse

13.2.4 Venenentzündung

Im Wandbereich oberflächlicher Venen können lokale Entzündungen entstehen. Häufig sind die Beine (Fuß/Knöchel, Wade, Oberschenkel) betroffen. Bei einer Entzündung intakter Venen handelt es sich um eine Thrombophlebitis, sind Krampfadern (S. 172) entzündet, um eine Varikophlebitis. Venenentzündungen können extrem schmerzhaft sein und auch länger (mehrere Wochen) anhalten. Da sich in der Folge eine Thrombose entwickeln kann, ist immer eine ärztliche Behandlung indiziert.

Ein Naturduft aus dem Amazonas hat sich als sehr wirksam bei Venenentzündung erwiesen: Copaibabalsam. Das Harz dieses tropischen Baumes enthält ungewöhnlich viel stark antiinflammatorisch wirksames β-Caryophyllen. Es kann auch ohne Zusatz weiterer Öle eine wirksame Hilfe sein.

Basisrezepturen

Venenöl 1
- 50 ml Johanniskrautöl
- 4 Tropfen Copaibabalsam
- 4 Tropfen Rosengeranie
- 2 Tropfen Melisse

Venenöl 2 (kühlend)
- 50 g Kokosöl
- 4 Tropfen Rosengeranie
- 4 Tropfen Copaibabalsam
- 4 Tropfen Pfefferminze

Spezialrezeptur

Venenöl 3
- 40 ml Jojobaöl
- 10 ml Calophyllumöl
- 3 Tropfen Patchouli
- 3 Tropfen Copaibabalsam
- 2 Tropfen Immortelle
- 2 Tropfen Cajeput

Auch mit diesen Ölen wirksam: Deutsche Kamille, Palmarosa, Zitroneneukalyptus

13.2.5 Varizen

Unsere Venen leisten Schwerstarbeit: Sie müssen ohne jemals eine Pause zu machen, einen zuverlässigen Bluttransport zurück zum Herzen sicherstellen. Bei bestimmten Berufen, beispielsweise vorwiegend sitzenden und stehenden Tätigkeiten, wird der Blutfluss eingeschränkt oder sogar blockiert. In der Folge verlieren die Venenklappen zunehmend ihre Funktion und schließen sich nicht mehr richtig, die Venen erweitern sich krankhaft, und es entstehen Varizen bzw. Krampfadern. Bewegungsmangel, Übergewicht und ein höheres Lebensalter sind als Hauptursachen zu nennen. Die Symptome können sich zudem durch eine zu geringe Flüssigkeitszufuhr und einen Mangel an Omega-3-Fettsäuren verstärken.

Konservativ erfolgt die Behandlung mit einer Kompressionstherapie, aber auch durch operative Maßnahmen. Folgende Mischungen können eine Entlastung der Venen unterstützen, beispielsweise beim Hochlagern der Beine. Sie können aber auch jeden Morgen auf die Beine aufgetragen werden.

Basisrezepturen

Öleinreibung
- 50 g Kokosöl
- 4 Tropfen Rosengeranie
- 3 Tropfen Teebaum
- 3 Tropfen Zypresse

Hydrolatespray
- 30 ml Immortellenhydrolat
- 20 ml Rosenhydrolat
- 24 Tropfen Solubol
- 2 Tropfen Zitrone
- 2 Tropfen Cajeput
- 2 Tropfen Rosengeranie

Spezialrezeptur

Venenöl
- 40 ml Jojobaöl
- 10 ml Calophyllumöl
- 3 Tropfen Myrte
- 3 Tropfen Atlaszeder
- 2 Tropfen Immortelle
- 2 Tropfen Monarde

Auch mit diesen Ölen wirksam: Niaouli, Patchouli, Zitrone

14 Erkrankungen des Verdauungstrakts

14.1 Erkrankungen der Speiseröhre und des Magens

14.1.1 Sodbrennen/ Refluxösophagitis

Akutes Sodbrennen wird oft durch eine starke Produktion oder eine mangelnde Entleerung von Magensäure hervorgerufen. Außerdem kann die Funktion des Schließmuskels zwischen Magen und Speiseröhre gestört sein, sodass die Magensäure zurück in die Speiseröhre fließt und diese reizt. Hält dieser Zustand länger an, kann eine Refluxösophagitis, also eine Entzündung der Speiseröhre, entstehen. Auslöser sind sehr fette, süße oder saure Speisen, vor allem im Übermaß zugeführt, aber auch alkohol- und koffeinhaltige Getränke sowie Stress. Viele Arzneimittel wie Schmerzmittel, Antibiotika und Herz-Kreislauf-Medikamente können ebenfalls Sodbrennen verursachen. Üblicherweise werden dann begleitend Antazida, die die Magensäure neutralisieren, oder – in schweren Fällen – Protonenpumpenhemmer, die die Produktion der Magensäure reduzieren, gegeben. Diese Protonenpumpenhemmer können erhebliche unerwünschte Nebenwirkungen haben, beispielsweise eine gefährliche Reduktion der Knochensubstanz (Osteoporose), und sollten daher nur in schweren Fällen als Dauermedikation eingesetzt werden.

Bei gelegentlichem Sodbrennen, unter dem etwa ein Drittel der Bevölkerung leidet, hilft das stark beruhigende Sandelholzöl in Kombination mit Sanddornfruchtfleischöl erfahrungsgemäß sehr gut.

In einer Studie konnte gezeigt werden, dass Rosenöl-Weichkapseln die gleiche Wirkung wie Protonenpumpenhemmer haben können, jedoch ohne Nebenwirkungen (Adel Mehraban et al. 2021).

14

Basisrezepturen

Ölauflage für den Bauch

- 10 ml Mandelöl
- 2 Tropfen Römische Kamille
- 2 Tropfen Benzoe
- 2 Tropfen Orange

Zusätzlich zur folgenden Mischung wird diese Ölauflage 1 × täglich auf den Solarplexus aufgelegt. Die Mischung auf eine (Baumwoll-)Kompresse verteilen und auflegen. Wärme verstärkt den krampflösenden, schmerzlindernden Effekt der ätherischen Öle zusätzlich.

Sanddornfruchtfleischöl, innerlich

Sanddornfruchtfleischöl kann auch pur eingenommen werden. Dazu 2–3 × täglich ½ TL gut einspeicheln und schlucken.

Spezialrezeptur

Mischung mit Sanddornfruchtfleischöl
- 100 ml Sanddornfruchtfleischöl
- 15 Tropfen Sandelholz
- 5 Tropfen Rose

4–6 Wochen lang, 1 × täglich 1 TL dieser Mischung langsam einspeicheln und schlucken.

14.1.2 Übelkeit/Erbrechen

Übelkeit (Nausea) und Erbrechen (Emesis) treten als unspezifische Symptome in allen Altersgruppen auf. Die Ursachen sind sehr vielfältig und reichen von leichten Magenverstimmungen über Magen-Darm-Infektionen bis hin zu schweren Erkrankungen oder Medikamentennebenwirkungen. Als Antiemetika werden u. a. Metoclopramid (z. B. Paspertin-Tropfen) oder 5-HT3-Rezeptor-Antagonisten (z. B. Ondansetron oder Granisetron) eingesetzt.

Ebenfalls antagonistisch wirksam sind bestimmte Ingwer-Extrakte (Saneei Totmaj et al. 2019). Den CO_2-Extrakt aus Ingwerrhizomen einzuatmen, kann also die Einnahme von Antiemetika ersetzen. Da Übelkeit mit ihren Folgen eine der schlimmsten Nebenwirkungen bei diversen Tumortherapien ist, kann dadurch eventuell auf die Einnahme eines weiteren Medikaments verzichtet werden. Auch Zitronen- und Pfefferminzöl haben sich in der Aromapflege dafür bewährt.

Basisrezepturen

Pfefferminze, innerlich
1 Tropfen Pfefferminzöl auf die Zunge geben und lange einspeicheln.

Inhalierstift 1
- 4 Tropfen Zitrone
- 2 Tropfen Pfefferminze
- 1 Tropfen Rosmarin Ct. Cineol (bei niedrigem Blutdruck)

Immer wieder sehr intensiv daran riechen.

Spezialrezeptur

Inhalierstift 2
- 2 Tropfen Ingwer
- 2 Tropfen Limette
- 1 Tropfen Pfefferminze

Auch mit diesen Ölen wirksam: Angelika, Fenchel, Nanaminze/Spearmint (nicht innerlich!)

14.1.3 Dyspepsie, chronische Magenbeschwerden

Wenn der Magen regelmäßig schmerzt und alles rund um die Verdauung zu stark in den Fokus rückt, können ganz unterschiedliche Ursachen vorliegen. Häufig wird eine Infektion mit Helicobacter pylori diagnostiziert, dem französische Ärzte durchaus mit eingenommenen ätherischen Ölen beikommen können. Doch im deutschsprachigen Bereich gibt es keine Erfahrungen damit.

Wir raten bei Dyspepsie – auch bei einer gastroduodenalen Ulkuskrankheit – zur adjuvanten Einnahme des stark schützenden und antiinflammatorisch wirksamen Sanddornfruchtfleischöles (2 × täglich 1 TL einnehmen) sowie zu entspannend wirksamen Anwendungen, die hier und zum Reizmagen (S. 175) aufgeführt sind. Da es sich beim Sanddornfruchtfleischöl um ein Lebensmittel handelt, gibt es keinerlei Bedenken, dies in die tägliche Ernährung mit einzubeziehen.

Basisrezepturen

Sanddornfruchtfleischöl, innerlich
1–2 × täglich 1 TL Sanddornfruchtfleischöl einspeicheln und langsam schlucken.

Beruhigende Ölauflage für den Bauch 1
- 10 ml Mandelöl
- 2 Tropfen Majoran
- 2 Tropfen Lavendel

Die Mischung auf eine (Baumwoll-)Kompresse verteilen und auflegen. Wärme verstärkt den krampflösenden, schmerzlindernden Effekt der ätherischen Öle zusätzlich.

Beruhigende Ölauflage für den Bauch 2
- 10 ml Mandelöl
- 2 Tropfen Orange
- 2 Tropfen Fenchel

Die Mischung auf eine (Baumwoll-)Kompresse verteilen und auflegen. Wärme verstärkt den krampflösenden, schmerzlindernden Effekt der ätherischen Öle zusätzlich.

Spezialrezeptur

Beruhigende Ölauflage für den Bauch 3
- 10 ml Johanniskrautöl
- 2 Tropfen Kardamom
- 2 Tropfen Römische Kamille
- 2 Tropfen Mandarine

Die Mischung auf eine (Baumwoll-)Kompresse verteilen und auflegen. Wärme verstärkt den krampflösenden, schmerzlindernden Effekt der ätherischen Öle zusätzlich.

14.1.4 Gastritis

Eine akute Entzündung der Magenschleimhaut zeigt sich durch heftige Magenschmerzen, Übelkeit, Aufstoßen und Völlegefühl. Häufiger liegt allerdings eine chronische Form vor, die schleichend auftritt und daher über einen längeren Zeitraum nicht bemerkt wird. Auslöser sind Stress, falsche Ernährung, Infektionen, Vergiftungen, Medikamente wie nichtsteroidale Antirheumatika (z. B. Acetylsalicylsäure, Ibuprofen, Diclofenac) oder Chemo- und Strahlentherapie.

Bei einer entzündlich veränderten Magenschleimhaut eignet sich die Gabe von Melissenhydrolat. Inzwischen gibt es zudem reichlich Erfahrungen mit dem tief orangefarbenen fetten Öl aus dem Fruchtfleisch des Sanddorns. Es wirkt nicht nur stark entzündungswidrig, sondern legt sich nach dem Einspeicheln von wenigen Tropfen wie eine schützende Schicht über die Innenwände von Speiseröhre und Magen. Diese wertvolle Hilfe wird inzwischen auch in der Onkologie empfohlen, wenn die Auskleidung des Verdauungstrakts durch Bestrahlung und Chemotherapie stark in Mitleidenschaft gezogen wurde.

Basisrezepturen

Melissenhydrolat, innerlich
2 EL Melissenhydrolat in 500 ml Wasser gemischt über den Tag verteilt trinken.

Sanddornfruchtfleischöl, innerlich
1–2 × täglich 1 TL Sanddornfruchtfleischöl einspeicheln und langsam schlucken.

Ölauflage für den Bauch
- 10 ml Mandelöl
- 2 Tropfen Römische Kamille
- 2 Tropfen Melisse

Die Mischung auf eine (Baumwoll-)Kompresse verteilen und auflegen. Wärme verstärkt den krampflösenden Effekt der ätherischen Öle zusätzlich.

Neben der Anwendung aromatherapeutischer Mischungen haben sich auch Kaltauszüge aus Leinsamen bewährt.

Praxistipp

Leinsamen-Kaltauszug
2 EL Leinsamen (nicht geschrotet) in einem Glas mit 250 ml kaltem Wasser mischen, ca. 60 min ziehen lassen, dann schluckweise trinken. Die aus den Leinsamen gelösten Schleimstoffe legen sich über die empfindlichen Schleimhäute von Speiseröhre und Magen.

14.1.5 Reizmagen

„Das schlägt mir auf den Magen“ ist eine gar nicht selten verwendete Redewendung. Manche Menschen reagieren bei Aufregung und Dauerstress sehr empfindlich. Der Reizmagen, auch funktionelle Dyspepsie genannt, ist ein Oberbegriff für wiederkehrende, verschieden stark ausgeprägte Beschwerden im Oberbauch, die sich in Form von Druck- oder Völlegefühl, Magenkrämpfen und Aufstoßen äußern können, ohne dass eine nachweisbare organische Ursache vorliegt.

Beruhigend wirksame ätherische Öle können helfen, den Magen und das gesamte Nervenkostüm zu schützen und zu regenerieren. Erfahrungsgemäß muss so eine Maßnahme mindestens 3× täglich über mindestens 2 Wochen erfolgen.

Basisrezepturen

Inhalierstift
- 4 Tropfen Orange
- 1 Tropfen Fichtennadel
- 1 Tropfen Römische Kamille

Baucheinreibungsöl 1
- 30 ml Johanniskrautöl
- 2 Tropfen Majoran
- 2 Tropfen Fenchel
- 2 Tropfen Orange

Spezialrezeptur

Baucheinreibungsöl 2
- 30 ml Mandelöl
- 2 Tropfen Römische Kamille
- 2 Tropfen Fenchel
- 2 Tropfen Anis
- 1 Tropfen Angelikawurzel

Bei Bedarf den Bauch sanft mit wenigen Tropfen dieser Mischung einreiben. Alternativ 5 ml der Mischung auf eine Kompresse verteilen und diese auf den Solarplexus auflegen.

Auch mit diesen Ölen/Hydrolaten wirksam: Kümmel; Kamillenhydrolat, Melissenhydrolat

14.2 Erkrankungen des Darms und der Analregion

14.2.1 Blähungen

Bei Blähungen entstehen im Darm vermehrt Gase, die als Blähbauch (Meteorismus) zu Druck- und Völlegefühl führen können und/oder als Flatulenz, dem vermehrten Entweichen von Darmgasen durch Enddarm und After, in Erscheinung treten. Auch wenn Gase im Verdauungstrakt an sich nicht krankhaft, sondern der Normalzustand sind, können diese sogenannten Darmwinde bzw. Flatus, so der Fachausdruck, sehr störend sein oder sogar auf ernste Erkrankungen hinweisen.

Karminativ wirksame ätherische Öle besänftigen die Blähungen, die nicht nur aufgrund der abgehenden übel riechenden Gase eine peinliche Last sind, sondern auch sehr schmerzhaft sein können. Neben warmen Auflagen mit krampflindernd wirksamen Ölen kann die kurmäßige Einnahme von wenigen Tropfen Schwarzkümmelöl eine hilfreiche Unterstützung sein (es ist auch in Kapselform erhältlich).

Basisrezepturen

Bauchöl 1
- 30 ml Mandelöl
- 3 Tropfen Fenchel
- 2 Tropfen Römische Kamille
- 2 Tropfen Orange

Den Bauch sanft im Uhrzeigersinn mit der Ölmischung einreiben. Eine wärmende Auflage unterstützt die Wirkung der ätherischen Öle zusätzlich.

Schwarzkümmelöl, innerlich

Wenige Tropfen bis zu ½ TL Schwarzkümmelöl täglich zu den Mahlzeiten einnehmen. Nach 6 Wochen eine 2-wöchige Pause einlegen, bei wiederkehrenden Symptomen wieder für ca. 6 Wochen anwenden.

Spezialrezeptur

Bauchöl 2
- 30 ml Mandelöl
- 2 Tropfen Koriandersamen
- 2 Tropfen Kümmel
- 2 Tropfen Anis
- 1 Tropfen Fenchel

Bauch sanft im Uhrzeigersinn mit der Ölmischung einreiben. Eine wärmende Auflage unterstützt die Wirkung der ätherischen Öle zusätzlich.

Auch mit diesen Ölen wirksam: Basilikum, Kardamom, Majoran (nicht innerlich!)

14.2.2 Diarrhö (Durchfall)

Sehr weicher, nicht geformter oder flüssiger Stuhlgang, der öfter als 3 × am Tag auftritt, wird als Diarrhö bezeichnet. Oft geht diese außerdem mit einer höheren Stuhlmenge einher. Da der Stuhl weniger stark eingedickt wird, muss auf eine ausreichende Flüssigkeitszufuhr geachtet werden. Begleitend können schmerzhafte Darmkrämpfe auftreten.

Bei Durchfall nach ungewohnter oder gar verdorbener Nahrung muss eher mit Mitteln aus der Apotheke behandelt werden, z. B. mit Medizinalkohle (auf einen ausreichenden Abstand von 2–3 h bei der Verabreichung von Medikamenten achten!) und auch mit Tabletten, die die Motilität des Darms verringern.

„Vor Angst in die Hose machen" beschreibt den Zustand, wenn die Nerven mit uns durchgehen und es in der Folge zu unerwünschten und eher dünnen Darmentleerungen kommt. Mit systemisch entspannend wirksamen Einreibungen kann beruhigt werden.

Basisrezeptur

Ölauflage für den Bauch 1

- 10 ml Johanniskrautöl
- 2 Tropfen Orange
- 2 Tropfen Zypresse
- 2 Tropfen Rosengeranie

Die Mischung auf eine (Baumwoll-)Kompresse verteilen und auflegen. Wärme verstärkt den krampflösenden Effekt der ätherischen Öle zusätzlich.

Spezialrezeptur

Ölauflage für den Bauch 2

- 10 ml Johanniskrautöl
- 2 Tropfen Neroli
- 2 Tropfen Zypresse
- 2 Tropfen Angelikawurzel

Die Mischung auf eine (Baumwoll-)Kompresse verteilen und auflegen. Wärme verstärkt den krampflösenden Effekt der ätherischen Öle zusätzlich.

Auch mit diesen Ölen wirksam: Anis, Kümmel, Mandarine

Spezialrezeptur

Thymianhydrolat, innerlich

Bei infektiös bedingtem Durchfall hat sich die schluckweise Einnahme von 3 × täglich 1 TL Thymianhydrolat, in einem halben Glas Wasser verdünnt, bewährt.

14.2.3 Obstipation (Verstopfung), schlaffe

Bei einer Verstopfung entleert sich der Darm seltener als gewohnt. Wenn die peristaltischen Bewegungen des Darms ihre Transportfunktion nicht mehr schaffen, kann eine Stuhlverstopfung zu schmerzhaften Darmkrämpfen führen. Weil die Entgiftungsfunktion nicht zuverlässig stattfindet, können sogar Kopfschmerzen auftreten.

Betroffene sollten unbedingt mehr Ballast- und Faserstoffe über ihre Ernährung zuführen und darauf achten, sich ausreichend zu bewegen, denn die Bauchmuskeln müssen eine effektive Peristaltik unterstützen. Zusätzlich empfiehlt sich eine regelmäßige Baucheinreibung im Uhrzeigersinn mit folgenden Ölmischungen.

Basisrezeptur

Bauchöl

- 15 ml Mandelöl
- 15 ml Schwarzkümmelöl
- 2 Tropfen Pfeffer
- 2 Tropfen Zypresse
- 2 Tropfen Lorbeer

Bauch sanft im Uhrzeigersinn mit der Ölmischung einreiben. Eine wärmende Auflage unterstützt die Wirkung der ätherischen Öle zusätzlich.

Spezialrezeptur

Ölauflage für den Bauch

- 10 ml Schwarzkümmelöl
- 3 Tropfen Zypresse
- 3 Tropfen Ingwer

Die Mischung auf eine (Baumwoll-)Kompresse verteilen und auflegen. Wärme verstärkt den krampflösenden Effekt der ätherischen Öle zusätzlich.

14.2.4 Obstipation (Verstopfung), spastische

Bei einer spastischen Obstipation treten neben sehr hartem, schafkotartigem Stuhl krampfartige Bauchschmerzen auf. Als Ursache kommen Darmentzündungen und -reizungen, z. B. durch eine ballaststoffreiche Ernährung, oder Stress infrage. Diese Form der Verstopfung liegt häufig – im Wechsel mit Diarrhöe (S. 177) – bei einem Reizdarmsyndrom (S. 179) vor.

Mit einer sanften Druckmassage im Uhrzeigersinn – mit deutlich entspannend und anregend wirksamen ätherischen Ölen – konnten wir bei einigen unserer Klienten sogar einen fast sofortigen Entleerungsreflex herbeiführen. Wer grundsätzlich, bei Schichtarbeit oder in Reisesituationen, zur spastischen Obstipation neigt, kann sich mit abends eingenommenem Magnesiumcitrat bestens helfen. Flohsamenschalen mit **reichlich** Flüssigkeit eingenommen helfen ebenfalls, ohne die schädlichen Nebenwirkungen von Abführmitteln, die den Darm zudem regelrecht abhängig machen können.

Basisrezeptur

Baucheinreibungsöl

- 20 ml Mandelöl
- 10 ml Schwarzkümmelöl
- 4 Tropfen Orange
- 4 Tropfen Majoran

Spezialrezepturen

Ölauflage für den Bauch 1

- 10 ml Schwarzkümmelöl
- 2 Tropfen Fenchel
- 2 Tropfen Majoran
- 2 Tropfen Mandarine

Die Mischung auf eine (Baumwoll-)Kompresse verteilen und auflegen. Wärme verstärkt den krampflösenden Effekt der ätherischen Öle zusätzlich.

Ölauflage für den Bauch 2

- 10 ml Schwarzkümmelöl
- 2 Tropfen Bitterorange
- 2 Tropfen Majoran
- 2 Tropfen Ingwer

Die Mischung auf eine (Baumwoll-)Kompresse verteilen und auflegen. Wärme verstärkt den krampflösenden Effekt der ätherischen Öle zusätzlich.

Auch mit diesen Ölen wirksam: Römische Kamille, Khella, Pfeffer

14.2.5 Chronisch-entzündliche Darmerkrankungen (CED)

Zu den CED gehören Morbus Crohn, bei dem im gesamten Darm entzündliche Veränderungen auftreten können, und Colitis ulcerosa, bei der sich die Entzündungen auf den Dickdarm beschränken. Je nachdem, welcher Darmabschnitt betroffen ist, unterscheiden sich die Symptome: Normalerweise treten bei Morbus Crohn chronischer Durchfall und Bauchschmerzen auf, bei Colitis ulcerosa zeitweilig aussetzende Bauchschmerzen und blutiger Durchfall.

Bei CED kann täglich eingenommenes, als Lebensmittel zertifiziertes Melissenhydrolat – adjuvant zu anderen Maßnahmen – für Linderung sorgen. Sanfte Baucheinreibungen mit beruhigenden und schmerzlindernden ätherischen Ölen sind ebenfalls hilfreich.

Basisrezepturen

Melissenhydrolat, innerlich

2 EL Melissenhydrolat in 500 ml Wasser über den Tag verteilt trinken.

Baucheinreibungsöl 1

- 30 ml Mandelöl
- 12 Tropfen Melisse 10 %
- 6 Tropfen Majoran

Spezialrezeptur

Baucheinreibungsöl 2

- 30 ml Mandelöl
- 3 Tropfen Weihrauch
- 2 Tropfen Melisse 10 %
- 2 Tropfen Angelikawurzel

1 × täglich sanfte Baucheinreibungen durchführen.

Auch mit diesen Ölen wirksam: Fenchel, Kardamom, Pfefferminze (nicht innerlich!)

Hintergrundwissen

Einsatz von Kunzea ambigua bei Colitis ulcerosa

Der französische Arzt Dr. Daniel Pénoël konnte mit der kurmäßigen Einnahme des Öles aus Kunzea ambigua (Weiße Honigmyrte) bei Colitis ulcerosa Erfolge erzielen. Er empfiehlt die Einnahme von 1 Kapsel mit je 6 Tropfen in Basisöl, 3 × täglich (= 18 Tropfen). Bei akuten Beschwerden ist diese Art der Anwendung in Frankreich bei Ärzten üblich, doch mangels praktischer Erfahrung kaum auf unsere Verhältnisse übertragbar.

14.2.6 Reizdarmsyndrom (Colon irritabile)

Reizdarmpatienten können neben vielen unterschiedlichen Symptomen wie Schmerzen, Schlafstörungen, Übelkeit und Erbrechen sowohl an Diarrhö (S. 177) und/oder spastischer Obstipation (S. 178) leiden. Wenn das Kolon übernervös ist, abwechselnd Stuhlverstopfung und stündliche Durchfälle viele Aktivitäten des täglichen Lebens erschweren oder sogar unmöglich machen, verschreiben Ärzte bisweilen Serotonin-Wiederaufnahmehemmer (SSRI). Dadurch steigt die Konzentration von Serotonin in der Gewebsflüssigkeit des Gehirns. Beim Reizdarmsyndrom wird u. a. eine gestörte Interaktion zwischen Verdauungstrakt und Gehirn vermutet. Daran beteiligt sind die Darmbakterien, die Tryptophan, eine Vorstufe dieses Neurotransmitters, produzieren und zudem die Produktion von Serotonin in der Darmwand anregen. Die genauen Mechanismen sind allerdings noch nicht abschließend geklärt.

Wir können über geeignete unterstützende Lebensmittel aufklären (s. Hintergrundwissen) und mit stimmungsaufhellend wirksamen ätherischen Ölen sowie dem beruhigend wirksamen Melissenhydrolat Begleitung anbieten.

Basisrezepturen

Bauchöl

- 50 ml Mandelöl
- 3 Tropfen Melisse 10 %
- 3 Tropfen Orange
- 2 Tropfen Römische Kamille
- 2 Tropfen Rosengeranie

Bei Bedarf den Bauch sanft damit einreiben.

Melissenhydrolat, innerlich

2 EL Melissenhydrolat in 500 ml Wasser gemischt über den Tag verteilt trinken.

Hintergrundwissen

Ätherische Öle und Lebensmittel mit Einfluss auf Neurotransmitter

In der Fachwelt wird das Reizdarmsyndrom nicht mehr nur als eine gastrointestinale Störung betrachtet. Inzwischen gilt das Reizdarmsyndrom als medizinisch nicht erklärbare Störung der bidirektionalen Kommunikation zwischen Darm und Gehirn (Hillestad et al. 2022).

Eine Reihe an Neurotransmittern ist an der Interaktion von Darm und Gehirn beteiligt, z. B. γ-Aminobuttersäure (GABA), Tryptophan und Serotonin. Eine Vielzahl ätherischer Öle und/oder Lebensmittel kann diese Neurotransmitter beeinflussen:

- Serotonin/Tryptophan:
  - Lebensmittel*: Haferflocken, Truthahn, Sauerkirschen, Cashewnüsse
  - ätherische Öle: Bergamotte, Römische Kamille, Lavendel, Bergamottminze, Petitgrain Bergamotte, Fichtennadel, Vanille-Extrakt, Benzoe, Mandarine, Majoran
- γ-Aminobuttersäure (GABA):
  - Lebensmittel*: Bio-Butter (unbedingt von Weidekühen), brauner Reis, Geflügel, Walnüsse, Parmesankäse, Hühnerei, Tomaten, grüne Bohnen, Kürbiskerne
  - ätherische Öle/Hydrolate: Bergamottminze, Lavendel, Bergamotte, Petitgrain Bergamotte, Zeder, Sandelholz, Rosenhydrolat, Zirbenhydrolat, Römische Kamille, Khella

*Bitte prüfen Sie unbedingt, ob die aufgelisteten Lebensmittel für den jeweiligen Patienten gut verträglich sind!

14.2.7 Koliken

Bei einer Kolik verkrampft die glatte Muskulatur von Hohlorganen wie dem Darm anhaltend, es kommt zu schmerzhaften Krämpfen, die 20–30 min anhalten können.

Wenn harmlose Blähungen (S. 176) zu extrem schmerzhaften Koliken werden, hilft neben Wärme ein seltenes ätherisches Öl, das eine Muskelentspannung bewirkt: das ätherische Khella-Öl (auch Knorpelmöhre oder Bischofskraut genannt). Der ungewöhnlich hohe Gehalt an besonderen Buttersäureverbindungen hilft auch dann, wenn wir uns aufgrund starker innerer Anspannungen machtlos fühlen.

Wir schätzen auch die traditionelle Unterstützung aus frisch gestoßenem Fenchel als Teezubereitung, die zusammen mit Fenchelöl in einer Auflage angewendet werden kann. Ebenso helfen Teezubereitungen aus Kümmel, Anis oder Koriandersamen, den engen Verwandten des Fenchels.

Basisrezepturen

Ölmischung

- 10 ml Mandelöl
- 4 Tropfen Majoran
- 1 Tropfen Fenchel
- 1 Tropfen Pfeffer

Die Mischung auf eine (Baumwoll-)Kompresse verteilen und auflegen. Wärme verstärkt den krampflösenden Effekt der ätherischen Öle zusätzlich.

Einreibungsöl

- 10 ml Mandelöl
- 4 Tropfen Lavendel
- 2 Tropfen Majoran
- 2 Tropfen Rosengeranie

Spezialrezeptur

Ölauflage für den Bauch

- 10 ml Mandelöl
- 3 Tropfen Fenchel
- 2 Tropfen Mandarine
- 1 Tropfen Khella

Die Mischung auf eine (Baumwoll-)Kompresse verteilen und auflegen. Wärme verstärkt den krampflösenden Effekt der ätherischen Öle zusätzlich.

Auch mit diesen Ölen wirksam: Basilikum, Deutsche Kamille, Kardamom

Hintergrundwissen

Khella in der traditionellen Medizin

Khella wird seit Langem in der traditionellen Medizin eingesetzt, da es aufgrund seiner besonderen Inhaltsstoffe bei zahlreichen spastischen Beschwerden wie Nierenkoliken, Bauchkrämpfen und Koronarinsuffizienz eingesetzt werden kann (Khalil et al. 2020).

In der französischen Aromatherapie wird das ätherische Öl bei allergischem und/oder nervösem Asthma, ebenso bei Kindern mit Asthma, zur Inhalation angewendet.

14.2.8 Hämorrhoiden/Analfissur

Hämorrhoiden hat jeder Mensch am Ausgang des Enddarms. Hierbei handelt es sich um ein sehr gut durchblutetes Venengeflecht. Probleme verursachen diese erst, wenn sie durch Stauungen verdickt, entzündet, wund und schmerzhaft sind. Bildet sich ein Riss in der Schleimhaut am After, liegt eine Analfissur vor. Die Ursachen sind vielfältig, mehr Bewegung, Vermeidung von hartem Stuhlgang bzw. Obstipation sowie sehr sorgfältige Hygiene können die Beschwerden deutlich lindern.

Die Pflege mit hochwertigen fetten und ätherischen Ölen hat sich als sehr wirksam erwiesen, sodass durchaus ein Rückgang dieser unangenehmen Unpässlichkeiten zu erwarten ist.

Bei Hämorrhoidalbeschwerden sollte auch eine Leberpflege (S. 182) in Betracht gezogen werden, z. B. in Form von leberstärkenden Ölauflagen oder Wickeln, da es bei einer Störung der Leberfunktion zu einem Rückstau in der Pfortader bis hinunter zu den Venen im Enddarm kommen kann.

Basisrezeptur

Pflegeöl 1

- 20 ml Mandelöl
- 10 ml Calendulamazerat
- 3 Tropfen Lavendel
- 2 Tropfen Rosengeranie
- 2 Tropfen Zypresse
- 1 Tropfen Teebaum

Spezialrezepturen

Pflegeöl 2

- 20 ml Mandelöl
- 10 ml Calophyllumöl
- 3 Tropfen Lavendel
- 2 Tropfen Zypresse
- 1 Tropfen Teebaum
- 1 Tropfen Deutsche Kamille

Balsam bei Fissuren (Kokosfett)

- 40 g Kokosöl
- 10 ml Johanniskrautöl
- 5 Tropfen Sanddornfruchtfleischöl
- 4 Tropfen Lavendel
- 2 Tropfen Deutsche Kamille
- 2 Tropfen Zypresse
- 2 Tropfen Mastix-Harz

1–3 × täglich dünn auf die betroffenen Areale auftragen.

Auch mit diesen Ölen wirksam: Cajeput, Manuka, Rosengeranie

Praxistipp

Zur sanften Reinigung des Analbereichs reicht normalerweise lauwarmes Wasser aus. Mittlerweile gibt es Poduschen, die einfach mit Wasser gefüllt werden und mit denen nach jedem Toilettengang sanft der Po gereinigt werden kann.
Statt konventioneller Feuchttücher, die nicht nur unsere Umwelt belasten, sondern aufgrund ihrer oft bedenklichen Inhaltsstoffe im hoch sensiblen Analbereich nicht selten zusätzliche Hautprobleme bereiten, sollten sich Betroffene besser ein Glas Bio-Kokosöl bereitstellen. Nach dem Toilettengang einfach mit dem sauberen Toilettenpapier etwas entnehmen und den Analbereich damit säubern.

14.3 Erkrankungen der Leber

14.3.1 Leberinsuffizienz

Ist die Funktion der Leber eingeschränkt, liegt eine Leberschwäche bzw. -insuffizienz vor. Sie bleibt oft lange Zeit unbemerkt. Zugrunde kann ihr u. a. eine zunehmende Verfettung der Leber aufgrund einer übermäßigen Zufuhr von zucker- und fetthaltigen Nahrungsmitteln und Alkohol liegen. Insbesondere Fruktose-Glukose-Sirup ist in diesem Zusammenhang zu nennen, der inzwischen in extrem vielen industriell hergestellten Nahrungsmitteln und Getränken enthalten ist. Symptome einer nachlassenden Lebertätigkeit können diffuser Juckreiz, bleierne Müdigkeit und unerklärliche Kopfschmerzen sein.

! Beachte

Bei Verdacht auf eine Leberinsuffizienz ist eine ärztliche Abklärung erforderlich. Aufschluss über den Zustand der Leber können Blut-, Stuhl- und Harnuntersuchungen geben.

Neben der Mariendistel wird traditionell Rosmarin zur Unterstützung einer schwachen Lebertätigkeit eingesetzt. Diese aromatischen Pflanzen verfügen über eine ausgeprägte antioxidative Wirkung, sodass sowohl das ätherische Öl als auch das Rosmarinhydrolat empfohlen werden können, wenn die Leberwerte nicht in Ordnung sind.

Eine ergänzende Kur mit einer hochwertigen Tinktur aus Mariendistel kann das Entgiftungsorgan ebenfalls unterstützen. Wichtig ist daneben die Umstellung auf eine vollwertige und ausgewogene Kost, vor allem ein Verzicht auf den inzwischen fast überall in Fertignahrungsmitteln enthaltenen Fruktose-Glukose-Sirup.

Basisrezeptur

Leberkompresse 1

- 10 ml Johanniskrautöl
- 2 Tropfen Rosmarin Ct. Cineol
- 2 Tropfen Melisse 10 %
- 2 Tropfen Zitrone

Die Ölmischung auf die Lebergegend (unter dem rechten Rippenbogen) satt auftragen. Darüber ein feuchtes, heißes Tuch legen und für ca. 15 min dort belassen.
Die Ölmischung kann auch ohne feuchte Wärme einfach als Ölkompresse angewendet werden.

Spezialrezepturen

Leberkompresse 2

- 10 ml Sesamöl
- 3 Tropfen Limette
- 3 Tropfen Rosmarin Ct. Verbenon
- 3 Tropfen Karottensamen

Die Ölmischung auf eine (Baumwoll-)Kompresse verteilen und auflegen. Wärme verstärkt den Effekt der ätherischen Öle zusätzlich.

Rosmarinhydrolat, innerlich

1 EL Rosmarinhydrolat in ein Glas mit Wasser geben und trinken. Wegen der stark wachmachenden Wirkung von Rosmarin sollte es nicht am Abend getrunken werden.

14.3.2 Leberpflege: die Fettverdauung erleichtern (choleretisch/cholagog)

Unsere Vorfahren reichten zu fetten Speisen zugleich die verdauungsfördernde Medizin, beispielsweise einen Zweig Rosmarin zum Lamm oder eine Füllung mit Wermut im Gänsebraten. Diese und andere Bitterstoffe, auf die Gallenblase und Leber dringend angewiesen sind, finden wir kaum noch in unserer Nahrung.

Es empfiehlt sich der regelmäßige Verzehr von Artischocken oder die kurmäßige Einnahme von Artischockentinktur, um die Produktion von Gallenflüssigkeit anzuregen. Erst danach macht die Kur mit Mariendistelpräparaten für die Leber an sich wirklich Sinn.

Basisrezeptur

Leberpflege, innerlich 1

- 50 ml Olivenöl
- 2 Tropfen Zitrone
- 1 Tropfen Orange
- 1 Tropfen Rosmarin Ct. Cineol

Alles vermischen und gut schütteln. Jeden Tag morgens 1 TL davon einnehmen.

Spezialrezeptur

Leberpflege, innerlich 2

- 30 ml Olivenöl
- 20 ml Zitronensaft
- 2 Tropfen Zitrone
- 2 Tropfen Rosmarin Ct. Verbenon

Alles vermengen und gut schütteln. Jeden Tag 1 TL davon 10 min vor der Hauptmahlzeit einnehmen.

15 Erkrankungen der Atemwege

15.1 Erkrankungen der oberen Atemwege

15.1.1 Rhinitis, akute

Fast jeder Mensch hat 2–4 × pro Jahr oder öfter einen Schnupfen durch eine banale Erkältung, die zumeist auf einem viralen Infekt beruht.

Bereits bei ersten Anzeichen einer Erkältung sollte ein warmes Fußbad mit keimwidrigen ätherischen Ölen durchgeführt werden, die Unterstützung des Lymphabflusses im Kopfbereich kann nicht selten das Schlimmste abwenden. Wenn es einen doch schwerer erwischen sollte, stehen uns zahlreiche Naturdüfte mit Abwehrwirkung zur Verfügung. Schließlich entstammen sie der breit gefächerten „Hausapotheke" von Duftpflanzen, die verschiedenste Keime bekämpfen müssen.

Basisrezepturen

Einreibungsöl für Hals und Nase 1

- 30 ml Johanniskrautöl
- 3 Tropfen Cajeput
- 2 Tropfen Lorbeer
- 2 Tropfen Lavendel

Bei beginnender Erkältung vorsichtig mit der Ölmischung den Lymphknotenbereich am Hals einreiben und/oder die Ölmischung rund um die Nase auftragen.

Einreibungsöl für Hals und Nase 2

- 45 ml Johanniskrautöl
- 5 ml Schwarzkümmelöl
- 4 Tropfen Cajeput
- 4 Tropfen Lavendel
- 4 Tropfen Thymian Ct. Linalool

Bei beginnender Erkältung vorsichtig mit der Ölmischung den Lymphknotenbereich am Hals einreiben und/oder die Ölmischung rund um die Nase auftragen.

Nasenöl als Schutz vor Keimen

Zur Abwehr attackierender Keime kann vor dem Verlassen des Hauses Bio-Kokosöl dünn in die Nase gerieben werden. Die im Kokosöl enthaltene Laurinsäure wirkt nachweislich antiviral. Somit wird es den Keimen erschwert, an die Schleimhäute anzudocken.

Spezialrezepturen

Ölmischung für Fußbäder

- 5 Tropfen Angelikawurzel
- 5 Tropfen Ho-Blätter
- 5 Tropfen Bergamotte
- 5 Tropfen Thymian Ct. Linalool

Bei beginnenden Symptomen oder schon zur Abwehr 3 Tropfen der Ölmischung mit 1 EL Salz vermischen und einem warmen Fußbad zugeben. Das Fußbad sollte ca. 20 min dauern. Danach die Füße möglichst warm einpacken und ruhen.

Inhalierstift
- 2 Tropfen Eukalyptus
- 2 Tropfen Fichtennadel
- 2 Tropfen Zitronen-Teebaum

Auch mit diesen Ölen/Hydrolaten wirksam: Manuka, Ravintsara; Melissenhydrolat

15.1.2 Rhinitis, allergische

Bei der allergischen Rhinitis handelt es sich um eine Allergie vom Soforttyp (Typ I), die durch eine Sensibilisierung gegenüber Allergenen (z. B. Pollen) verursacht wird. Symptome umfassen Nies- und Juckreiz, eine laufende Nase und Schwellungen der Nasenschleimhaut. Oft sind neben den Nasen- auch die Augenschleimhäute betroffen.

Es gibt kaum eine Ölkombination, die zu dermaßen vielen positiven Rückmeldungen bei allergischen Symptomen führt wie die aus Zypresse und Zeder. Allerdings gibt es keine Studien hierzu, auch wenn es Belege zur Reduktion von Entzündungen und zur Stabilisierung der Mastzellen durch Zedernöl gibt.

Wichtig ist eine kurmäßige Desensibilisierung mit den Ölmischungen, die mindestens 10 Wochen vor den Heuschnupfensymptomen oder vor stärkerer Exposition mit anderen Allergenen beginnen sollte. Angewendet werden sollten die Ölmischungen für jeweils 3 Wochen, mindestens alle 2 Tage, besser täglich. Sollten sich Allergiesymptome zeigen, können das Spray und der Inhalierstift selbstverständlich auch in akuten Situationen angewendet werden.

Basisrezepturen

Pollenspray
- 45 ml Melissenhydrolat
- 5 ml Alkohol 70 %
- 10 Tropfen Zypresse
- 10 Tropfen Atlaszeder
- 10 Tropfen Melisse 10 %

Täglich einmal **vor** das – nicht ins (!) – Gesicht sprühen und tief einatmen.

Nasenöl
- 10 ml Mandelöl
- 1 Tropfen Zypresse
- 1 Tropfen Atlaszeder
- 1 Tropfen Melisse 10 %
- 1 Tropfen Orange

1–2 × täglich 1 Tropfen der Mischung unter der Nase auftragen und verreiben.

Rosenhydrolat, äußerlich
Bei brennenden und juckenden Augen wird Rosenhydrolat (ohne Alkohol!) entweder auf die geschlossenen Augen aufgesprüht oder es werden mit Rosenhydrolat getränkte Pads aufgelegt.

Spezialrezeptur

Inhalierstift
- 3 Tropfen Zitrone
- 2 Tropfen Zypresse
- 1 Tropfen Melisse 10 %
- 1 Tropfen Atlaszeder
- 1 Tropfen Manuka

Täglich mehrmals intensiv daran riechen.

15.1.3 Sinusitis, akute

Begleitend zu einer Erkältung oder nach einem Flug kann es passieren, dass eine akute Nasennebenhöhlenentzündung entsteht, bei der sich zähflüssiges Sekret in eher unzugänglichen Teilen der Nase und den benachbarten Höhlen festsetzt. Der Druck führt nicht selten zu Kopfschmerzen.

Der Inhaltsstoff 1,8-Cineol (Eucalyptol) – er ist in etlichen ätherischen Ölen dominierend – führt zu einer molekularen Veränderung des Sekrets, sodass es besser abfließen kann. Inhalationen, Nasenpflege und auch die Einnahme von in jeder Apotheke erhältlichen Eucalyptol-Kapseln können wohltuende Abhilfe schaffen. Zudem wirkt dieses Molekül antiinflammatorisch und vermindert außerdem die Hypersekretion sowie die Bildung von Ödemen. Mehrere klinische Studien des Teams um Prof. Uwe Juergens an der Universität Bonn konnten dies an Patienten mit entzündlichen Atemwegsbeschwerden wie Asthma und COPD zeigen (Juergens et al. 2022).

Basisrezeptur

Nasenöl 1

- 10 g Kokosöl
- 2 Tropfen Majoran
- 1 Tropfen Cajeput
- 1 Tropfen Thymian Ct. Linalool

Diese Mischung kann sowohl zur Schleimhautpflege der Nase als auch als Einreibung rund um die Nase mehrmals täglich aufgetragen werden.

Spezialrezeptur

Nasenöl 2

- 10 g Johanniskrautöl
- 1 Tropfen Angelikawurzel
- 1 Tropfen Lorbeer
- 1 Tropfen Lavendel

Diese Mischung kann sowohl zur Schleimhautpflege der Nase als auch als Einreibung rund um die Nase mehrmals täglich aufgetragen werden.

Auch mit diesen Ölen wirksam: Eukalyptus (E. globulus), Niaouli, Ravintsara

15.1.4 Sinusitis, chronische

Bei einer chronischen Nasennebenhöhlenentzündung sammelt sich immer mehr Sekret in Nasenneben- und Stirnhöhlen an, was zu Druckschmerzen führt, wenn das Sekret nicht mehr abfließen kann. Nicht zu vergessen sind die Krankheitskeime, die dadurch dem Gehirn gefährlich nahe kommen können.

Mit tiefen Inhalationen und Nasenölen, die mit entzündungshemmenden und keimwidrigen ätherischen Ölen angereichert sind, können die Wirkstoffe recht nah an den Ort des Geschehens gelangen.

Basisrezepturen

Inhalationsmischung 1

- 20 Tropfen Cajeput
- 10 Tropfen Lorbeer
- 5 Tropfen Fichtennadel

1 Tropfen der Inhalationsmischung in ein dafür geeignetes Inhaliergerät oder in einen Mini-Diffusor geben und 1–2 × täglich für 10–15 min inhalieren.

Nasenöl 1

- 10 g Kokosöl
- 1 Tropfen Cajeput
- 1 Tropfen Thymian Ct. Linalool
- 1 Tropfen Fenchel

Diese Mischung kann sowohl zur Schleimhautpflege der Nase als auch als Einreibung rund um die Nase mehrmals täglich aufgetragen werden.

Spezialrezepturen

Inhalationsmischung 2

- 20 Tropfen Thymian Ct. Linalool
- 10 Tropfen Eukalyptus (E. radiata)
- 5 Tropfen Zitrone

1 Tropfen der Inhalationsmischung in ein dafür geeignetes Inhaliergerät oder in einen Mini-Diffusor geben und 1–2 × täglich für 10–15 min inhalieren.

Nasenöl 2

- 10 ml Johanniskrautöl
- 2 Tropfen Ho-Blätter
- 1 Tropfen Ravintsara

Diese Mischung kann sowohl zur Schleimhautpflege der Nase als auch als Einreibung rund um die Nase mehrmals täglich aufgetragen werden.

Auch mit diesen Ölen wirksam: Angelikawurzel, Lavendel, Majoran

15.1.5 Influenza

Eine Grippe (Influenza) oder ähnlich verlaufende schwere virale Infekte sind nicht zu verwechseln mit den sehr viel häufigeren grippalen Infekten. Sie führt durch hohes Fieber und heftige Kopf- und Gliederschmerzen zu einem starken Krankheitsgefühl. Die Symptomatik tritt sehr plötzlich auf und klingt innerhalb von einer Woche meist deutlich wieder ab, außer bei bakterieller Zweitinfektion.

Prophylaktisch bieten sich abwehrstärkende Maßnahmen wie Fußbäder mit Teebaum und Thymian sowie das Lutschen von Cystus-Tabletten an. Die schweren Symptome können mit antiviral wirksamen Ölen gelindert werden, also solchen, die Citronellal und Eucalyptol (1,8-Cineol) enthalten, beispielsweise Melisse, Zitronen-Teebaum und Zitroneneukalyptus.

Basisrezepturen

Nasenöl
- 30 g Kokosöl
- 4 Tropfen Melisse 10 %
- 3 Tropfen Teebaum
- 1 Tropfen Cajeput

Mehrmals täglich die Nasenschleimhaut und den Bereich rund um die Nase damit einreiben. Mindestens 1 × täglich auch den Halsbereich, insbesondere den Bereich der Lymphknoten, einreiben.

Schwarzkümmelöl, innerlich
Zusätzlich 1–3 × täglich 10 Tropfen Schwarzkümmelöl einnehmen.

Spezialrezepturen

Raumspray
- 50 ml Alkohol 70 %
- 20 Tropfen Zitrone
- 10 Tropfen Weißtanne
- 10 Tropfen Zitronen-Teebaum

Mehrmals täglich in der Raumluft versprühen.

Brust- und Rückeneinreibungsöl
- 50 ml Johanniskrautöl
- 3 Tropfen Zitronen-Teebaum
- 3 Tropfen Rosalina
- 3 Tropfen Manuka
- 1 Tropfen Cistrose

Auch mit diesen Ölen wirksam: Eukalyptus, Lorbeer, Ravintsara (nicht innerlich!)

15.1.6 Tonsillitis

Eine akute Mandelentzündung kann sehr schmerzhaft sein, vom generellen Krankheitsgefühl einmal abgesehen. Übrigens können auch übrig gebliebene Reste nach Tonsillektomie auf diese Art erkranken. Oft ist eine Mandelentzündung der Start eines grippalen Infekts.

Darum ist es sehr hilfreich, mit schmerzlindernden und gleichzeitig antiinfektiösen ätherischen Ölen zu gurgeln. Die Ausbreitung der Infektion kann unterbunden und das Wohlbefinden deutlich verbessert werden.

Basisrezepturen

Mischung zum Gurgeln
- 10 Tropfen Zitrone
- 5 Tropfen Lavendel
- 5 Tropfen Cajeput
- 1 Tropfen Copaibabalsam

Von dieser Mischung 1–2 Tropfen mit einem ½ TL Salz vermischen. Diese Mischung in ein halb mit Wasser gefülltes Glas zum Gurgeln geben. Die Anwendung erfolgt 1–3 × täglich.

Halsspray
- 20 ml Rosenhydrolat
- 5 Tropfen Sanddornfruchtfleischöl

Beide Zutaten in eine Sprühflasche füllen. Vor jeder Anwendung gut schütteln. Mehrmals täglich in den Mund sprühen.

Auch mit diesen Ölen/Hydrolaten wirksam: Bergamotte, Manuka; Melissenhydrolat

Spezialrezepturen

Sandelholzöl/Rosen-Attar, innerlich

1 Tropfen Sandelholzöl oder Rosen-Attar mindestens 10 min einspeicheln und dann schlucken. Sandelholzöl lindert unserer Erfahrung nach Halsschmerzen hervorragend.

Kokosöl, innerlich

- 45 g Kokosöl
- 5 ml Sanddornfruchtfleischöl
- 2 Tropfen Neroli 10 %

1–3 × täglich ½ TL der Mischung langsam im Mund zergehen lassen und schlucken.

15.2 Erkrankungen der Lunge

15.2.1 Bronchitis, akute

Sind die Schleimhäute in den unteren Atemwegen (Bronchien) entzündet, liegt eine akute Bronchitis vor. Husten ist eines der Hauptsymptome, allerdings tritt eine akute Bronchitis häufig begleitend zu Infekten der oberen Atemwege auf, sodass auch leichtes Fieber und Halsschmerzen bestehen können.

Bei einer Bronchitis, mit oder ohne Entzündung benachbarter Abschnitte, werden antientzündliche und breit gefächert keimwidrige ätherische Öle eingesetzt. Mit Copaibabalsam steht uns ein ausgeprägt antiinflammatorisch wirksames Vielstoffgemisch zur Verfügung, Teebaum und Thymian sind eine wertvolle Ergänzung, um möglichst viele Erreger zu bekämpfen. Da Teebaumöl schnell oxidiert, sollte es möglichst bald nach dem ersten Öffnen genutzt werden.

Basisrezepturen

Inhalationsmischung

- 10 Tropfen Teebaum
- 5 Tropfen Thymian Ct. Linalool
- 3 Tropfen Zypresse
- 2 Tropfen Lavendel

1 Tropfen der Inhalationsmischung in ein dafür geeignetes Inhaliergerät oder in einen Mini-Diffusor geben und 1–2 × täglich für 10–15 min inhalieren.

Brustbalsam 1

- 50 g Kokosöl
- 3 Tropfen Lorbeer
- 3 Tropfen Teebaum
- 3 Tropfen Melisse 10 %
- 1 Tropfen Fichtennadel

1–3 × täglich den Brustkorb mit dieser Mischung einreiben.

Spezialrezeptur

Brustbalsam 2

- 50 g Kokosöl
- 4 Tropfen Myrte Ct. Cineol
- 2 Tropfen Ravintsara
- 2 Tropfen Lärche
- 2 Tropfen Thymian Ct. Thymol

Auch mit diesen Ölen wirksam: Kardamom, Linaloebeeren, Weihrauch

15.2.2 Asthma bronchiale

Bei Asthma bronchiale liegt eine chronische Entzündung der Luftwege, verbunden mit einer bronchialen Hyperreagibilität, vor. Neben Umweltfaktoren wie Allergenen und Toxinen spielt bei der Entstehung auch die genetische Veranlagung eine Rolle. Durch Stress und psychische Belastungen verschlimmern sich die Beschwerden wie Kurzatmigkeit, Atemnot und trockener Reizhusten (S. 189). In einer kleinen Studie wurde geprüft, ob es grundsätzlich problematisch sein könnte, Naturdüfte bei allergischem Asthma anzuwenden – dies scheint nicht der Fall zu sein (Levy et al. 2019).

Die Reaktion auf ätherische Öle durch Menschen mit Asthma fällt erfahrungsgemäß extrem unterschiedlich aus. Manche verspüren sofort noch mehr Enge im Brustkorb, andere sind hoch erfreut, dass sie endlich wieder durchatmen können. Darum ist es sehr wichtig, die Nase der Betroffenen zu befragen, sie weiß die Antwort! Also einfach eine winzige Menge des geplanten Duftes vorsichtig zum Riechen geben.

Werden ätherische Öle von den Betroffenen toleriert, können Öle mit antiinflammatorischen, die Atemwege erweiternden und entspannenden Wirkstoffen genutzt werden.

Basisrezepturen

Brustölkompresse

- 10 ml Johanniskrautöl
- 2 Tropfen Benzoe
- 2 Tropfen Fichtennadel
- 1 Tropfen Orange

Die Mischung auf eine (Baumwoll-)Kompresse verteilen und auf den Brustkorb auflegen. Zusätzlich ein warmes Tuch darüber legen.

Inhalierstift 1

- 3 Tropfen Fichtennadel
- 3 Tropfen Benzoe
- 2 Tropfen Römische Kamille

Spezialrezepturen

Rückeneinreibungsöl

- 30 ml Johanniskrautöl
- 3 Tropfen Fenchel
- 2 Tropfen Cajeput
- 1 Tropfen Weihrauch
- 1 Tropfen Orange

1–2 × täglich auf den Rücken auftragen. Die Mischung kann auch im Rahmen einer atemstimulierenden Einreibung (ASE) angewendet werden.

Inhalierstift 2

- 3 Tropfen Orange
- 2 Tropfen Vanille-Extrakt
- 1 Tropfen Khella

Auch mit diesen Ölen wirksam: Römische Kamille, Mandarine, Rosalina

15.2.3 Chronisch-obstruktive Lungenerkrankung (COPD)

Bei der COPD sind die Atemwege chronisch entzündet und dauerhaft verengt. Die Erkrankung schreitet voran und gilt bislang als unheilbar. Die Symptome umfassen chronischen Husten mit Auswurf, Belastungsdyspnoe und ein Engegefühl in der Brust.

Es gibt zwei kleine deutsche Studien zur Anwendung von Eucalyptol-Kapseln bei COPD (Juergens et al. 2020). Dieses in jeder Apotheke erhältliche Mittel darf inzwischen als entzündungshemmendes Adjuvans verschrieben werden. Die systemische (innere) Anwendung von Eucalyptol führt – anders als die Inhalation – nicht zu den gefürchteten krampfenden Reaktionen der kompromittierten Atemwege.

Zusätzlich können Einreibungen des Brustkorbs für Erleichterung sorgen. Außerdem können die unten genannten ätherischen Öle in einen Riechstift geträufelt werden, an dem die Patienten bei Bedarf intensiv schnuppern können.

Basisrezepturen

Brusteinreibungsöl

- 30 ml Mandelöl
- 3 Tropfen Melisse 10 %
- 2 Tropfen Majoran
- 1 Tropfen Fenchel

1–2 × täglich oder bei Bedarf den Brustkorb mit der Mischung einreiben.

Riechstift

- 3 Tropfen Fichtennadel
- 2 Tropfen Thymian Ct. Linalool
- 1 Tropfen Lorbeer

Spezialrezepturen

Brustöl 1
- 30 ml Mandelöl
- 2 Tropfen Weihrauch
- 2 Tropfen Orange
- 2 Tropfen Vanille-Extrakt
- 1 Tropfen Khella

1–2 × täglich oder bei Bedarf Brustkorb und Rücken mit der Mischung einreiben.
Diese Mischung kann bei Patienten mit einer Kehlkopfentzündung auch auf den Hals aufgetragen werden.

Brustöl 2
- 30 ml Johanniskrautöl
- 3 Tropfen Niaouli
- 2 Tropfen Deutsche Kamille
- 2 Tropfen Myrte Ct. Pinen

Basisrezepturen

Inhalationsmischung
- 10 Tropfen Lavendel
- 5 Tropfen Fenchel
- 5 Tropfen Zypresse

1 Tropfen der Inhalationsmischung in ein dafür geeignetes Inhaliergerät oder in einen Mini-Diffusor geben und 1–2 × täglich für 10–15 min inhalieren.

Brustöl
- 30 ml Johanniskrautöl
- 6 Tropfen Benzoe
- 6 Tropfen Atlaszeder

Diese Mischung eignet sich besonders für den Abend, wenn der Reizhusten am Schlaf hindert. Brust und Rücken damit einreiben.

15.2.4 Reizhusten

Reizhusten, also trockener und unproduktiver Husten, kann ähnlich anstrengend wie Hustenkrämpfe sein und auch abwechselnd mit diesen vorkommen. Er wird durch ein Gefühl des Kitzelns wie mit einer Feder in den Tiefen des Rachens ausgelöst und tritt oft zu Beginn und am Ende von Erkältungen, aber auch nach mechanischer Reizung (z. B. durch Krümel) sowie aufgrund anderer Erkrankungen wie Asthma bronchiale (S. 187) auf.

Befeuchtung und Einölen sollten die wichtigsten Maßnahmen sein, so kann dieses Gefühl der Trockenheit und eines Krümels an der falschen Stelle etwas abgeschwächt werden. Dazu eignen sich einfache Trockeninhalationen direkt aus einem Schraubglas, diese wirken ungewöhnlich schnell und brachten uns bereits ausgesprochen viele dankbare Rückmeldungen ein.

15.2.5 Husten, katarrhalischer

Sogenannter produktiver Husten, der begleitend zu Erkältungen oder einer Bronchitis auftritt, sollte nicht unterdrückt werden, denn er ist schließlich der Versuch, mit Krankheitskeimen verseuchtes Sekret nach oben und aus dem Körper hinauszubefördern.

Tagsüber können Inhalationen und Einreibungen mit einer beträchtlichen Auswahl an hustenstillenden, entzündungshemmenden, sekretolytischen und zudem antiviral wirkenden ätherischen Ölen durchgeführt werden. Sekretolytische Wirkstoffe wie Eucalyptol (1,8-Cineol) und Campher sollten jedoch keinesfalls abends eingesetzt werden, dafür empfiehlt sich die Anwendung von Benzoe und Zeder, die zum Reizhusten (S. 189) beschrieben ist.

Basisrezeptur

Inhalationsmischung
- 10 Tropfen Cajeput
- 5 Tropfen Lorbeer
- 5 Tropfen Fichtennadel
- 3 Tropfen Pfeffer
- 2 Tropfen Thymian Ct. Linalool

Spezialrezeptur

Brust- und Rückenöl
- 50 ml Johanniskrautöl
- 5 Tropfen Eukalyptus (E. globulus)
- 5 Tropfen Thymian Ct. Linalool
- 3 Tropfen Fenchel
- 2 Tropfen Kardamom

Auch mit diesen Ölen wirksam: Es gibt eine Reihe ätherischer Öle, die Eucalyptol (1,8-Cineol) enthalten. Diese können in den jeweiligen Mischungen ausgetauscht werden:
- Eukalyptus (E. globulus und E. radiata)
- Myrte
- Niaouli
- Rosalina
- Rosmarin Ct. Cineol
- Salbei
- Saro
- Spanischer „Majoran" (Thymus mastichina)
- Teebaum

! Beachte

Bitte beachten Sie, dass ätherische Öle mit Eucalyptol bei Babys und Kleinkindern in Nasennähe kontraindiziert sind, da sie zu Atemproblemen führen können.

15.2.6 Husten, spastischer

Wenn sich durch sehr zähen Schleim die Atemwege verengen, beispielsweise bei einer Bronchitis, können heftige Hustenkrämpfe auftreten. Diese können sehr belastend für den gesamten Körper sein, einer Hustenattacke folgt die nächste, der Patient krümmt sich und findet kaum Erleichterung.

Ether und Ester, allen voran die Ester der Buttersäure (Butyrate), sorgen für eine Entkrampfung jener Organe, die wir nicht willentlich entspannen können. Fenchelöl steht dabei in vorderster Reihe, obwohl dieser Naturduft meistens eher mit Verdauungsbeschwerden assoziiert wird. Der Inhaltsstoff Anethol hat eine stark entspannende Wirkung.

Basisrezepturen

Brusteinreibungsöl 1
- 30 ml Olivenöl
- 3 Tropfen Fenchel
- 2 Tropfen Römische Kamille
- 1 Tropfen Benzoe

Mit dieser Mischung 2–3 × täglich den Brustkorb und/oder den Rücken einreiben.

Brusteinreibungsöl 2
- 30 ml Johanniskrautöl
- 3 Tropfen Atlaszeder
- 2 Tropfen Fichtennadel
- 2 Tropfen Majoran

Spezialrezeptur

Brust- und Rückenöl
- 30 ml Johanniskrautöl
- 3 Tropfen Benzoe
- 2 Tropfen Myrte (rot)
- 1 Tropfen Khella

Mit dieser Mischung 2–3 × täglich den Brustkorb und/oder den Rücken einreiben.

Auch mit diesen Ölen wirksam: Fichtennadel, Ponderosa-Kiefer, Zeder

16 Erkrankungen der Harnwege und der Prostata

16.1 Erkrankungen der Harnwege

16.1.1 Harnwegsinfekt, akuter

Wohl fast jede Frau kennt schmerzhafte Harnwegsinfekte, bei denen eine Entzündung der Harnwege auftritt. Etwas seltener sind Männer betroffen. Zumeist werden Harnwegsinfekte durch Bakterien ausgelöst. Besonders häufig sind Blasenentzündungen, die mit Brennen und Schmerzen bei Wasserlassen und konstantem Harndrang verbunden sind. Wichtig sind eine ärztliche Abklärung und ein schnelles Eingreifen bei den allerersten Symptomen.

Begleitend zur ärztlichen Behandlung können Blasenauflagen angewendet werden. Eukalyptusöl wird traditionell besonders häufig eingesetzt (auch bei Harnverhalt), aber es gibt diverse andere Öle, die ebenfalls antibakteriell und antiinflammatorisch wirken. Allgemein sind warme Anwendungen zu empfehlen.

Basisrezepturen

Blaseneinreibungsöl

- 30 ml Johanniskrautöl
- 5 Tropfen Teebaum
- 5 Tropfen Lavendel
- 3 Tropfen Thymian Ct. Linalool
- 2 Tropfen Melisse 10 %

Mehrmals täglich die Blasengegend damit einreiben. Wenn Wärme als angenehm empfunden wird, kann eine warme Auflage die Wirkung der ätherischen Öle unterstützen.

Ölauflage für den Blasenbereich 1

- 10 ml Johanniskrautöl
- 4 Tropfen Cajeput
- 4 Tropfen Majoran
- 2 Tropfen Teebaum

Spezialrezeptur

Ölauflage für den Blasenbereich 2

- 10 ml Olivenöl
- 15 Tropfen Eukalyptus (E. globulus)
- 5 Tropfen Majoran

Die Ölmischung auf eine 10 × 10 cm große Kompresse verteilen und bei akuten, krampfartigen Schmerzen auf die Blasengegend auflegen und mit einer warmen Auflage abdecken.

Auch mit diesen Ölen wirksam: Palmarosa, Sandelholz, Schafgarbe

Bereits kleine Mädchen können von Harnwegsinfekten betroffen sein. Die Mischung muss für Kinder wesentlich geringer dosiert werden.

Spezialrezeptur

Ölauflage für den Blasenbereich 3 (für Kinder)

- 10 ml Olivenöl
- 5 Tropfen Cajeput oder Eukalyptus (E. radiata)
- 3 Tropfen Majoran

Anwendung wie oben beschrieben.

16.1.2 Harnwegsinfekt, chronischer

Bei rezidivierenden bzw. chronischen Harnwegsinfekten eignen sich Sitzbäder und Öleinreibungen, um die Beschwerden zu lindern.

Basisrezeptur

Sitzbad

- 2 EL Meersalz
- 2 Tropfen Rosengeranie
- 2 Tropfen Teebaum
- 1 Tropfen Zypresse

Spezialrezeptur

Öleinreibung

- 30 ml Mandelöl
- 3 Tropfen Rosalina
- 2 Tropfen Ylang Ylang
- 1 Tropfen Sandelholz

16.2 Erkrankungen der Prostata

16.2.1 Benignes Prostatasyndrom

Das benigne Prostatasyndrom tritt als Folge einer Vergrößerung der Prostata auf. Durch diese verengt sich die Harnröhre, sodass der Harnfluss behindert wird.

Nachdem das Team rund um Prof. Dr. Hanns Hatt herausgefunden hatte, dass der Veilchenduftstoff Ionon von gesunden Prostatazellen „erkannt" und von kranken Zellen „gemieden" wird (Neuhaus et al. 2009), experimentierten einige Kolleginnen im Familien- und Bekanntenkreis mit Veilchenblätteröl, Iriswurzel, Boronia-Absolue, Mimose und Champaca. Diese Öle enthalten Ionon oder das ebenfalls wirksame Lupeol. Die durch Urologen messbaren Beweise, also eine deutliche Besserung der PSA-Werte, ermutigten die betroffenen Männer, sich mit diesen Mischungen zu pflegen.

Basisrezeptur

Schambein- und Dammöl 1

- 45 ml Mandelöl
- 5 ml Calophyllumöl
- 5 Tropfen Teebaum
- 5 Tropfen Rosengeranie
- 5 Tropfen Zypresse

Die Mischung wird mindestens 6–8 Wochen täglich auf Schambein und Damm eingerieben.

Spezialrezepturen

Schambein- und Dammöl 2

- 30 ml Mandelöl
- 15 Tropfen Veilchen-Absolue
- 3 Tropfen Sandelholz
- 3 Tropfen Pfeffer

Die Mischung wird mindestens 6–8 Wochen täglich auf Schambein und Damm eingerieben.

Schambein- und Dammöl 3

- 30 ml Mandelöl
- 10 Tropfen Boronia
- 5 Tropfen Mimose
- 2 Tropfen Champaca

Die Mischung wird mindestens 6–8 Wochen täglich auf Schambein und Damm eingerieben.

Zäpfchen

- 38 g Kakaobutter
- 4,5 ml Veilchenblätter 13 %
- 20 Tropfen Sandelholz
- 5 Tropfen Boronia
- 5 Tropfen Mimose 15 %

In aromatherapeutisch arbeitenden Apotheken können Zäpfchen aus Kakaobutter, Veilchenblätteröl und Sandelholz hergestellt werden.

17 Zyklus- und hormonelle Störungen

Nicht selten leiden Frauen an unterschiedlichsten Symptomen wie schmerzhaften Blutungen, unregelmäßigen Zyklen und/oder prämenstruellem Syndrom. Die Balance von Körper und Seele kann durch hohe Belastungen, denen Frauen durch Familie, Beruf, Kindererziehung und/oder Pflege von Angehörigen oft ausgesetzt sind, aus dem Gleichgewicht geraten. Auch hormonelle Umstellungsphasen (Pubertät und Wechseljahre) können vorübergehend zu ausgeprägteren Zyklus- und hormonellen Störungen führen.

Die Aromatherapie bietet, neben gesunder, möglichst pflanzenbasierter Ernährung, ausreichend Schlaf und Entspannung, vielerlei Möglichkeiten, die Balance wieder herzustellen.

Zusätzlich ist es wichtig, dass die Ernährung durch hochwertige (native) Bio-Pflanzenöle ergänzt wird. Die beiden mehrfach ungesättigten Fettsäuren Eicosapentaen- (EPA) und Docosahexaensäure (DHA), die beide zur Klasse der Omega-3-Fettsäuren gehören und z. B. in Fisch- oder Algenöl enthalten sind, sind wichtig für die Hormonbalance und unentbehrlich bei schmerzhaften Entzündungen.

17.1 Zyklusstörungen

17.1.1 Dysmenorrhö

Die Gebärmutter besteht größtenteils aus Muskelgewebe. Sie kontrahiert jeden Monat, um bei einer nicht erfolgten Befruchtung der Eizelle überflüssige Schleimhaut abzustoßen. Leichtes Ziehen und kurze, krampfartige Schmerzen gelten als normale Begleiterscheinung während der Menstruation. Allerdings können Regelschmerzen an 2–3 Tagen auch so stark ausgeprägt sein, dass sie einen normalen Tagesablauf fast unmöglich machen.

Bei starken Regelschmerzen können entkrampfende ätherische Öle wie das Öl des Muskatellersalbeis hilfreich sein. Die Ölmischungen werden hierfür auf den Unterleib und die Oberschenkelinnenseiten aufgetragen.

Basisrezepturen

Ölmischung

- 30 ml Calendulamazerat
- 6 Tropfen Majoran
- 3 Tropfen Fenchel
- 3 Tropfen Rosengeranie

Diese entkrampfende Mischung wird optimalerweise schon 1–2 Tage vor der Menstruation auf den Bauch und die Innenseiten der Oberschenkel aufgetragen. Warme Auflagen können den entspannenden Effekt verstärken.

Roll-on

- 10 ml Jojobaöl
- 4 Tropfen Majoran
- 4 Tropfen Rosengeranie
- 2 Tropfen Lavendel

Als Anwendung für unterwegs eignet sich dieses Roll-on.

Spezialrezeptur

Ölmischung

- 30 ml Calendulamazerat
- 4 Tropfen Muskatellersalbei
- 4 Tropfen Ylang Ylang
- 4 Tropfen Römische Kamille
- 4 Tropfen Mandarine

Diese entkrampfende Mischung wird, wenn möglich, schon 1–2 Tage vor der Menstruation auf den Bauch und die Innenseiten der Oberschenkel aufgetragen. Warme Auflagen können den entspannenden Effekt verstärken.

Auch mit diesen Ölen wirksam: Jasmin, Lavendel, Neroli

17.1.2 Hypermenorrhö

Wenn die Blutungen sehr stark und der Blutverlust während der Menstruation zu groß sind, leiden viele Frauen unter Müdigkeit und körperlicher Schwäche. Normalerweise ist der Gesamtblutverlust jedoch nicht deutlich höher, auch wenn dies durch die heftigen anfänglichen Blutungen so empfunden wird. In Ausnahmefällen können die Blutungen allerdings lange anhalten und/oder häufiger auftreten, sodass es ratsam ist, den Eisenspiegel im Blick zu behalten, um rechtzeitig einer Anämie entgegenwirken zu können.

Bei starken Blutungen kann eine mehrmonatige Teekur mit Wiesenknopf, Hirtentäschel und Blutwurz hilfreich sein. Zusätzliche Einreibungen mit eher zusammenziehend wirksamen ätherischen Ölen können Erleichterung bringen.

Basisrezepturen

Ölmischung 1

- 50 ml Mandelöl
- 4 Tropfen Zypresse
- 3 Tropfen Rosengeranie
- 2 Tropfen Orange

Mit dieser leicht zusammenziehend und gleichzeitig entspannend wirkenden Mischung wird der Bauch bei Bedarf sanft massiert.

Roll-on

- 10 ml Jojobaöl
- 4 Tropfen Zypresse
- 4 Tropfen Rosengeranie
- 2 Tropfen Zitrone

Als Anwendung für unterwegs eignet sich dieses Roll-on.

Spezialrezeptur

Ölmischung 2

- 20 ml Olivenöl
- 3 Tropfen Cistrose
- 3 Tropfen Rosengeranie

5 Tropfen dieser Mischung auf eine Baumwollbinde oder -slipeinlage geben.

17.1.3 Unregelmäßiger Zyklus

Ein unregelmäßiger, um wenige Tage schwankender Zyklus ist relativ normal, nur wenige Frauen haben Zyklen, die stets genau 28 Tage dauern. Er variiert üblicherweise zwischen 25 und 31 Tagen. Weicht der Zyklus jedoch auffällig von dem gewohnten Schema ab, kann dies ganz unterschiedliche Gründe haben. Meistens sind diese jedoch harmlos und treten in Phasen von körperlichem oder psychischem Stress auf. Auch vor dem Eintritt in die Wechseljahre verändert sich der Zyklus, bis schließlich keine Blutungen mehr erfolgen. Erhebliche Unregelmäßigkeiten sollten allerdings medizinisch abgeklärt werden, da hierfür auch andere Erkrankungen wie Myome oder Gebärmutterhalskrebs infrage kommen können.

Ätherische Öle helfen dabei, sowohl die psychische als auch die körperliche Balance wiederzuerlangen. Rosengeranie sollte wegen der hormonausgleichenden Wirkung – insbesondere auf das Stresshormon Kortisol – in die täglichen Pflegeroutinen einbezogen werden.

Basisrezeptur

Körperöl 1. Zyklushälfte

- 40 ml Mandelöl
- 10 ml Calendulamazerat
- 5 Tropfen Rosengeranie
- 3 Tropfen Orange
- 2 Tropfen Fenchel

Mit dieser hormonausgleichenden Mischung wird die Haut nach dem Duschen täglich in der 1. Zyklushälfte eingerieben.

Spezialrezeptur

Körperöl 2. Zyklushälfte

- 40 ml Jojobaöl
- 10 ml Walnussöl
- 5 Tropfen Rosengeranie
- 3 Tropfen Pfeffer
- 3 Tropfen Orange
- 2 Tropfen Vanille-Extrakt
- 2 Tropfen Jasmin

Mit dieser hormonausgleichenden Mischung wird die Haut nach dem Duschen täglich in der 2. Zyklushälfte eingerieben.

17.2 Hormonelle Störungen

17.2.1 Prämenstruelles Syndrom (PMS)

Etwa 10 % der Frauen zwischen 30 und 40 Jahren leiden unter PMS. Die Symptome sind vielfältig und äußern sich sowohl körperlich mit Schmerzen und Schlafstörungen als auch seelisch mit depressiven Verstimmungen und Ängsten. Bei schweren Formen liegt möglicherweise eine gestörte Balance des Neurotransmitters Dopamin zugrunde.

Einige der Symptome können mit stresslösenden, beruhigenden und stimmungsaufhellenden ätherischen Ölen verbessert werden.

Basisrezepturen

Roll-on

- 10 ml Jojobaöl
- 4 Tropfen Orange
- 2 Tropfen Römische Kamille
- 1 Tropfen Majoran
- 1 Tropfen Copaibabalsam

Bei Stimmungsschwankungen, Schlafstörungen und Ängsten kann diese Mischung punktuell auf die Pulse oder den Solarplexus aufgetragen werden.

Riechstift

- 4 Tropfen Orange
- 1 Tropfen Römische Kamille

Spezialrezeptur

Parfumspray

- 35 ml Orangenblütenhydrolat
- 5 ml Basilikumhydrolat
- 10 ml Alkohol 70 %
- 6 Tropfen Bergamotte
- 2 Tropfen Vanille-Extrakt
- 1 Tropfen Basilikum
- 1 Tropfen Jasmin

Dieses Naturduftparfum kann bei psychischen Achterbahnfahrten auf die Pulse, das Dekolleté oder auf die Haare gesprüht werden.

17.2.2 Hitzewallungen

Hitzewallungen sind ein typisches Symptom der Wechseljahre und treten oft schon zu Beginn der Hormonumstellung, in der Prämenopause, auf. Die Ursache von Hitzewallungen während der Wechseljahre ist bis heute noch nicht abschließend geklärt. Vermutlich führt ein Abfall des Östrogenspiegels dazu, dass die Temperaturregulation des Körpers durch den Hypothalamus gestört wird. Beide Geschlechter betreffend können begleitend zu einigen Erkrankungen wie Übergewicht, Hyperthyreose und hormonbildende Tumoren oder durch Medikamente (z. B.

zur Behandlung von Brust- und Prostatakrebs) Hitzewallungen auftreten.

Bei Hitzewallungen bieten sich kühlende, erfrischende Anwendungen in Form von Sprays an, wobei von den folgenden Rezepturen vor allem Frauen in den Wechseljahren profitieren.

Basisrezepturen

Puls- und Unterarmbalsam

- 50 g Kokosöl
- 3 Tropfen Pfefferminze
- 2 Tropfen Rosengeranie

Erfrischungsspray 1

- 25 ml Rosenhydrolat
- 25 ml Orangenblütenhydrolat
- 2 Tropfen Pfefferminze
- 2 Tropfen Zitrone
- 1 Tropfen Rosengeranie

Bei Bedarf kann diese erfrischende Mischung auf Dekolleté, Arme und Pulse aufgesprüht werden. Für das überhitzte Gesicht eignen sich Rosen-, Pfefferminz- oder Rosengeranienhydrolat (ohne Zusatz von Alkohol oder ätherischen Ölen).

Spezialrezepturen

Erfrischungsspray 2

- 45 ml Rosenhydrolat
- 45 ml Pfefferminzhydrolat
- 10 ml Alkohol 70 %
- 3 Tropfen Pfefferminze
- 2 Tropfen Zitrone oder Orange

Bei Bedarf kann diese erfrischende Mischung auf Dekolleté, Arme und Pulse aufgesprüht werden. Für das überhitzte Gesicht eignen sich Rosen-, Pfefferminz- oder Rosengeranienhydrolat (ohne Zusatz von Alkohol oder ätherischen Ölen).

Körperspray

- 95 ml Rosenhydrolat
- 5 ml Bio-Apfelessig
- 2 Tropfen Rosengeranie
- 1 Tropfen Muskatellersalbei
- 1 Tropfen Grapefruit

Diese Mischung wird zur Erfrischung und Schweißregulierung nach dem Duschen auf Dekolleté, Arme und Beine aufgesprüht.

17.2.3 Unerfüllter Kinderwunsch

Die Gründe sind vielfältig, warum Paare vergeblich auf Nachwuchs warten. Neben einer bestehenden Unfruchtbarkeit aufgrund organischer Ursachen reichen diese von endokrinen Disruptoren in Nahrung, Verpackungen, Haushalt und Kosmetik über zu warme Plastikwindeln bei Jungen (die Hoden werden 2–3 Jahre lang zu stark erwärmt) bis zu hohem Alkoholkonsum sowie einem stressigen Lebensstil. Vermutlich handelt es sich um ein multifaktorielles Geschehen.

Erfahrungsgemäß helfen neben dem Vermeiden möglichst vieler dieser Faktoren auch stresslösende Duftanwendungen, die möglichst oft Rosengeranienöl enthalten sollten.

Basisrezeptur

Partnermassageöl 1

- 50 ml Mandelöl
- 3 Tropfen Rosengeranie
- 2 Tropfen Pfeffer
- 2 Tropfen Orange

Spezialrezeptur

Partnermassageöl 2

- 50 ml Mandelöl
- 4 Tropfen Rosengeranie
- 2 Tropfen Yuzu
- 1 Tropfen Basilikum

Hintergrundwissen

Wo bleibt der Storch?

Dass dieses anmutige Tier die Babys bringt, ist auf das Storchschnabelgewächs Ruprechtskraut, auch Stinkender Storchschnabel (Geranium robertianum) genannt, zurückzuführen, das laut alten Beobachtungen die Fruchtbarkeit positiv beeinflussen kann. Die Blüten des Storchschnabels sehen nach dem Verblühen tatsächlich wie der Kopf eines Storches aus. Wir empfehlen unterstützend zur Anwendung obiger Ölmischungen daher die Einnahme der Urtinktur Geranium robertianum.
Die Rosengeranie ist botanisch gesehen eine enge Verwandte, ihr ätherisches Öl beruhigt und beeinflusst sanft den Hormonhaushalt – insbesondere den des Stresshormons Kortisol – und kann ausgleichend wirken, ohne dass es ein Hormon wäre.

18 Erkrankungen der Haut/Schleimhaut und der Haare

18.1 Nichtinfektiöse Erkrankungen von Haut/Schleimhaut und Haaren

18.1.1 Aphthen/Zahnfleischentzündung

Aphthen sind eine entzündliche Erkrankung der obersten Schicht der Mundschleimhaut, die sich in Form schmerzhafter weißer Stippchen zeigt. Die Ursachen können vielfältig sein: Von sauren Lebensmitteln wie Ananas oder Zitrusfrüchten und Folgen eines geschwächten Immunsystems sowie Vitamin-B_{12}-Mangel wird vieles diskutiert.

Linderung kann mit Sanddornfruchtfleischöl, das sich wie ein schützender Film auf die betroffenen Stellen legt, erzielt werden. Wer den holzigen Geschmack von Copaibabalsam verträgt, kann dieses immer wieder auf die betroffenen Stellen tupfen; durch das Abklingen der Entzündung verringern sich die Schmerzen.

Basisrezepturen

Mundpflegeöl 1

- 45 g Kokosöl
- 5 ml Sanddornfruchtfleischöl

½ TL dieser Mischung einfach im Mund zergehen lassen. Diese Mischung sollte am besten im Kühlschrank aufbewahrt werden.

Mundpflegeöl 2

- 10 ml Sanddornfruchtfleischöl
- 1 Tropfen Copaibabalsam
- 1 Tropfen Melisse 10 %

Mit einem Wattestäbchen betroffene Areale mit dieser stark schleimhautregenerierenden Mischung vorsichtig betupfen.

Auch mit diesen Ölen/Hydrolaten wirksam: Myrrhe, Salbei; Teebaumhydrolat

18.1.2 Konjunktivitis

Bei der Konjunktivitis handelt es sich um eine Entzündung der Augenbindehaut. Sie kann durch virale und bakterielle Erreger, Allergene oder mechanische Irritation (z. B. trockene Luft, Zugluft, Staub) ausgelöst werden. Symptome sind eine deutliche Rötung der Augen, starker Juckreiz, tränende Augen und ein Fremdkörpergefühl im Auge.

! Beachte

Die Keratokonjunktivitis epidemica ist eine durch Adenoviren ausgelöste, hoch ansteckende Infektionskrankheit, die der Meldepflicht unterliegt!

Es ist spannend, wie sich durch unsere Nähe zu Bulgarien und zur Türkei das Rosenhydrolat bei Bindehautentzündungen durchsetzen konnte. Gemäß einer japanischen Studie wirkt es entzündungshemmend, indem es nicht nur die Stimulierung der neutrophilen Granulozyten, die an den Entzündungsreaktionen beteiligt sind, abschwächt, sondern auch diverse Keime sanft reduziert (Maruyama et al. 2017).

In allerbester, möglichst mehrfach destillierter Bio-Qualität sowie ohne Alkohol (!) als Konservierungsstoff kann es auf Kompressen angewendet werden. Je nach Temperaturempfinden kann die Flasche mit dem Hydrolat im Kühlschrank aufbewahrt und die mit Rosenhydrolat gut befeuchtete Kompresse entsprechend gekühlt aufgelegt werden. Der Erfolg tritt zumeist recht schnell ein.

Basisrezeptur

Rosenhydrolat, äußerlich

1–3 × täglich mit Rosenhydrolat getränkte Kompressen auf die Augen auflegen oder die leicht geschlossenen Augen mit dem Rosenhydrolat besprühen.

Spezialrezeptur

Myrtenhydrolat als Kompresse

1–3 × täglich mit Myrtenhydrolat getränkte Kompressen auf die Augen auflegen oder die leicht geschlossenen Augen mit dem Myrtenhydrolat besprühen.

18.1.3 Haut, empfindliche

Empfindliche Haut reagiert sehr schnell mit Irritationen auf verschiedenste Reize (z. B. Kosmetika, Sonnenstrahlen, Kälte): Sie juckt, spannt und ist gerötet. „Die Haut ist der Spiegel der Seele" – wie wahr ist dieser Spruch, denn beide entstammen aus ein und demselben embryonalen Keimblatt, dem Ektoderm, aus dem sich auch die Sinnesorgane und das Nervensystem entwickelt haben. Vieles, was uns „auf die Nerven geht", zeigt sich dann auf der Haut.

Wenn diese sehr empfindsam die Emotionen widerspiegelt, benötigt sie behutsame Pflege, idealerweise mit ätherischen Ölen, die stimmungsaufhellend und ausgleichend wirken. Die Rosengeranie empfehlen wir gerne bei seelischen und körperlichen Achterbahnfahrten, viele andere Düfte können bereits zu scharf für empfindliche Haut sein.

Basisrezepturen

Schüttelspraylotion

- 25 ml Rosenhydrolat
- 25 ml Mandelöl
- 1 Tropfen Rosengeranie

Diese hautregenerierende und beruhigende Mischung 1–2 × täglich auf die Haut aufsprühen und einmassieren. Vor jeder Anwendung kräftig schütteln.

Pflegeöl 1

- 10 ml Aloe-vera-Mazerat
- 10 ml Mandelöl
- 10 g Kokosöl
- 2 Tropfen Lavendel
- 1 Tropfen Benzoe

Bei der Herstellung dieser Mischung muss das Kokosöl zuerst im Wasserbad geschmolzen werden. Dann werden alle drei fetten Pflanzenöle zusammen in eine Flasche gefüllt und die ätherischen Öle hinzugegeben und untergemischt. Selbstverständlich kann auch Orangenblüten- oder ein anderes Hydrolat, das der Nase gefällt, dafür verwendet werden.

Spezialrezeptur

Pflegeöl 2

- 45 ml Mandelöl
- 5 ml Nachtkerzenöl
- 1 Tropfen Neroli

Die empfindlichen Hautareale 1 × täglich mit dieser sanft ausgleichenden und pflegenden Mischung einreiben.

Auch mit diesen Ölen wirksam: Karottensamen, Sandelholz; Rosengeranienhydrolat

18.1.4 Haut, entzündete

Eine Hautentzündung (Dermatitis) kann die Dermis (Lederhaut) und/oder die Epidermis (Oberhaut) betreffen. Die entzündeten Hautbereiche sind gerötet, geschwollen, überwärmt und schmerzen. Zugrunde liegen können Hautentzündungen, Infektionen mit Viren, z. B. bei Herpes labialis (S. 212) und Zoster (S. 212), Bakterien, z. B. bei Akne (S. 200), oder Pilzen, z. B. bei Mundsoor (S. 213), Vaginalmykosen (S. 215) oder Fußpilz (S. 216). Sie treten aber auch infolge des Kontakts mit Allergenen (S. 203) bzw. Toxinen (S. 204) oder durch Störungen des Immunsystems wie bei Neurodermitis (S. 202) oder Psoriasis (S. 205) auf.

Bei Hautentzündungen bietet es sich an, Bio-Rosenhydrolate (bitte kein „kosmetisches Rosenwasser"!) zu verwenden. Diese helfen als Spray und Kompressen laut unserer Erfahrung fast immer. Ihre Wirksamkeit wurde zudem in einer japanischen Studie belegt (Maruyama et al. 2017). Ätherische Öle mit Sesquiterpenen wie Zeder, Copaibabalsam und Deutsche Kamille können – zusammen mit kühlendem Kokosfett – ergänzend eingesetzt werden.

Basisrezepturen

Rosenhydrolat, äußerlich

Rosenhydrolat mehrmals täglich bei Bedarf auf die betroffenen Areale aufsprühen. Besonders wohltuend bei Juckreiz ist es, wenn Rosenhydrolat gekühlt aufgesprüht wird.

Hautpflegebalsam

- 50 g Kokosöl
- 5 Tropfen Sanddornfruchtfleischöl
- 3 Tropfen Atlaszeder
- 2 Tropfen Melisse 10 %
- 1 Tropfen Copaibabalsam

Diese antientzündliche und beruhigende Mischung wird 1–2 × täglich dünn auf die betroffenen Areale aufgetragen.
Idealerweise wird vor dem Auftragen Rosenhydrolat aufgesprüht, gerne auch zwischendurch, also mehrmals täglich.

Spezialrezeptur

Hautpflegeöl

- 40 ml Mandelöl
- 10 ml Jojobaöl
- 2 Tropfen Karottensamen
- 1 Tropfen Deutsche Kamille

Diese antientzündliche und beruhigende Mischung wird 1–2 × täglich dünn auf die betroffenen Areale aufgetragen.

Auch mit diesen Ölen wirksam: Manuka, Rosengeranie, Schafgarbe

18.1.5 Haut, trockene

Ist der Hydrolipidfilm der obersten Hautschicht (Epidermis) geschädigt, trocknet die Haut aus. Sie kann schuppen, spannen und jucken, und in der Folge können Hautrisse (S. 200) und -entzündungen (S. 199) entstehen. Betroffen sind oft Schienbeine, Füße, Unterarme, Ellbogen und Hände. Sehr trockene Haut geht zudem mit einigen Hauterkrankungen einher wie Neurodermitis (S. 202) und Psoriasis (S. 205). Ausgelöst wird trockene Haut durch äußere Faktoren (z. B. Kälte, Hitze, Kosmetika und andere Reizstoffe), Flüssigkeitsmangel, mangelhafte Ernährung oder Hormonumstellungen. Im Alter wird die Haut ebenfalls trockener.

Trockene Haut muss grundsätzlich wieder lernen, sich selbst zu versorgen. Dafür sind hochwertige Fettsäuren in der täglichen Ernährung nötig. Anders als oft behauptet wird, führen weder fette noch ätherische Öle der Haut Feuchtigkeit zu. Hochwertige Pflanzenöle unterstützen durch das natürlich enthaltene Glyzerin und einige Fettbegleitstoffe (die bei der Raffination weitgehend entnommen werden) den Feuchtigkeitshaushalt der Haut. Zudem erfolgt eine minimale „Versiegelung" der Haut, sodass die körpereigene Feuchtigkeit nicht so schnell verdunsten kann.

Basisrezeptur

Schüttelspraylotion

- 25 ml Rosenhydrolat
- 20 ml Mandelöl
- 5 ml Calendulamazerat
- 2 Tropfen Rosengeranie
- 1 Tropfen Römische Kamille

Diese hautpflegende und feuchtigkeitsspendende Mischung 1–2 × täglich auf die Haut aufsprühen und einmassieren. Vor jeder Anwendung kräftig schütteln. Die Mischung ist ca. 2–3 Wochen haltbar.

Spezialrezeptur

Hydrolatemischung

- 20 ml Rosenhydrolat
- 20 ml Orangenblütenhydrolat
- 10 ml Melissenhydrolat
- 24 Tropfen Solubol
- 3 Tropfen Rose 10 %
- 2 Tropfen Vanille-Extrakt
- 1 Tropfen Weihrauch

Mehrmals täglich die trockene Haut mit dieser pflegenden und hautregenerierenden Hydrolatemischung verwöhnen. Bei Anwendung im Gesicht die Augen geschlossen halten.

Auch mit diesen Ölen wirksam: Ho-Blätter, Karottensamen, Sandelholz

18.1.6 Haut, rissige/Rhagaden

Bei sehr trockener Haut, z. B. an Zehen, Fersen oder Händen, können zunächst sehr kleine, später auch tiefere Hautrisse (Rhagaden), die bis in die Lederhaut (Dermis) reichen können, entstehen. Die Haut spannt und juckt, bei tiefen Rissen können Schmerzen auftreten. Dringen über Rhagaden Erreger ein, beispielsweise Pilze oder Bakterien, begünstigt dies Hautentzündungen (S. 199).

Erfahrungsgemäß ist nicht nur die mangelnde Versorgung mit Vitamin B_2 an der Entstehung dieser schmerzhaften Risse beteiligt, sondern auch – wie bei den meisten Hautproblemen – ein erheblicher Mangel an essenziellen Fettsäuren. Pflanzenfette wie Avocadoöl und auch die vielseitig helfende Sheabutter, die sehr reich an unverseifbaren Fettbegleitstoffen sind, wirken als „Geschmeidigmacher" und sollten über längere Zeit, mit einer Unterlage aus beliebigen Hydrolaten, zur täglichen Pflege angewendet werden. Etwas Lavendel- oder Rosengeranienöl kann beim Ausheilen unterstützen.

Basisrezeptur

Ölmischung 1

- 10 g Kokosöl
- 3 Tropfen Sanddornfruchtfleischöl
- 1 Tropfen Benzoe
- 1 Tropfen Thymian Ct. Linalool

Spezialrezepturen

Ölmischung 2

- 5 ml Mandelöl
- 5 ml Avocadoöl
- 3 Tropfen Sanddornfruchtfleischöl
- 1 Tropfen Rosengeranie
- 1 Tropfen Benzoe

Diese stark rückfettende und entzündungshemmende Mischung kann mehrmals täglich aufgetragen werden.

Ölmischung 3

- 5 ml Weizenkeimöl
- 5 ml Avocadoöl
- 3 Tropfen Sanddornfruchtfleischöl
- 1 Tropfen Weihrauch
- 1 Tropfen Lavendel

Diese stark rückfettende und entzündungshemmende Mischung kann mehrmals täglich aufgetragen werden.

18.1.7 Haut, fettige

Produzieren die Talgdrüsen zu viel Fett, legt sich ein Fettfilm über die Haut. Dadurch können sich die Hautporen vergrößern. Sie verstopfen, und es entstehen Hautunreinheiten.

Auch wenn bei diesem Hauttyp eine erhöhte Produktion von Talg vorliegt, sollte die Schutzhülle durch die Pflegemaßnahmen nicht zu stark entfettet und ausgetrocknet werden. Vielmehr können wir ihr mit Jojobaöl, das dem Talg sehr ähnlich ist, signalisieren, dass sie „genug des Guten" gebildet hat. Die regelmäßige Pflege mit hauchdünn aufgetragenem Jojobaöl über leicht zusammenziehend wirkendem Hamamelishydrolat kann, über längere Zeit angewendet (2–3 Monate), normalisierend wirken.

Basisrezepturen

Gesichtsspray

- 25 ml Orangenblütenhydrolat
- 25 ml Rosenhydrolat

Dieses Spray kann sowohl vor der gewohnten Gesichtspflege als auch als Reinigungswasser benutzt werden.

Hautpflegeöl 1

- 45 ml Jojobaöl
- 5 ml Aloe-vera-Mazerat
- 2 Tropfen Rosengeranie
- 1 Tropfen Zypresse

Spezialrezepturen

Schüttelspraylotion

- 25 ml Jojobaöl
- 25 ml Hamamelishydrolat
- 2 Tropfen Rosengeranie
- 1 Tropfen Virginiazeder

Diese hautpflegende Mischung 1–2 × täglich auf die Haut aufsprühen und einmassieren. Vor jeder Anwendung kräftig schütteln.

Hautpflegeöl 2

- 45 ml Jojobaöl
- 5 ml Mandelöl
- 3 Tropfen Rose 10 %
- 1 Tropfen Sandelholz

Diese hautregenerierende Mischung 1 × täglich auf die betroffenen Hautareale auftragen und sanft einmassieren.

18.1.8 Acne vulgaris

Die im besten Fall unschönen, im schlimmeren Fall eitrig sich verbreitenden Pickel treten bei vorliegender Akne überwiegend in der Pubertät auf, sie können aber auch lebenslange Begleiter werden. Nicht nur die Balance der Geschlechtshormone spielt eine Rolle bei den verstopften Talgdrüsen, sondern Veranlagung sowie der Keim Cutibacterium acnes (früher Propionibacterium acnes).

Wir können mit einer guten Versorgung der Haut durch Omega-3-Fettsäuren sowie mit guter Hygiene und sanft antibakteriell wirksamen ätherischen Ölen oft mehr erreichen als mit scharfen, manchmal sogar verschlimmernden kommerziellen Mitteln. Um Eiter aus Gewebe abzuleiten, schätzen wir Niaouliöl, das sozusagen als „Zugsalbe der Aromatherapie" gelten könnte.

Basisrezepturen

Roll-on 1

- 10 ml Jojobaöl
- 3 Tropfen Teebaum
- 3 Tropfen Rosengeranie
- 2 Tropfen Copaibabalsam

Die akut entzündeten Pusteln können 2–3 × täglich mit dieser leicht desinfizierenden und entzündungshemmenden Mischung versorgt werden. Bitte den Roll-on-Stift täglich mit etwas Alkohol (mindestens 70 %) reinigen.
Zusätzlich die Haut mit folgender Hydrolatemischung reinigen.

Hydrolatemischung zur Hautreinigung

- 20 ml Orangenblütenhydrolat
- 20 ml Rosenhydrolat
- 10 ml Alkohol 70 %

Abends nach dem Waschen die Haut mit dieser entzündungshemmenden und beruhigenden Mixtur mit einem Wattepad reinigen.

Spezialrezeptur

Roll-on 2

- 8 ml Jojobaöl
- 2 ml Calophyllumöl
- 2 Tropfen Niaouli
- 2 Tropfen Thymian Ct. Linalool
- 2 Tropfen Neroli
- 2 Tropfen Manuka

Die akut entzündeten Pusteln können 2–3 × täglich mit dieser leicht desinfizierenden und entzündungshemmenden Mischung versorgt werden. Bitte den Roll-on-Stift täglich mit etwas Alkohol (mindestens 70 %) reinigen.

Auch mit diesen Ölen/Hydrolaten wirksam: Lavendel, Palmarosa; Teebaumhydrolat

Spezialrezeptur

Ätherische Öle zur punktuellen Behandlung

Manuka, Niaouli, Palmarosa und Lavendel können bei einzelnen, entzündeten Pusteln mit einem Wattestäbchen pur aufgetupft werden. Wählen Sie hierzu eines der ätherischen Öle aus und geben Sie 1 Tropfen auf das Wattestäbchen.

18.1.9 Ekzem, seborrhoisches

Diese unschöne, jedoch harmlose Dermatitis mit ihren gelblichen, fettigen Schuppen ist recht verbreitet. Ein Hefepilz ist an deren „Aufblühen“ beteiligt.

Da das seborrhoische Ekzem zumeist nicht wirklich heilbar ist, raten wir zu sehr sorgfältiger Hautpflege, abwechselnd mit reinen fetten Pflanzenölen, die durch ihre Fettbegleitstoffe das anormale Geschehen regulieren helfen, sowie mit nur gering dosierten ätherischen Ölen. Daneben sollte eventuell eine Fettsäureanalyse vorgenommen werden, denn bei fast allen Hautauffälligkeiten liegt ein Mangel an Omega-3-Fettsäuren vor, diese Grundbausteine sind jedoch essenziell für gesunde Haut. Rosenhydrolat und auch etliche andere Hydrolate können durch ihren niedrigen, also leicht sauren pH-Wert der problematischen Haut zu einer verbesserten Eigenregulierung verhelfen.

Basisrezeptur

Pflegeöl

- 25 ml Jojobaöl
- 25 ml Mandelöl
- 3 Tropfen Rosengeranie
- 2 Tropfen Teebaum

Diese sanft pilzhemmende Pflege 1 × täglich dünn auf die betroffenen Hautareale auftragen.

Spezialrezeptur

Reine Fettpflege mit vorher aufgetragenem Hydrolat

- 20 ml Mandelöl
- 10 ml Hanfsamen- oder Nachtkerzenöl

Mit dieser reinen öligen Mischung 1 × täglich die Haut pflegen. Vor jeder Anwendung Rosenhydrolat aufsprühen.

Auch mit diesen Ölen wirksam: Karottensamen, Manuka, Palmarosa

18.1.10 Neurodermitis/Ekzem, atopisches

Diese chronische, in Schüben auftretende Hauterkrankung geht mit sehr trockener, gereizter und entzündeter Haut einher. Die Haut juckt sehr stark, es können sich zudem Pusteln und kleine Knötchen bilden. Liegt außerdem eine virale oder bakterielle Infektion vor, entstehen nässende, juckende Bläschen. In Familien, in denen Heuschnupfen und Asthma vorkommen, tritt eine Neurodermitis gehäuft auf. Seelische Schieflagen verschlimmern die Situation oft, es ist „zum aus der Haut fahren“.

Wir berücksichtigen immer gleichzeitig die Unterstützung des Seelenkostüms und versuchen auch, die beißende, heiße Haut zu beruhigen. Die Kombination aus dem kühlend wirksamen nativen Kokosfett und einem gekühlten Hydrolat wird oft sehr geschätzt. Außerdem ist auf eine gute Versorgung mit Omega-3-Fettsäuren zu achten.

Basisrezeptur

Hautpflegeöl im Sommer

- 50 g Kokosöl
- 3 Tropfen Benzoe
- 3 Tropfen Lavendel
- 1 Tropfen Atlaszeder
- 1 Tropfen Copaibabalsam

Mit dieser sanft juckreizstillenden und gleichzeitig seelisch stabilisierenden Mischung 1–2 × täglich die Haut einreiben.

Spezialrezeptur

Hautpflegeöl im Winter

- 35 ml Hanfsamenöl
- 15 ml Nachtkerzenöl
- 5 Tropfen Sanddornfruchtfleischöl
- 3 Tropfen Cistrose
- 3 Tropfen Karottensamen
- 2 Tropfen Rose 10 %
- 1 Tropfen Manuka

Mit dieser sanft juckreizstillenden und gleichzeitig seelisch stabilisierenden Mischung 1–2 × täglich die Haut einreiben.

Hintergrundwissen

Warum Hanfsamenöl im Sommer keine gute Wahl ist

Mit der oben genannten Wintermischung konnten wir sehr gute Erfolge bei der Behandlung von Neurodermitis erzielen. Im Sommer stellten wir allerdings in Einzelfällen fest, dass plötzlich eine starke Verschlechterung eintrat. Wir ersetzten das Hanfsamenöl durch Kokosöl, das wieder den gewünschten Erfolg brachte. Hanfsamenöl besteht aus einem hohen Anteil an mehrfach ungesättigten Fettsäuren, die bei UV-Einstrahlung und Wärme instabil sind und sich dadurch nachteilig auf das Hautbild auswirken können. Auch die bei Neurodermitis so hilfreichen Öle aus Nachtkerze und Borretschsamen sind aufgrund ihres hohen Gehalts an ungesättigten Fettsäuren von diesem Thema betroffen.

18.1.11 Kontaktekzem, allergisches

Tritt eine nichtinfektiöse Entzündung der Haut durch direkten Kontakt mit Allergenen auf, handelt es sich um ein allergisches Kontaktekzem. Die Haut juckt stark, gelegentlich begleitet von brennenden Schmerzen. Auch können sich Schwellungen und Bläschen bilden. Häufige Auslöser sind Haptene wie Nickel, die erst durch Bindung an körpereigene Proteine allergische Reaktionen auslösen. In vielen Fällen liegt eine lange „Irrfahrt“ an unterschiedlichsten Verdachtsmomenten und Diagnosen hinter den betroffenen Personen, da potenzielle Allergene z. B. in Wasch- und Reinigungsmitteln, Hautpflegeprodukten oder Modeschmuck/Brillengestellen enthalten sein können.

Zunächst sollten alle konventionellen Hautpflegeprodukte weggelassen werden. Denn ein Blick auf die Liste der Inhaltsstoffe (INCI-Deklaration) zeigt zumindest Insidern, dass Kosmetika fast nur noch aus bedenklichen Inhaltsstoffen bestehen. Das Waschen mit Produkten, die Natriumlaurylsulfat enthalten, muss unbedingt unterlassen werden, da es die Hautbarriere zerstört (von Braunschweig 2022). Nach dem Weglassen des konkret auslösenden Allergens können Einreibungen mit Zypresse und Zeder zu einer schnellen Besserung führen.

Basisrezepturen

Ölmischung

- 30 g Kokosöl
- 3 Tropfen Lavendel
- 1 Tropfen Zypresse
- 1 Tropfen Atlaszeder

Mit dieser Mischung die betroffenen Areale bei Bedarf dünn einreiben.

Schüttellotion

- 10 ml Melissenhydrolat
- 10 ml Aloe-vera-Mazerat
- 2 Tropfen Melisse 10 %

Diese Mischung wird in einer Sprühflasche verwendet und auf die betroffenen Areale aufgesprüht. Sie muss vor jeder Anwendung gut geschüttelt werden. Die Mischung ist ca. 2–3 Wochen haltbar.

Auch mit diesen Ölen wirksam: Karottensamen, Manuka, Palmarosa

18.1.12 Kontaktekzem, toxisches

Der Kontakt mit Noxen, also Giften wie Säuren, Laugen, beruflich verwendete Chemikalien können – je nach Empfindlichkeit und Zustand der Hautbarriere – bei fast allen Menschen nichtallergische Kontaktekzeme auslösen.

Idealerweise verwenden wir reparierende Pflege mit nur Spuren von ätherischem Öl, um die geschädigte Haut nicht noch mehr zu reizen. Jedes hochwertige, native Pflanzenöl enthält wertvolle Fettbegleitstoffe, die die Heilung unterstützen. Ein wenig entzündungshemmendes Rosenhydrolat – vor der öligen Pflege – kann den Effekt positiv verstärken.

Basisrezepturen

Ölmischung 1

- 30 g Kokosöl
- 2 Tropfen Lavendel
- 1 Tropfen Copaibabalsam

1–3 × täglich dünn auftragen.

Ölmischung 2

- 30 ml Olivenöl
- 2 Tropfen Lavendel
- 1 Tropfen Benzoe

1–3 × täglich dünn auftragen.

18.1.13 Urtikaria (Nesselsucht)

Stark juckende und brennende Quaddeln und auch Schwellungen sind für den Namen verantwortlich: Als wäre man in intensiven Kontakt mit Brennnesseln (Urtica sp.) gekommen. Infekte, jedoch auch allergische Reaktionen (Insekten, Medikamente, Lebensmittel) sind dafür verantwortlich.

Als erste Hilfe sind Auflagen mit entzündungshemmenden und abschwellend wirksamen Hydrolaten geeignet, idealerweise gekühlt. Um die histamininduzierte Reduktion in Schach zu halten, kann eine lokale Anwendung mit Zypresse oder Zeder adjuvant zur Medikation eingesetzt werden.

Basisrezepturen

Hydrolatemischung

- 25 ml Melissenhydrolat
- 25 ml Rosenhydrolat

Mit dieser kühlenden und beruhigenden Mischung immer wieder den Ausschlag besprühen. Die Hydrolate am besten im Kühlschrank aufbewahren.

Ölmischung

- 50 ml Aloe-vera-Mazerat
- 3 Tropfen Melisse 10 %
- 2 Tropfen Rosengeranie
- 2 Tropfen Zypresse
- 2 Tropfen Atlaszeder

Mehrmals täglich und/oder bei Bedarf die betroffenen Hautareale mit dieser juckreizstillenden und leicht kühlenden Mischung einreiben. Alternativ kann statt des Aloe-vera-Mazerats auch Aloe-vera-Gel verwendet werden.

Auch mit diesen Ölen/Hydrolaten wirksam: Manuka; Lavendelhydrolat, Pfefferminzhydrolat

18.1.14 Pruritus (Juckreiz)

Viele Hauterkrankungen gehen mit Juckreiz einher. Unspezifischer Juckreiz kann zudem auf eine Beeinträchtigung der Leberfunktion hindeuten, insbesondere bei der Einnahme von bestimmten Medikamenten. In der Altenpflege ist er darum fast Alltag.

Hydrolate stabilisieren mit ihrem sehr hautfreundlichen, leicht sauren pH-Wert enorm, insbesondere wenn sie mit wenigen Tropfen Apfelessig (bis zu 5 Tropfen je 10 ml) angereichert sind (z. B. Aromacetum). Pfefferminzöl kann durch Aktivierung der Kälterezeptoren (über TRPM8-Kanäle) auch eine wertvolle Unterstützung sein. Je nach Symptomausprägung und Auslöser des Juckreizes kann eine häufigere Anwendung, z. B. alle 2 Stunden, erforderlich sein.

Basisrezeptur

Schüttellotion

- 25 ml Aloe-vera-Mazerat
- 25 ml Rosenhydrolat
- 2 Tropfen Rosengeranie

Diese Mischung wird in einer Sprühflasche verwendet und auf die betroffenen Areale aufgesprüht. Sie muss vor jeder Anwendung gut geschüttelt werden. Die Mischung ist ca. 2–3 Wochen haltbar.

Spezialrezepturen

Gel

- 50 ml Aloe-vera-Gel (unbedingt auf Bio-Qualität achten)
- 3 Tropfen Pfefferminze
- 2 Tropfen Rosengeranie
- 1 Tropfen Melisse 10 %

Diese leicht juckreizlindernde und kühlende Mischung kann 2–3 × täglich oder nach Bedarf dünn auf die betroffenen Areale aufgetragen werden. Wird die Mischung im Kühlschrank aufbewahrt, verstärkt und verlängert sich der kühlende Effekt.

Körperspray

- 25 ml Melissenhydrolat
- 15 ml Rosenhydrolat
- 5 ml Bio-Apfelessig (optional)

Dieses juckreizlindernde und hautpflegende Spray kann immer nach Bedarf aufgesprüht werden. Am besten wird das Produkt im Kühlschrank aufbewahrt.

Auch mit diesen Ölen wirksam: Karottensamen, Rosengeranie, Sandelholz

18.1.15 Psoriasis (Schuppenflechte)

Diese unheilbare entzündliche Autoimmunkrankheit verursacht nicht nur extrem schuppige und gerötete Stellen, vor allem an Ellbogen, Knien und Kopfhaut, sondern kann auch schwere systemische Störungen auslösen. Generell liegt eine erhöhte Entzündungsneigung vor, sodass z. B. durch Entzündungen der Blutgefäße innere Organe wie die Nieren, aber auch Gelenke und Augen (Psoriasis-Arthritis) in Mitleidenschaft gezogen werden können. Psoriasis-Schübe werden u. a. durch Stress, Infektionskrankheiten und (eher selten) Medikamente getriggert. Als Komorbiditäten zu nennen sind Bluthochdruck, Diabetes mellitus und Fettstoffwechselstörungen. Der Leidensdruck kann sehr hoch sein – nicht selten treten begleitend Depressionen und Angst vor Ausgrenzung oder Stigmatisierung auf.

Bei chronischen autoimmunen Vorgängen unterstützen wir mit Cistrose und Zeder. Seelische Trigger versuchen wir so gut es geht mit Naturdüften, die reich an Estern sind, auszubalancieren. Die Hauterscheinungen, für die sich die Betroffenen nicht selten schämen und darum fast nie kurze Sommerkleidung tragen, können mit hochwertigen Pflanzenölen sowie drei Mitgliedern der Familie der Doldenblütengewächse (Karotte, Liebstöckel, Schafgarbe) deutlich gelindert werden. Außerdem ist eine ausreichende Versorgung mit Omega-3-Fettsäuren unabdingbar. Der entsprechende Test zur Bestimmung des Fettsäure-Index kann ganz einfach zu Hause durchgeführt werden.

Basisrezepturen

Rosenhydrolat, äußerlich

Vor jeder der folgenden Anwendungen kann Rosenhydrolat (ohne Alkohol!) auf die Haut gesprüht werden.

Ölmischung

- 45 g Kokosöl
- 5 ml Schwarzkümmelöl
- 3 Tropfen Benzoe
- 2 Tropfen Thymian Ct. Linalool
- 1 Tropfen Atlaszeder

Spezialrezepturen

Ölmischung punktuell

- 30 ml Nachtkerzenöl
- 20 ml Schwarzkümmelöl
- 2 Tropfen Deutsche Kamille
- 2 Tropfen Thymian Ct. Linalool
- 1 Tropfen Rosengeranie

Diese entzündungshemmende und juckreizmindernde Mischung wird mehrmals täglich auf die betroffenen Areale aufgetragen.

Hautbalsam

- 40 g Kokosöl
- 10 ml Jojobaöl
- 2 Tropfen Karottensamen
- 2 Tropfen Rose 10 %
- 2 Tropfen Benzoe
- 1 Tropfen Sandelholz

Diese entzündungshemmende und hautregenerierende Mischung wird mehrmals täglich auf die betroffenen Areale aufgetragen.

Auch mit diesen Ölen wirksam: Liebstöckel, Patchouli, Schafgarbe

18.1.16 Erysipel

Das im Volksmund auch als Wundrose bezeichnete Erysipel ist eine durch Bakterien ausgelöste Entzündung der Haut und des darunter liegenden Gewebes. Typisch sind flammenförmige, schmerzhafte und oft mit Schwellungen und Fieber einhergehende Beschwerden.

Die Beschwerden sprechen gut auf die Behandlung mit entzündungshemmenden ätherischen Ölen an, mit denen begleitend die erforderliche Antibiotikatherapie unterstützt werden kann. Gute Erfolge konnten wir mit Quarkkompressen erzielen. Der Quark kann mit ätherischen Ölen von Cajeput, Lavendel, Teebaum, Lorbeer und/oder Rosengeranie gemischt und auf die betroffenen Areale als Kompresse aufgelegt werden.

Basisrezepturen

Ölpflegemischung

- 50 g Kokosöl
- 3 Tropfen Rosengeranie
- 3 Tropfen Lavendel
- 2 Tropfen Benzoe

Nach der Quarkauflage (s. Spezialrezeptur) die Haut mit dieser entstauenden und pflegenden Mischung vorsichtig einreiben.

Hautspray

- 25 ml Rosenhydrolat
- 25 ml Immortellenhydrolat

Die Hydrolatemischung kann mehrmals täglich und/oder vor jeder Ölpflegemischungsanwendung auf die betroffenen Areale aufgesprüht werden.

Spezialrezeptur

Quarkkompresse

- ca. 100 g Magerquark (je nach Größe des zu behandelten Areals)
- 4 Tropfen Cajeput
- 4 Tropfen Lavendel

1 × täglich wird eine Quarkkompresse auf die betroffenen Areale aufgelegt. Dazu wird der zimmerwarme Quark fingerdick auf eine Kompresse oder Gaze aufgetragen, die dann auf die Haut aufgelegt wird. Den Quark niemals direkt auf die Haut auftragen!
Bei Erysipel am Unterschenkel die Quarkauflage unbedingt auf der Vorder- und der Rückseite des Beines applizieren.

18.1.17 Windeldermatitis

Dieser Hautausschlag in der Windelregion betrifft nicht nur Babys und Kleinkinder, sondern auch Menschen, die Inkontinenzmaterial tragen müssen. Im feucht-warmen Milieu entsteht häufig ein Windelsoor. Windeldermatitis zeigt sich durch eine flächenhafte Rötung und Wundheit, der Po schmerzt oder/und juckt und der Urin verursacht ein starkes Brennen. Auch Pickel und Pusteln treten gehäuft auf und können ein Hinweis auf einen möglichen Pilzbefall sein.

Lavendel und Benzoe-Extrakt in Mandel- oder Johanniskrautöl lindern die Symptome schnell und fördern den Heilungsverlauf.

Basisrezepturen

Hautpflegeöl (ab Geburt)

- 30 ml Calendulamazerat
- 6 Tropfen Sanddornfruchtfleischöl
- 2 Tropfen Benzoe
- 2 Tropfen Lavendel

Diese entzündungshemmende und hautregenerierende Mischung in der akuten Phase bei jedem Wechsel der Windel oder des Inkontinenzmaterials auftragen.

Sprühlotion

- 25 ml Mandelöl
- 25 ml Rosenhydrolat
- 1 Tropfen Lavendel

Diese Mischung kann mehrmals täglich aufgesprüht werden. Außerdem kann die Sprühlotion zum Reinigen des Windelbereichs benutzt werden.

Spezialrezeptur

Schüttelspraylotion

- 25 ml Calendulamazerat
- 25 ml Rosenhydrolat
- 2 Tropfen Lavendel
- 1 Tropfen Rosengeranie
- 1 Tropfen Manuka

Diese leicht antimykotisch wirksame Mischung dient gleichzeitig auch der Mykoseprophylaxe und kann mehrmals täglich aufgesprüht werden. Vor jeder Anwendung gut schütteln.

Auch mit diesen Ölen wirksam: Deutsche Kamille, Karottensamen, Teebaum

18.1.18 Couperose (erweiterte Äderchen)

Diese unschönen erweiterten Blutgefäße im Gesicht sind zwar eher harmlos, doch können sie ein wichtiges Anzeichen dafür sein, dass die bakterielle Besiedelung im Darm, vor allem im Dünndarm, nicht in Ordnung ist (Daou et al. 2021).

Neben einer Darmsanierung ist vor allem auf eine sehr sanfte Hautpflege zu achten, die eine leicht zusammenziehende Wirkung hat. Inzwischen gibt es auch Hautpflegeprodukte, die die gesunde Hautflora unterstützen. Zu vermeiden sind konventionelle Produkte auf Basis von Mineralölen und Silikonen, enthaltene aggressive Konservierungsstoffe – auch in der Nahrung – schaden gleichermaßen Haut und Darm.

! Beachte

Weniger ist mehr. Da viele ätherische Öle überwiegend aus Monoterpenen bestehen, ist auch im Naturduftbereich Vorsicht geboten. Bei extrem empfindlicher Haut empfehlen wir, die Haut erst einmal nur mit Rosenhydrolat und einem Hauch Kokosöl zu pflegen.

Basisrezeptur

Schüttelspraylotion

- 40 ml Rosenhydrolat
- 10 ml Mandelöl
- 1 Tropfen Rosengeranie
- 1 Tropfen Zypresse

Diese sanft entstauende Mischung 1–2 × täglich auf die betroffenen Areale aufsprühen und verreiben. Vor jeder Anwendung kräftig schütteln.

Spezialrezeptur

Gesichtsbalsam

- 50 g Kokosöl
- 2 Tropfen Sanddornfruchtfleischöl
- 2 Tropfen Patchouli
- 1 Tropfen Cistrose

Diese leicht entstauende und pflegende Mischung 1–2 × täglich hauchdünn auf die betroffenen Areale auftragen. Das vorherige Aufsprühen eines Lieblingshydrolats wird zumeist als sehr wohltuend empfunden.

18.1.19 Cellulite

Die ungeliebte Orangenhaut entsteht vorwiegend bei Frauen, da ihr Bindegewebe so ausgelegt ist, dass es sich bei einer Schwangerschaft extrem dehnen kann. Bei männlicher Haut sind die Fasern der Unterhaut völlig anders angeordnet. Zudem spielt Östrogen eine Rolle bei der Entstehung dieser unliebsamen Beulen.

Eine ausgewogene Ernährung (ggf. salzarm bei Ödemen), Bewegung und Sport sowie ein geringer Körperfettanteil führen zur Straffung der Haut und somit zu einer Verbesserung des optischen Eindrucks bei bestehender Cellulite. Durch Zupfmassagen mit durchblutungsfördernden ätherischen Ölen kann eine Cellulite selbst nur geringfügig in Schach gehalten werden, allerdings verbessern sie das allgemeine Hautbild, sodass die unschönen Hautdellen weniger ins Auge fallen.

Basisrezeptur

Hautpflegebalsam
- 45 g Kokosöl
- 5 ml Jojobaöl
- 4 Tropfen Orange
- 4 Tropfen Zypresse
- 2 Tropfen Pfeffer

Spezialrezepturen

Pflegeölmischung
- 25 ml Centellaöl
- 25 ml Mandelöl
- 4 Tropfen Zypresse
- 3 Tropfen Orange
- 2 Tropfen Rosengeranie

Diese durchblutungsfördernde und leicht adstringierende Mischung 1–2 × täglich auf die betroffenen Areale aufsprühen und einmassieren.

Schüttelspraylotion
- 25 ml Centellaöl
- 25 ml Hamamelishydrolat
- 3 Tropfen Rosmarin Ct. Cineol
- 3 Tropfen Atlaszeder
- 2 Tropfen Fenchel

Diese durchblutungsfördernde und leicht entstauende Mischung 1–2 × täglich auf die betroffenen Areale aufsprühen und einmassieren. Vor jeder Anwendung kräftig schütteln.

Kaffeepeeling
- 4–3 EL Kaffeesatz (frisch)
- 4–3 EL Olivenöl
- 2 Tropfen Grapefruit
- 2 Tropfen Wacholder

Kaffeesatz, Olivenöl und die ätherischen Öle vermischen. Als Peeling beim Duschen verwenden, indem die Oberschenkel damit abgerieben werden. Die im Kaffee vorhandene Antioxidanzien und das Koffein regen die Durchblutung an, wirken entschlackend und entwässernd. Diese Mischung ist zur Einmalanwendung gedacht – nicht aufbewahren, da schnell Schimmel entstehen kann.

18.1.20 Striae/Schwangerschaftsstreifen, vorbeugend

Striae, also sichtbare, manchmal bläulich schimmernde Risse im Bindegewebe, entstehen durch starke Hautdehnungen. Teenager kennen sie durch plötzliche, starke Wachstumsschübe, Bodybuilder bei starkem Muskelwachstum, Menschen, die Glukokortikoide wie Kortison nehmen, und fast alle Schwangeren. Sie sind harmlos, wenngleich die Haut vorübergehend empfindlicher sein kann, können jedoch manchmal höheren Leidensdruck verursachen.

Vorbeugend können Zupfmassagen mit regenerierenden Ölen hilfreich sein (z. B. begleitend in der Schwangerschaft), sichtbare Striae lassen sich jedoch nie ganz entfernen. Sie verblassen mit der Zeit aber und fallen dann weniger stark auf.

! Beachte

Bei vorzeitigen Wehen sollte der Bauch nicht massiert werden!

Basisrezepturen

Ölmischung 1

- 50 ml Mandelöl
- 4 Tropfen Lavendel
- 2 Tropfen Orange
- 1 Tropfen Atlaszeder

Ölmischung 2

- 40 g Kokosöl
- 10 g Mandelöl
- 2 Tropfen Lavendel
- 1 Tropfen Benzoe
- 1 Tropfen Zypresse

Spezialrezepturen

Ölmischung 3

- 45 ml Mandelöl
- 5 ml Weizenkeimöl
- 3 Tropfen Benzoe
- 2 Tropfen Rosengeranie
- 2 Tropfen Orange

Morgens und abends den Bauchbereich sanft damit einreiben oder eine Zupfmassage durchführen.

Ölmischung 4

- 45 ml Pflaumenkernöl
- 5 ml Weizenkeimöl
- 4 Tropfen Mandarine
- 2 Tropfen Lavendel
- 2 Tropfen Vanille-Extrakt
- 1 Tropfen Atlaszeder

Morgens und abends den Bauchbereich sanft damit einreiben oder eine Zupfmassage durchführen.

18.1.21 Ödem

Sammelt sich aus dem Gefäßsystem stammende Flüssigkeit im Zellzwischenraum, entwickelt sich ein Ödem, also eine Schwellung. Diese Ödeme können lokal infolge von Verletzungen und Entzündungen entstehen, aber auch auf verschiedene Erkrankungen zurückzuführen sein, z. B. Venenschwäche, Lymphödem, Herzinsuffizienz, Eiweißmangel, Nieren- und Lebererkrankungen, Allergien oder Präeklampsie (in der Schwangerschaft).

Wenn geschwollene Hautpartien zu behandeln sind, denken wir sofort an gekühltes Immortellenhydrolat: Nach kleinen Unfällen wie Verstauchungen und Stürzen kann es für sofortige Linderung sorgen. Auch nach chirurgischen Eingriffen, egal ob nach einem Knöchelbruch oder einer Zahnextraktion, sowie nach Insektenstichen kann man fast zusehen, wie Besserung eintritt. Werden die Anwendungen von Hydrolaten häufiger benötigt, beispielsweise in der Seniorenpflege, können sie einerseits als Eiswürfel eingefroren gelagert werden, andererseits eignen sich auch mit Bio-Alkohol (dieser kühlt zusätzlich) konservierte Hydrolate.

Basisrezeptur

Pflegeöl

- 50 ml Aloe-vera-Mazerat
- 3 Tropfen Pfefferminze
- 2 Tropfen Rosengeranie
- 2 Tropfen Atlaszeder
- 1 Tropfen Copaibabalsam

Diese kühlende und entstauende Mischung wird bei Bedarf dünn auf die betroffenen Areale aufgetragen.

Spezialrezeptur

Kühlendes Hydrolatespray

- 30 ml Pfefferminzhydrolat
- 20 ml Immortellenhydrolat
- 24 Tropfen Solubol
- 2 Tropfen Zypresse
- 2 Tropfen Rosengeranie
- 2 Tropfen Cistrose

Dieses entstauende und kühlende Spray kann immer bei Bedarf auf die betroffenen Areale aufgesprüht werden.

Auch mit diesen Ölen/Hydrolaten wirksam: Fenchel, Wacholder; Hamamelishydrolat

18.1.22 Hämatom

Einblutungen in das Gewebe durch stumpfe Traumata, Unfälle oder Prellungen führen zu Hämatomen. Diese werden etwa einen Tag später als blaue Flecken sichtbar. Bei einer Verletzung in tieferen Gewebeschichten können diese von schmerzhaften Schwellungen begleitet sein.

Ähnlich wie beim Ödem (S. 209) eignet sich insbesondere das gekühlte Immortellenhydrolat sehr gut dazu, die Entwicklung schmerzhafter Hämatome abzubremsen. Aufgrund der enthaltenen Diketone bietet es eine erstaunliche Hilfe im Pflegeumfeld von Senioren, die aufgrund von Stürzen und/oder blutverdünnenden Maßnahmen zu vielfältigen blauen Flecken neigen. Auch im privaten Haushalt mit Kindern, die bekanntlich oft mit den Folgen von kleinen Unfällen zu tun haben, ist es ein wichtiger Helfer. Für dieses umgangssprachlich auch als „Arnika der Aromatherapie" bezeichnete ätherische Öl gibt es in Bezug auf Hämatome keine Alternative.

Basisrezepturen

Auflage mit gekühltem Immortellenhydrolat

Immortellenhydrolat zeigt eine ganz ähnlich starke abschwellende, schmerzlindernde und antikoagulierende Wirkung wie Immortellenöl. Die in der Pflanze enthaltenen seltenen Ketone gehen bei der Destillation gut in das Hydrolat über. Es kann unverdünnt auch schon bei Kindern angewendet werden. Das Immortellenhydrolat mehrmals täglich auf die betroffenen Areale aufsprühen oder auf eine Kompresse sprühen und diese auflegen.

Ölmischung

- 30 ml Johanniskrautöl
- 5 Tropfen Pfefferminze
- 5 Tropfen Cajeput
- 5 Tropfen Rosengeranie

Diese Mischung kann bei Hämatomen als Einreibung verwendet werden.
Besonders empfehlenswert ist außerdem der Zusatz von 5 Tropfen Immortellenöl zu dieser Mischung, da es lokal antikoagulierend und abschwellend wirkt.

18.1.23 Schwitzen, exzessives (ohne Hitzewallungen)

Schwitzen erfüllt in erster Linie eine thermoregulatorische Funktion, kann aber auch emotional bedingt sein. Während das thermoregulatorische Schwitzen über den Hypothalamus gesteuert wird, ist am emotional bedingten Schwitzen das limbische System beteiligt. Übermäßig starkes Schwitzen an Händen, Füßen, Achseln oder im Gesicht ist häufig dem emotionalen Schwitzen, z. B. durch Stress, zuzuordnen. Auch Störungen des zentralen oder peripheren Nervensystems können von exzessivem Schwitzen begleitet sein.

Die Frage nach der Verringerung von viel Schweiß an den Füßen oder unter den Achseln wird immer wieder an uns gerichtet, nicht nur durch Frauen mit Hitzewallungen (S. 195) in oder nach dem Klimakterium. Bei einer Linderung von exzessivem Schwitzen geht es keinesfalls darum, die Poren zu verschließen, also ein Schwitzen zu unterbinden. Wir können jedoch leicht zusammenziehend wirkendes Salbeihydrolat gemeinsam mit entspannend wirksamen Düften empfehlen, um auch eine eventuelle emotionale Komponente einzubeziehen.

Basisrezepturen

Ölmischung

- 50 ml Rosenhydrolat
- 4 Tropfen Pfefferminze
- 2 Tropfen Rosengeranie
- 1 Tropfen Zypresse

Fußbad

- 1 EL Meersalz
- 3 Tropfen Zypresse
- 2 Tropfen Zitrone
- 1 Tropfen Pfefferminze

Bei Schweißfüßen kann diese Mischung 1–2 × wöchentlich als Fußbad zubereitet werden. Die Füße werden jeweils zwischen 5 und 10 min gebadet. Dabei sollte das Wasser eher lauwarm als heiß sein.

Spezialrezeptur

Körper- oder Deospray

Salbei- und Hamamelishydrolat (Verhältnis 1:1) mit Rosengeranie, Zitronenmyrte (oder Yuzu), Petitgrain Bergamotte mischen und als Körper- oder Deospray verwenden.

18.1.24 Panaritium

Bei einer Nagelbettentzündung (Umlauf oder Panaritium) liegt zumeist eine bakterielle Infektion (z.B. mit Staphylokokken) von Nagelwall und -bett vor. Durch die Schwellung entsteht ein dumpfer, sehr unangenehmer pochender Schmerz.

Bei einer Nagelbettentzündung werden sowohl antiinflammatorische als auch stark antibakteriell wirkende Öle eingesetzt. Der Eiter wird durch das fette Calophyllumöl besser abtransportiert, das hat sich inzwischen in zahlreiche Anwendungen bestätigt. Niaouli und Galbanum, der Harzsaft des Iranischen Riesenfenchels, ergänzen diesen Vorgang sehr gut. Auch bei ähnlichen Beschwerden durch eingewachsene Zehennägel sind diese Öle unsere Wahl.

Basisrezeptur

Ölmischung 1

- 5 ml Olivenöl
- 2 Tropfen Teebaum
- 1 Tropfen Thymian Ct. Linalool
- 1 Tropfen Copaibabalsam

Bei Bedarf 1 ml der Mischung auf eine kleine Kompresse geben und diese auf die entzündete Stelle auflegen (bei Bedarf fixieren).

Spezialrezepturen

Ölmischung 2

- 5 ml Calophyllumöl
- 5 ml Olivenöl
- 5 Tropfen Niaouli
- 2 Tropfen Galbanum

Bei Bedarf 1 ml der Mischung auf eine kleine Kompresse geben und diese auf die entzündete Stelle auflegen (bei Bedarf fixieren).

Niaouli- oder Schafgarbenöl, äußerlich

In akuten Fällen als Erste-Hilfe-Maßnahme 1 Tropfen Niaouli- oder Schafgarbenöl auf die betroffene Stelle träufeln.

18.1.25 Haarausfall, Alopecia areata

Dieser als entstellend empfundene, meistens plötzlich einsetzende Haarausfall wird als Autoimmunreaktion diskutiert. Auch scheint langanhaltender Stress zumindest deutlich dazu beizutragen. Bestimmte Pilze auf der Kopfhaut können die Lage verschlimmern.

Eine kleine schottische Studie (Hay et al. 1998) zeigte mit einer ähnlichen Rezeptur wie der Folgenden, verbunden mit einer einfachen Kopfhautmassage sowie anschließender Abdeckung mit einem Handtuch bei einigen Teilnehmenden eine moderate Besserung des Haarausfalls. Die Wirkung des Trägeröles mit ätherischen Ölen fiel zudem besser aus als in der Kontrollgruppe, in der nur das Trägeröl für die Kopfmassage verwendet wurde.

Basisrezeptur

Ölmischung

- 50 ml Rosmarinhydrolat
- 40 Tropfen Solubol
- 3 Tropfen Rosmarin Ct. Cineol
- 3 Tropfen Lavendel
- 3 Tropfen Atlaszeder
- 1 Tropfen Thymian Ct. Linalool

Die Kopfhaut mit dieser haarwurzelstärkenden und durchblutungsfördernden Mischung 1–2 × täglich einsprühen und möglichst sanft einmassieren.

Spezialrezeptur

Schüttelserum
- 20 ml Hamamelishydrolat
- 10 ml Rosmarinhydrolat
- 10 ml Sesamöl
- 10 ml Hagebuttenkernöl
- 5 Tropfen Ylang Ylang
- 2 Tropfen Atlaszeder
- 2 Tropfen Copaibabalsam
- 1 Tropfen Gewürznelkenknospe

Dieses durchblutungsfördernde und haarwurzelstärkende Serum 1–2 × wöchentlich tropfenweise in die Kopfhaut einmassieren.

18.2 Infektiöse Hauterkrankungen und parasitärer Befall

18.2.1 Herpes labialis

Herpes labialis oder Lippenherpes bzw. Fieberbläschen sind auf eine Infektion mit Herpes-simplex-Viren zurückzuführen. Nach einer Erstinfektion überdauern die Viren in den Ganglien der Nerven, sodass es im Rahmen fiebriger Infektionen, bei geschwächtem Immunsystem (z. B. durch Chemotherapie, AIDS) oder Stress erneut zu einem akuten Ausbruch kommen kann. Es bilden sich im Lippen-/Mundbereich stark juckende, sehr schmerzhafte Bläschen, die hoch ansteckend sind.

Zur Wirksamkeit ätherischer Öle bei Lippenherpes gab es an der Universität Heidelberg einige Studien (Schnitzler 2019). Teebaum, Melisse und Manuka gehören zu den antiviral wirksamen Favoriten, die den Krankheitsverlauf in vielen Fällen etwas verkürzen können. Im Privatbereich haben wir zudem gute Erfahrungen mit unverdünntem Ravintsaraöl gemacht, das bereits bei den allerersten Symptomen lokal angewendet werden sollte. Dieses Öl wirkt bei vielen viralen Infektionen hervorragend. Manchmal können wir mit dieser Maßnahme einen größeren Ausbruch verhindern.

Basisrezeptur

Pflegeöl 1
- 5 ml Johanniskrautöl
- 5 ml Calophyllumöl
- 3 Tropfen Rosengeranie
- 3 Tropfen Teebaum
- 2 Tropfen Melisse

Mit dieser entzündungshemmenden und antiviralen Mischung werden die Bläschen mit einem Wattestäbchen punktuell betupft.

Spezialrezeptur

Pflegeöl 2
- 5 g Kokosöl
- 5 ml Calophyllumöl
- 4 Tropfen Ravintsara
- 2 Tropfen Manuka

Mit dieser entzündungshemmenden und antiviralen Mischung werden die Bläschen mit einem Wattestäbchen punktuell betupft.

Auch mit diesen Ölen wirksam: Monarde, Niaouli, Rose

18.2.2 Zoster (Gürtelrose)

Gürtelrose tritt aufgrund endogener Reaktivierung nach einer Infektion mit Windpocken (Varizellen) – zumeist im Kindesalter – auf. Sie bricht oft in späteren Lebensabschnitten aus, wenn das Immunsystem altersbedingt schwächer wird, ebenso durch starke körperliche oder erkrankungsbedingte und psychische Belastung. Gürtelrose zeigt sich häufig als sehr schmerzhafter, streifenförmger Hautausschlag mit Bläschen, der auf einer Körperseite auftritt, und zu leichtem Fieber und Juckreiz führen kann.

Neben einer oralen (ggf. intravenösen) antiviralen Therapie (z. B. mit Aciclovir) in schweren Fällen können die extrem schmerzhaften Pusteln gut mit komplementären Maßnahmen behandelt werden. Im Bereich der Aromatherapie bietet sich hierfür die hervorragende Hilfe mit einer inzwischen berühmten Dreierkombination an: Das antiviral wirksame Calophyllumöl wirkt zugleich schmerzlindernd und den Eiter abtransportierend, Melisse und/oder Ravintsara gehören zu den stark antiviral wirkenden Ölen.

Basisrezeptur

Ölmischung

- 30 ml Johanniskrautöl
- 4 Tropfen Teebaum
- 2 Tropfen Pfefferminze
- 2 Tropfen Melisse

Mit dieser kühlenden, antiviralen und schmerzlindernden Mischung werden die Bläschen vorsichtig betupft.

Spezialrezeptur

Schüttellotion

- 45 ml Melissenhydrolat
- 5 ml Calophyllumöl
- 3 Tropfen Ravintsara
- 2 Tropfen Rosengeranie

Diese Mischung wird in einer Sprühflasche verwendet und auf die betroffenen Areale aufgesprüht. Sie muss vor jeder Anwendung gut geschüttelt werden. Die Mischung ist ca. 2–3 Wochen haltbar.

Auch mit diesen Ölen wirksam: Lavendel, Niaouli, Palmarosa

Basisrezeptur

Hautspray

- 25 ml Rosenhydrolat
- 25 ml Melissenhydrolat
- 24 Tropfen Solubol
- 2 Tropfen Cajeput
- 2 Tropfen Pfefferminze
- 2 Tropfen Rosengeranie

Spezialrezepturen

Kühlendes Spray

- 30 ml Pfefferminzhydrolat
- 16 Tropfen Solubol
- 2 Tropfen Pfefferminze
- 2 Tropfen Cajeput

Die schmerzenden Areale mehrmals täglich bei Bedarf mit dieser (zimmerwarmen) Mischung besprühen.

Dekolletéspray für die Psyche

- 30 ml Orangenblütenhydrolat
- 20 ml Rosenhydrolat
- 6 Tropfen Bergamotte
- 3 Tropfen Römische Kamille
- 3 Tropfen Neroli 10 %
- 1 Tropfen Jasmin

Diese stimmungsaufhellende und beruhigende Mischung wird auf die Unterarme und/oder das Dekolleté gesprüht.

18.2.3 Post-Zoster-Neuralgie

Bei etwa jedem 10. Patienten bleiben noch einige Monate nach dem Abklingen der Gürtelrose starke Schmerzen bestehen, auch wenn die Bläschen längst abgeheilt sind. In diesem Fall liegt vermutlich eine anhaltende Nervenschädigung vor. Dies ist für die Patienten eine sehr belastende und vor allem schmerzhafte Situation.

Das leicht kühlende Pfefferminzhydrolat vermag häufig die Schmerzen etwas zu lindern und kann mehrmals pro Stunde angewendet werden.

18.2.4 Infektion mit humanen Papillomviren (HPV-Infektion)

Von den über 200 bekannten Arten humaner Papillomviren (HPV) verursachen ca. 40 Arten Infektionen von Haut und Schleimhautzellen im Genitalbereich. Sie sind sexuell übertragbar. Eine Infektion mit HPV wird meist nicht bemerkt, denn sie verursacht keine Beschwerden und heilt von ganz allein ab, sofern das Immunsystem funktioniert. In ungünstigen Fällen kann sich Krebs aus dem präkanzerösen Gewebe entwickeln; ein einmalig positiver HPV-Test muss jedoch nicht besorgniserregend sein.

Da die Erreger über kleine Verletzungen der Schleimhäute eindringen können, bietet es sich an, die Schleimhäute mit pflegenden und antiviral wirksamen ätherischen Ölen zu behandeln. Hierfür eignet sich bei Frauen auch die Anwendung von Bio-Tampons oder (Vaginal-)Zäpfchen/Ovula. Ebenfalls empfehlenswert ist die lokale Anwendung von Vitamin-D-Ovula (in jeder Apotheke erhältlich; Herber u. Zimmermann 2019).

Basisrezeptur

Schleimhautpflegeöl

- 25 ml Calendulamazerat
- 25 ml Johanniskrautöl
- 3 Tropfen Teebaum
- 2 Tropfen Lavendel
- 1 Tropfen Melisse 10 %
- 1 Tropfen Rosengeranie

Diese schleimhautpflegende und -regenerierende Mischung wird 2–3 × täglich dünn auf die Vaginalschleimhaut (außen) aufgetragen.

Spezialrezeptur

Ölmischung

- 45 ml Calendulamazerat
- 3 ml Calophyllumöl
- 2 ml Sanddornfruchtfleischöl
- 3 Tropfen Cistrose
- 2 Tropfen Manuka
- 2 Tropfen Rosmarin Ct. Verbenon
- 1 Tropfen Rose
- 1 Tropfen Melisse 10 %
- 1 Tropfen Teebaum

Etwa 10 Tropfen dieser pflegenden, antiviral wirksamen Mischung mit einer Pipette auf einen Bio-Tampon tropfen und am Abend vor dem Zubettgehen einführen. Die Behandlung sollte mindestens über 20 Tage erfolgen.
Manche Apotheken bieten auch die Herstellung entsprechender aromatherapeutischer Ovula an.

Hintergrundwissen

Medizinalpilze

In einigen Ländern Ostasiens ist die naturheilkundliche Begleitung mit Medizinalpilzen bei zahlreichen Tumorerkrankungen, insbesondere bei Krebsarten, die durch HPV ausgelöst werden, recht bekannt (Chernev 2013). Seit vielen Jahrzehnten werden diese Pilze vorwiegend bei den unterschiedlichsten Infektionen eingesetzt. Extrakte aus dem kurios aussehenden Baumpilz – er besiedelt auch in unseren Breiten Stümpfe von umgefallenen oder gefällten Rotbuchen – mit dem schönen Namen Schmetterlings-Tramete (Trametes versicolor, auch Coriolus versicolor oder Polyporus versicolor) werden während und nach schweren viral bedingten Erkrankungen empfohlen (Sharma et al. 2018).

18.2.5 Warzen

Warzen (Verruca vulgaris) sind gutartige Hautwucherungen, die durch HPV (S. 213) verursacht werden. Dellwarzen (Molluscum contagiosum) sind auf eine Infektion mit bestimmten Pockenviren zurückzuführen. Sogenannte Alterswarzen sind Neubildungen von Haut, die nicht auf viralen Infektionen beruhen. Viele Warzen verursachen keine größeren Probleme, klingen von allein wieder ab und stellen eher einen kosmetischen Makel dar. Behandlungsbedürftig sind vor allem Dornwarzen an den Füßen und Feigwarzen im Genitalbereich. Begünstigt wird die Entstehung von Warzen durch verschiedene Faktoren, z. B. starkes Schwitzen an Händen oder Füßen (S. 210), kalte Hände oder Füße (S. 170) aufgrund mangelhafter Durchblutung, trockene Haut (S. 199) wie bei Neurodermitis (S. 202) oder ein geschwächtes Immunsystem.

Insbesondere die bei Kindern auftretenden hoch ansteckenden Dellwarzen können erfolgreich mit ätherischen Ölen behandelt werden. Hierzu liegt eine Studie zur Anwendung von Zitronenmyrtenöl vor, das sich diesbezüglich als hoch wirksam erwiesen hat (Burke et al. 2004). Andere Öle mit einem hohen Gehalt an Citral sind ebenfalls einen Versuch wert, auch bei anderen viral bedingten Warzentypen. Unterstützend kann Rosenhydrolat eingesetzt werden.

Basisrezeptur

Ölmischung zur Warzenbehandlung 1 (ab 12 Jahren)

- 20 ml Jojobaöl
- 10 ml Calophyllumöl
- 5 Tropfen Teebaum
- 5 Tropfen Melisse 10 %
- 1 Tropfen Thymian Ct. Linalool

Die betroffenen Areale 1–2 × täglich mit einem Wattestäbchen, das mit dieser antiviralen Mischung getränkt ist, betupfen.

Spezialrezeptur

Ölmischung zur Warzenbehandlung 2 (ab 4 Jahren)

- 20 ml Johanniskrautöl
- 10 ml Schwarzkümmelöl
- 6 Tropfen Zitronenmyrte
- 4 Tropfen Palmarosa
- 3 Tropfen Teebaum

Die betroffenen Areale 1–2 × täglich mit einem Wattestäbchen, das mit dieser antiviralen Mischung getränkt ist, betupfen. Dabei ist immer ein frisches und sauberes Wattestäbchen zu verwenden, das in die Mischung getaucht wird.

Auch mit diesen Ölen wirksam: Speiklavendel, Zitroneneukalyptus, Zitronen-Teebaum (Zitronenmanuka)

Hintergrundwissen

Hartnäckiger Befall mit Dellwarzen

Ein 7-jähriger Junge wurde schon über 1,5 Jahre lang von lästigen Dellwarzen geplagt, Kinder- und Hausarzt wussten keinen Rat und schlugen der Mutter auch nach mehreren Monaten keine Therapie vor. Der Hautarzt empfahl ein typisches Warzenmittel mit dem Wirkstoff Kaliumhydroxid 5 %. Dies verschlimmerte jedoch die Symptome wie Juckreiz, die Dellwarzen entzündeten sich zudem stark. Die Mutter probierte verschiedene Lotionen und Rosenwasser aus. Da diese Maßnahmen keine Besserung brachten, empfahlen wir ihr Bio-Rosenhydrolat und die oben genannte Rezeptur. Nach nicht einmal 2 Monaten waren die Warzen vollständig verschwunden!

18.2.6 Mundsoor

Besonders wenn das Immunsystem schwächelt, kann es in der Mund- und Rachenschleimhaut zur Entstehung von Mundsoor – einer Infektion mit bestimmten Hefepilzen (zumeist Candida albicans) – kommen. Dies kann z. B. der Fall sein, wenn Antibiotika oder andere Medikamente eingenommen werden müssen. Auch Nährstoffmangel oder andere Erkrankungen kommen als Auslöser infrage.

Antimykotische, aber unbedingt schleimhautfreundliche ätherische Öle können die Infektion eindämmen und sogar ausheilen. Zum Glück sind viele als antimykotisch geltende ätherische Öle durchaus auch schleimhautfreundlich.

Basisrezeptur

Sprühlotion

- 48 ml Rosenhydrolat
- 2 ml Sanddornfruchtfleischöl

Mehrmals täglich in den Mund sprühen.

Spezialrezepturen

Hydrolatespray

- 10 ml Rosenhydrolat
- 10 ml Teebaumhydrolat

Mehrmals täglich in den Mund sprühen.

Ölmischung

- 25 ml Johanniskrautöl
- 5 ml Sanddornfruchtfleischöl
- 1 Tropfen Teebaum
- 1 Tropfen Manuka
- 1 Tropfen Rose 10 %

Mit dieser antimykotischen und schleimhautregenerierenden Mischung 1–2 × täglich die betroffenen Areale betupfen.

18.2.7 Vaginalmykosen

Vermehren sich die natürlich vorkommenden Hefepilze (überwiegend Candida albicans, aber auch andere Candida-Arten) im Scheidenbereich im Übermaß, kann dies zu Vaginalmykosen führen. Juckreiz, Brennen, Schwellung, Rötungen und/oder Ausfluss gehören zu den häufigsten Symptomen. Durch die Einnahme einiger Medikamente (z. B. Antibiotika, Glukokortikoide, orale Kontrazeptiva), schlecht eingestellten Diabetes mellitus sowie durch Hormonveränderungen (Schwangerschaft, Wechseljahre) kann es zu dieser unliebsamen Infektion kommen. Manche Frauen sind zudem besonders häufig betroffen, was für eine genetische Komponente spricht. Sie sollten auf atmungsaktive Unterwäsche, möglichst aus Bio-Baumwolle achten, und zudem keine mit Chlor gebleichten Hygieneprodukte verwenden.

Neben vorbereitender Pflege direkt vor „pilzverdächtigen" Situationen wie Sauna oder Schwimmbad sollte eine balancierende Hygiene erfolgen, denn die Besiedelung mit „guten" und wichtigen Bakterien sowie der physiologische, recht saure pH-Wert der Schleimhaut im Vaginalbereich müssen unbedingt erhalten bleiben. Wir schätzen daher die Pflege mit eine Kombination aus Hydrolat und Apfelessig.

Basisrezeptur

Akutpflege

- 50 ml Jojobaöl
- 5 Tropfen Sanddornfruchtfleischöl
- 3 Tropfen Rosengeranie
- 2 Tropfen Lavendel
- 2 Tropfen Teebaum

Diese juckreizstillende und antimykotisch wirksame Mischung mindestens 3 × täglich auf die betroffenen Schleimhautareale auftragen.
Zusätzlich zwischendurch mit Rosenhydrolat nach jedem Toilettengang besprühen.

Spezialrezeptur

Schüttelspraylotion

- 25 ml Rosenhydrolat
- 25 ml Mandelöl
- 1 ml Bio-Apfelessig
- 3 Tropfen Manuka
- 3 Tropfen Palmarosa
- 3 Tropfen Monarde
- 1 Tropfen Teebaum

Diese antimykotisch wirksame Mischung dient gleichzeitig auch der Mykoseprophylaxe und kann mehrmals täglich aufgesprüht werden. Vor jeder Anwendung gut schütteln.
Im Bio-Handel gibt es bereits ein ähnliches Fertigprodukt, das aus Rosenhydrolat, Rosengeranienhydrolat und Apfelessig besteht.

18.2.8 Fußpilz

Ursache von Hautpilz an den Füßen sind bestimmte Dermatophyten (Fadenpilze). Diese besiedeln bevorzugt feucht-warme Hautareale wie die Zehenzwischenräume. Durch luftdichtes Schuhwerk und Socken aus synthetischem Material verstärkt sich das Problem. Es kann sich um eine recht hartnäckige Infektion handeln, die sich unbehandelt bis auf die Nägel (S. 217) ausdehnen kann. Bei einem Pilzbefall liegt eine Rötung der Haut vor, die sich schuppt und jucken kann. Zudem riechen die Füße strenger als normal.

Neben viel Geduld und sehr guter Fußhygiene, gemeinsam mit einem häufigen Wechsel der Socken (mit möglichst hohem Baumwollanteil), sowie einer Desinfektion der Schuhe, helfen diverse antimykotisch wirkende ätherische Öle, die jede Woche abwechselnd verwendet werden. Die Behandlung muss mindestens 3 Wochen lang sehr konsequent erfolgen, damit auch die Sporen eliminiert werden. An den Füßen werden kleine Mengen scharfer, phenolhaltiger Öle zumeist gut vertragen.

Basisrezeptur

Fußöl

- 40 ml Jojobaöl
- 10 ml Johanniskrautöl
- 5 Tropfen Teebaum
- 5 Tropfen Rosengeranie
- 5 Tropfen Lavendel
- 5 Tropfen Thymian Ct. Linalool

Die betroffenen Stellen mindestens 3 × täglich für 3 Wochen mit dieser antimykotisch wirkenden und juckreizstillenden Mischung einreiben.

Spezialrezepturen

Fußspray

- 45 ml Teebaum- oder Salbeihydrolat
- 5 ml Alkohol 70 %
- 10 Tropfen Teebaum
- 10 Tropfen Thymian Ct. Linalool
- 8 Tropfen Rosengeranie
- 2 Tropfen Thymian Ct. Thymol

Die betroffenen Stellen mindestens 3 × täglich für 3 Wochen mit dieser antimykotisch wirkenden und juckreizstillenden Mischung einsprühen.
Die oben genannten ätherischen Öle können auch statt in Hydrolat und Alkohol in 50 ml Jojobaöl gemischt werden.

Gelmischung

- 50 ml Aloe-vera-Gel
- 10 Tropfen Koriandersamen
- 5 Tropfen Monarde
- 5 Tropfen Palmarosa
- 3 Tropfen Thymian Ct. Thymol

Die betroffenen Stellen mindestens 3 × täglich für 14 Tage mit dieser antimykotisch wirkenden und juckreizstillenden Mischung einreiben.

In ▶ **Tab. 18.1** sind antimykotisch wirkende ätherische Öle aufgelistet, die sich in ihrer Wirkstärke (mild oder sehr stark) unterscheiden und entsprechend für die Behandlung verschiedener Haut-/Schleimhautbereiche geeignet sind.

18.2.9 Nagelpilz

Weitet sich eine Fußpilzerkrankung aus, kann ein Nagelpilz (Onychomykose) entstehen. Für die Eliminierung eines Nagelpilzes braucht es noch mehr Durchhaltevermögen als beim Fußpilz (S. 216). Aufgrund der inzwischen weitverbreiteten, fast luftdichten, mit Kunststoff überzogenen Stoffschuhe, samt Synthetiksocken, haben diese Kleinstorganismen ideale Lebensbedingungen.

Die Behandlung sollte möglichst mit intensiv wirkenden Ölen – auch mit scharfen, phenolhaltigen Düften wie Thymian Ct. Thymol – begonnen werden und 3 Monate (oder sogar länger) sehr konsequent durchgeführt werden, sodass auch die Sporen abgetötet werden und der Nagel vollständig gesund nachgewachsen kann. Die ätherischen Öle sollten immer wieder gewechselt werden. An den Füßen werden kleine Mengen scharfer, phenolhaltiger Öle zumeist gut vertragen.

Tab. 18.1 Antimykotisch wirkende ätherische Öle.

Mild (Haut und Schleimhäute)	Sehr stark (Füße, robuste Haut)
Palmarosa	Thymian Ct. Thymol
Rosengeranie	Thymian Ct. Carvacrol
Monarde Ct. Geraniol (Indianernessel)	Oregano
Teebaum	Bohnenkraut
Thymian Ct. Linalool	Gewürznelkenknospe

18

Basisrezepturen

Nagelöl 1
- 10 ml Jojobaöl
- 5 Tropfen Cajeput
- 5 Tropfen Teebaum
- 3 Tropfen Thymian Ct. Linalool
- 2 Tropfen Rosengeranie

Rosengeranienanwendung

1 × täglich den betroffenen Nagel mit 1 Tropfen Rosengeranienöl bestreichen.

Spezialrezepturen

Nagelöl 2
- 10 ml Rizinusöl
- 5 Tropfen Rosengeranie
- 5 Tropfen Teebaum
- 2 Tropfen Thymian Ct. Thymol

Den betroffenen Nagel 1 × täglich mit dieser stark antimykotischen Mischung mit einem Wattestäbchen bestreichen.

Aloe-vera-Gel-Mischung
- 20 ml Aloe-vera-Gel
- 5 Tropfen Manuka
- 5 Tropfen Monarde
- 2 Tropfen Bergbohnenkraut

Den betroffenen Nagel 1 × täglich mit dieser stark antimykotischen Mischung mit einem Wattestäbchen bestreichen.

18.2.10 Lausbefall

Der Befall mit Kopfläusen (Pediculus humanus capitis) ist zwar ungefährlich, jedoch überaus lästig und durch den starken nächtlichen Juckreiz unangenehm. Bei längerem unbehandeltem Befall kann sich eine bakterielle Infektion der aufgekratzten Kopfhaut entwickeln. Die ganze Familie, Kindergärten und ganze Schulen können befallen werden. Der Übertragungsweg erfolgt überwiegend von Kopf zu Kopf, in den kälteren Monaten, wenn Mützen und Schals getragen und gemeinsam aufbewahrt/getauscht werden, gelegentlich auch über Kleidung. Die kleinen Plagegeister sind ohne konsequente Behandlung schwer auszurotten.

Produkte mit Auszügen der Samen des Indischen Neembaumes oder Neemöl (Azadirachta indica) zeigen eine gute Wirksamkeit, da durch den Wirkstoff Azadirachtin bereits die Eier der unappetitlichen Winzlinge abgetötet werden – je nach Studie bereits 5 min nach der ersten Anwendung (Abdel-Ghaffar et al. 2012; Mehlhorn et al. 2011; Schmahl et al. 2010).

Einige ätherische Öle „stinken“ Läusen (und Milben) förmlich und sind daher eine gute Alternative für die nicht unproblematischen chemischen Shampoos/Lösungen. Bei vermehrtem Lausbefall in Schule oder Kindergarten kann es sich außerdem lohnen, dem Kind 1–2 Tropfen einer 10 %ig verdünnten Mischung aus Jojoba- und sehr frischem Teebaumöl in den Nacken zu reiben, um möglicherweise die Läuse schon im Vorfeld abzuwehren.

Basisrezepturen

Haarkur 1
- 50 ml Jojobaöl
- 5 Tropfen Rosengeranie
- 5 Tropfen Teebaum
- 5 Tropfen Benzoe
- 5 Tropfen Lavendel

10 ml dieser Mischung auf der Kopfhaut verteilen. Eine Duschhaube überziehen und für etwa 30 min warm halten (eventuell vorsichtig anföhnen). Danach die Haare gründlich mit dem Läuseshampoo waschen.

Haarspray
- 50 ml Melissenhydrolat
- 48 Tropfen Solubol
- 4 Tropfen Teebaum
- 3 Tropfen Atlaszeder
- 3 Tropfen Lavendel
- 2 Tropfen Rosengeranie

Die ätherischen Öle mit dem Solubol mischen und dem Hydrolat beigeben. 1–2 × täglich die Kopfhaut damit einsprühen. **Achtung:** Das Haarspray darf nicht in die Augen gelangen!

Spezialrezepturen

Haarkur 2

- 40 ml Jojobaöl
- 10 ml Neemöl
- 12 Tropfen Rosengeranie
- 10 Tropfen Teebaum
- 10 Tropfen Lavendel
- 4 Tropfen Atlaszeder
- 2 Tropfen Speiklavendel

10 ml dieser Mischung auf der Kopfhaut verteilen. Eine Duschhaube überziehen und für etwa 30 min warm halten (eventuell vorsichtig anföhnen). Danach die Haare gründlich mit dem Läuseshampoo waschen.

Läuseshampoo

- 100 ml neutrales Bio-Shampoo
- 10 ml Neemöl
- 10 Tropfen Palmarosa
- 5 Tropfen Rosengeranie
- 5 Tropfen Teebaum
- 5 Tropen Gewürznelkenknospe
- 5 Tropfen Lavandin

Die Haare mit einer walnussgroßen Menge Shampoo wie gewohnt waschen. Vor dem Ausspülen 3 min einwirken lassen.
Beide Anwendungen mehrere Male durchführen, bis nach Kontrolle mithilfe eines Nissenkamms keinerlei Befall mehr festzustellen ist.

18.2.11 Krätze

Skabies (lat. „scabere" = kratzen) wird durch einen Parasiten ausgelöst. Die Kratzmilbe Sarcoptes scabiei verursacht auf der Haut ihrer Wirte starken Juckreiz und deutliche Schädigungen des Gewebes. Der Befall mit den unappetitlichen Saugern hat weniger mit mangelnder Hygiene zu tun, sondern mit engem Zusammenleben von Menschen und mit einem möglicherweise geschwächten Immunsystem.

Im Jahr 2004 wurde eine kleine australische In-vitro-Studie veröffentlicht, in der der Nachweis erbracht werden konnte, dass Teebaumöl und auch sein wichtiger Inhaltsstoff Terpineol-4 die winzigen Spinnentiere dosisabhängig eliminieren kann (Walton et al. 2004). Walton et al. (2004) betonen, dass mit dem Einsatz von ätherischen Ölen ein wirkungsvoller Ansatz zur Behandlung von Krätze gefunden worden sein könnte, da die Parasiten immer resistenter gegen die gängigen Mittel wie Lindan (z. B. Jacutin) werden. Da zumindest der isolierte Duftstoff Benzylbenzoat (ein Ester des Benzylalkohols) auch als Therapeutikum im Handel erhältlich ist (Antiscabiosum 10 % für Kinder, 25 % für Erwachsene; Caumes et al. 2022), wäre es auch denkbar (bei Nichtallergikern, da dieser Duftstoff zu den 26 Allergenen zählt), die folgenden Öle zur Mischung zu geben, die davon viel enthalten kann: Benzoe-Extrakt (Styrax tonkinensis, bis 50 %), Jasmin-Absolue (Jasminum grandiflorum, bis 13 %) und Ylang Ylang (Cananga odorata, bis 12 %).

Gegen den starken Juckreiz kann zwischendurch Pfefferminzhydrolat gesprüht werden (oder ein Gemisch aus je 1 Teil Rosen-, Teebaum- und Pfefferminzhydrolat), eventuell durch verschütteltes Lavendelöl und etwas Pfefferminzöl verstärkt.

Erste Hilfe für die Behandlung der Hautkrankheit, die sich in juckenden Krusten äußert, können Salben aus wohltuenden nativen Pflanzenölen und Sheabutter sein, die gerührt und mit hautregenerierenden Ölen wie Lavendel, Benzoe, Weihrauch, Rose, Rosengeranie etc. angereichert werden. Mit Teebaum- und Neemöl sowie etwas Pfefferminzöl gegen den Juckreiz kann man die Mischung ergänzen.

Basisrezeptur

Schüttelspraylotion bei Juckreiz und Entzündungen

- 50 ml Rosenhydrolat
- 44 Tropfen Solubol
- 5 Tropfen Lavendel
- 3 Tropfen Teebaum
- 2 Tropfen Pfefferminze
- 1 Tropfen Benzoe

Bei Bedarf mehrmals täglich die betroffenen Areale damit einsprühen. Vor jeder Anwendung gut schütteln.

Spezialrezepturen

Schüttelspraylotion bei Juckreiz

- 25 ml Teebaumhydrolat
- 25 ml Pfefferminzhydrolat
- 24 Tropfen Solubol
- 3 Tropfen Teebaum
- 2 Tropfen Lavendel
- 1 Tropfen Pfefferminze

Diese juckreizstillende, leicht kühlende Mischung wird bei Bedarf auf die betroffenen Areale aufgesprüht. Vor jeder Anwendung gut schütteln.

Ölmischung

- 40 ml Mandelöl
- 10 ml Neemöl
- 5 Tropfen Ylang Ylang
- 5 Tropfen Benzoe
- 3 Tropfen Rosengeranie
- 2 Tropfen Weihrauch

Mit dieser die Parasiten abwehrenden Mischung werden die betroffenen Areale 2–3 × täglich eingerieben.

19 Schnelle Hilfe, Vorsorge und Begleitung

19.1 Erste Hilfe für den Alltag

19.1.1 Insektenabwehr

Viele Insekten, die uns insbesondere in den Sommermonaten plagen, werden durch Gerüche unserer Haut angezogen, vor allem durch Milchsäure- und Buttersäureverbindungen. Mit Naturdüften, die Citronellal enthalten, verringern wir diese Anziehung, wir tarnen uns sozusagen, wenngleich leider nur für wenige Stunden. In kommerziell hergestellten Auszügen aus Zitroneneukalyptus wirkt nicht nur das enthaltene Citronellal, sondern auch das gut untersuchte p-Menthan-3,8-diol (PMD).

Citronellal ist auch wichtiger Bestandteil in Citronella, Zitronen-Teebaum und Melisse. Atlaszeder, Rosengeranie und Lavendel können die Mischung verstärken, ebenso natives Kokosfett.

Basisrezeptur

Raum- und Kleidungsspray
- 50 ml Alkohol 70 %
- 10 Tropfen Rosengeranie
- 5 Tropfen Atlaszeder
- 5 Tropfen Melisse 10 %
- 3 Tropfen Teebaum

Spezialrezepturen

Abwehrspray
- 25 ml Lavendelhydrolat
- 20 ml Teebaumhydrolat
- 5 ml Alkohol 70 %
- 10 Tropfen Rosengeranie
- 5 Tropfen Atlaszeder
- 5 Tropfen Melisse 10 %
- 3 Tropfen Teebaum

Diese insektenabweisende Mischung kann bei Bedarf auf Kleidung und/oder Hautpartien, die nicht mit Kleidung abgedeckt sind, aufgesprüht werden. Nicht ins Gesicht sprühen!

Aloe-vera-Gel
- 50 ml Aloe-vera-Gel
- 4 Tropfen Zitroneneukalyptus
- 4 Tropfen Lavandin
- 4 Tropfen Rosengeranie
- 2 Tropfen Patchouli

Diese insektenabweisende Mischung kann bei Bedarf auf die Hautpartien, die nicht mit Kleidung abgedeckt sind, aufgetragen werden.

19.1.2 Insektenstich

Überwiegend gehen Insektenstiche mit harmlosen, geröteten und/oder juckenden Schwellungen einher, die von selbst wieder abklingen. Stiche von Bienen oder Wespen können sehr viel unangenehmer und zudem recht schmerzhaft sein.

! *Beachte*

Bei einer Allergie gegen Insektengifte, die mit allergischen Symptomen wie einer ungewöhnlich starken Schwellung/Rötung der Haut, Schwindel, Kreislaufproblemen, starkem Herzklopfen und/oder Atemnot einhergehen, liegt nach einem Stich durch die entsprechende Insektenart ein Notfall vor, der entsprechende Maßnahmen erfordert!

Kühlung mit Hydrolaten – ihr leicht saurer pH-Wert stabilisiert die Haut – und anschließendes Pusten schaden der Haut weniger als Kratzen. In etwas Apfelessig aufgelöstes Lavendelöl kann ebenfalls schnell beruhigen. Traten bereits zuvor stärkere Schwellungen nach Insektenstichen auf, kann eine kühlende Kompresse mit Melisse und Zeder eine wertvolle Erste-Hilfe-Maßnahme sein. Folgende Ölmischung eignet sich zur Akutversorgung und – leicht modifiziert – für die weitere Behandlung.

Basisrezeptur

Ölmischung für verschiedene Zwecke

- 20 Tropfen Lavendel
- 20 Tropfen Cajeput
- 10 Tropfen Zypresse
- 10 Tropfen Pfefferminze

1–2 Tropfen der juckreizstillenden, entzündungshemmenden und abschwellenden Mischung pur auf die Einstichstelle mit einem Wattestäbchen auftragen.
Bei starker, sich ausbreitender Schwellung werden 10 Tropfen der Mischung mit 5 ml Alkohol vermischt und auf eine Baumwoll- oder Gazekompresse gegeben. Diese wird auf die betroffene Stelle aufgelegt.
Zur weiteren Behandlung können 20 Tropfen der Mischung mit 20 ml Aloe-vera-Gel gemischt werden. Diese Mischung wird mehrmals täglich dünn auf dem Stich eingerieben.

Auch mit diesem Öl wirksam: Lavandin

19.1.3 Verbrennungen/Sonnenbrand

Verbrennung oder Verbrühung führen zu Verletzungen der Haut oder darunter liegender Gewebe. Beim Sonnenbrand handelt es sich um eine Verbrennung der Haut durch UV-B-Strahlen nach zu langer Sonnenexposition. Die Symptome entstehen durch eine Schädigung der Epidermiszellen und die Freisetzung von Entzündungsmediatoren innerhalb des Hautgewebes. Die Haut ist gerötet, geschwollen, juckt und schmerzt (Verbrennung 1. Grades). Bei schwereren Verbrennungen zeigen sich Blasen (Verbrennung 2. Grades) oder größere Hautzerstörungen (Verbrennung 3. Grades). Durch eine Erweiterung der Blutgefäße mit gesteigerter Durchblutung sind Sonnenbrände zudem oft von Hitzegefühlen begleitet.

Die inzwischen gut etablierte Kombination aus Lavendelöl und Aloe-vera-Gel konnte unzähligen Menschen buchstäblich über Nacht bei Verbrennungen durch zu viel Sonneneinstrahlung oder sogar Verbrennungen durch offene Flammen helfen. Auch Jojobaöl, das kein Öl, sondern ein sehr besonderes flüssiges Wachs ist, das dem Hauttalg ähnelt, kann die Besserung unterstützen. Idealerweise sollte vorher gekühltes Lavendelhydrolat aufgesprüht werden. Je nach Hitzeentwicklung in tieferen Hautschichten können gekühlte Kompressen mit Rosen- und Lavendelhydrolat die weitere Ausbreitung der Hitzeentwicklung im Gewebe verlangsamen.

Basisrezeptur

Hautpflegeöl

- 40 ml Aloe-vera-Mazerat
- 10 ml Jojobaöl
- 15 Tropfen Lavendel
- 10 Tropfen Sanddornfruchtfleischöl
- 3 Tropfen Pfefferminze

Diese stark schmerzlindernde, kühlende und hautregenerierende Mischung wird bei Bedarf und/oder mehrmals täglich vorsichtig auf die geschädigten Hautareale aufgetragen.

Spezialrezepturen

Gelmischung
- 50 ml Aloe-vera-Gel
- 15 Tropfen Lavendel
- 3 Tropfen Teebaum
- 2 Tropfen Karottensamen

Diese stark schmerzlindernde, kühlende und hautregenerierende Mischung wird bei Bedarf und/oder mehrmals täglich auf die geschädigten Hautareale vorsichtig aufgetragen.

Hydrolatemischung
- 10 ml Lavendelhydrolat
- 10 ml Rosenhydrolat
- 10 ml Pfefferminzhydrolat

Diese kühlende und feuchtigkeitsspendende Mischung kann vor jeder der oben genannten Anwendungen aufgesprüht werden und/oder nach jedem Sonnenbad.

19.1.4 Schnittverletzung/ Wunde, blutende

Schnittverletzungen oder blutende Wunden entstehen im Alltag häufig, z. B. durch Schnitte an Messerklingen oder Glasscherben. Verletzt sein kann nur die Haut, die Wunden können aber auch tief ins Gewebe reichen, sodass Sehnen, Muskeln oder sogar Knochen und Organe verletzt werden.

Während schwere Verletzungen selbstverständlich einer ärztlichen Versorgung bedürfen, kann bei kleinen Unfällen mit einem inzwischen sehr kostbar gewordenen ätherischen Öl eindrucksvoll erste Hilfe geleistet werden. Auch beim Verbandswechsel ist diese Unterstützung manchmal vonnöten. Cistrosenöl hat sich inzwischen vielfach bewährt, manchmal kann wirklich zugeschaut werden, wie eine Blutung in kürzester Zeit buchstäblich verebbt. Gleichzeitig wirkt dieses streng herb duftende Öl schmerzlindernd. Die fünf weißen Blütenblätter dieses mediterranen Strauchs sind jeweils mit einem blutroten Fleck geschmückt – dieser „blutet" manchmal, die Farbe läuft sozusagen aus.

Bei Nasenbluten, z. B. in der Pubertät, kann 1 Tropfen der folgenden Ölmischungen direkt auf ein zusammengerolltes Papiertaschentuch geträufelt werden, das vorsichtig in die blutende Nasenöffnung gesteckt wird. Zusätzlich kann Pfefferminzhydrolat auf Puls und Nacken gesprüht werden. Auch Pfefferminz- und Rosengeranienöl zeigen eine gute blutstillende Wirkung.

! Beachte

Diese Anwendungen sind für kleine Verletzungen und Blutungen geeignet, aber nicht für Blutungen aufgrund von Vorerkrankungen!

Basisrezepturen

Ölmischung bei Schnittverletzungen
- 10 Tropfen Rosengeranie
- 10 Tropfen Pfefferminze

Beide Öle in einer Flasche mit Tropfeinsatz mischen und 1–2 Tropfen auf kleine Schnittwunden oder andere kleine blutende Verletzungen träufeln.

Notfallöl 1
- 10 ml Johanniskrautöl
- 10 Tropfen Pfefferminze
- 10 Tropfen Rosengeranie

1 Tropfen der schmerzlindernden, blutstillenden und kühlenden Mischung vorsichtig direkt auf die Wunde tropfen.

Spezialrezepturen

SOS-Mischung bei Schnittverletzungen
- 15 Tropfen Cistrose
- 5 Tropfen Rosengeranie
- 5 Tropfen Lavendel

Ätherische Öle in einer Flasche mit Tropfeinsatz mischen und 1–2 Tropfen auf kleine Schnittwunden oder andere kleine blutende Verletzungen träufeln.

Notfallöl 2
- 10 ml Johanniskrautöl
- 15 Tropfen Cistrose
- 5 Tropfen Lavendel

1 Tropfen der schmerzlindernden und blutstillenden Mischung vorsichtig direkt auf die Wunde tropfen.

19.2 Prophylaxe und spezielle Pflege

19.2.1 Atmung, Förderung der/tiefes Durchatmen

Wir alle haben die tiefe und unsere vegetativen Funktionen unterstützende Atmung mehr oder weniger verlernt. Bei Krankheit oder Pflegebedürftigkeit ist diese oft zusätzlich beeinträchtigt. Darum ist es ein wichtiges Ziel in einer ganzheitlich verstandenen Pflege, dass wir beim buchstäblichen Durchatmen Hilfe anbieten.

Nadelöle gehören zu den ganz wichtigen Unterstützern. Sie sind neuerdings wegen des u. a. enthaltenen β-Pinen wieder populär geworden, da aus Japan Erkenntnisse zum Waldbaden (Shinrin Yoku) zu uns kamen. Walddüfte können nachweislich die Atmung verbessern, aber auch den Kopf klären und körperlicher und geistiger Erschöpfung entgegenwirken.

Basisrezeptur

Brust- und Rückenöl

- 30 ml Olivenöl
- 2 Tropfen Rosmarin Ct. Cineol
- 2 Tropfen Fichtennadel
- 1 Tropfen Pfefferminze

Mit dieser frischen, aktivierenden Mischung können täglich Einreibungen zur Unterstützung der Atmung durchgeführt werden.

Spezialrezeptur

Brustöl

- 30 ml Johanniskrautöl
- 4 Tropfen Orange
- 2 Tropfen Khella
- 2 Tropfen Weihrauch

Mit dieser entkrampfend wirkenden Mischung wird die Atmung unterstützt. Außerdem können muskuläre Blockaden im Bereich des Brustkorbs gelockert werden.

Auch mit diesen Ölen wirksam: Cajeput, Neroli, Weißtanne

19.2.2 Angst vor Eingriffen/Behandlungen

Ob schmerzhafte Eingriffe bevorstehen, eine Schockdiagnose zu verarbeiten ist oder „nur“ der Gang zum Zahnarzt ansteht: Diese Situationen können starke Ängste bis hin zu Panikattacken auslösen, wodurch eine Behandlung deutlich erschwert werden kann.

Zahlreiche Studien konnten eine anxiolytische (angstwidrige) Wirkung etlicher eingeatmeter ätherischer Öle zeigen. Allen voran werden in den Experimenten zumeist Lavendel- und Orangenöl untersucht, einzeln und auch zusammen (Abd Alkhalek 2023). Das kostbare Öl der leicht nach Ananas duftenden Römischen Kamille kann in solchen Situationen auch überzeugend unterstützen, Neroli, Rose und Rosengeranie empfehlen wir ebenfalls oft, immer mit dem Hinweis: Die Nase der betreffenden Person soll aussuchen!

Basisrezepturen

Orangenblütenhydrolat, äußerlich/innerlich

Bei Schockdiagnosen und starken Ängsten bis hin zu Panikattacken verwenden wir vorzugsweise Orangenblütenhydrolat als Haut- und Dekolletéspray oder in Form von 1–2 Sprühstößen auf der Zunge.

Inhalierstift 1

- 4 Tropfen Orange
- 1 Tropfen Römische Kamille
- 1 Tropfen Lavendel

Bei Schock oder Angst immer wieder intensiv am Inhalierstift riechen.

Spezialrezeptur

Inhalierstift 2

- 3 Tropfen Grapefruit
- 2 Tropfen Vanille-Extrakt
- 1 Tropfen Petitgrain Bergamotte

Bei Schock oder Angst immer wieder intensiv am Inhalierstift riechen.

Auch mit diesen Ölen wirksam: Bergamottminze, Mandarine, Rosengeranie (nicht innerlich!)

19.2.3 Durchblutung, Förderung der

Wer fast nur liegt, stark bewegungseingeschränkt oder an den Rollstuhl gefesselt ist, drückt durch sein eigenes Gewicht auf etliche Gewebe, die dann immer weniger durchblutet werden. Regelmäßige Umlagerung sowie durchblutungsfördernde Maßnahmen unterstützen die natürliche Versorgung der betroffenen Stellen ähnlich wie bei einem sich bewegenden Menschen.

Zubereitungen mit Arnika, Nadelölen und Campher werden bereits seit vielen Jahrzehnten für diese Form der Vorsorge eingesetzt, dabei liegt Campher im Rosmarinöl je nach Chemotyp in unterschiedlichen Konzentrationen vor.

Basisrezeptur

Hautpflegeöl

- 50 ml Johanniskrautöl
- 5 Tropfen Fichtennadel
- 3 Tropfen Rosmarin Ct. Cineol
- 2 Tropfen Lavendel

Mit dieser durchblutungsfördernden und aktivierenden Mischung werden die betroffenen Areale morgens eingerieben.

Spezialrezeptur

Gelmischung

- 45 ml Aloe-vera-Gel
- 5 ml Alkohol 70 %
- 5 Tropfen Lavandin
- 3 Tropfen Rosmarin Ct. Cineol
- 3 Tropfen Zitrone
- 2 Tropfen Lorbeer
- 2 Tropfen Angelikawurzel

Mit dieser durchblutungsfördernden und leicht kühlenden Mischung werden die betroffenen Areale morgens eingerieben.

19.2.4 Hautpflege/intakte Haut

In Pflegeinstitutionen ist der Mensch völlig anderen Situationen ausgesetzt als in der vertrauten häuslichen Umgebung: Sein Organismus muss sich mit anderen Mikroorganismen auseinandersetzen, die Gerüche der Umgebung und auch von Anwendungen sind nicht vertraut, das Essen ist fremd, dazu können ständig neue Gesichter Ängste und Stress auslösen.

Tägliche Wohlfühlpflege für Körper und Seele kann mögliche Folgen dieser leichten Form des Hospitalismus abwenden. Über eine duftende und antiinfektiös wirkende Hautpflege erreichen wir den ganzen Menschen.

Basisrezeptur

Hautpflegeöl

- 50 ml Mandelöl
- 3 Tropfen Lavendel
- 3 Tropfen Orange
- 2 Tropfen Atlaszeder
- 1 Tropfen Römische Kamille

Mit dieser seelisch stabilisierenden und pflegenden Mischung kann die Haut der Patienten morgens und abends nach der Grundpflege eingerieben werden.

Spezialrezeptur

Ölmischung

- 50 ml Mandelöl
- 4 Tropfen Bergamottminze
- 4 Tropfen Mandarine
- 3 Tropfen Benzoe

Diese seelisch einhüllende Mischung wird zur täglichen Pflege der Haut benutzt.

Auch mit diesen Ölen wirksam: Karottensamen, Tonka-Extrakt, Vanille-Extrakt

19.2.5 Dekubitusprophylaxe

Das Verhindern des gefürchteten Wundliegens ist in Zeiten immer knapperer Pflegebudgets zum vieldiskutierten Thema geworden. Die Lage der immobilen Patienten mehrmals täglich zu wechseln, kostet Aufmerksamkeit und Zeit, durchblutungsfördernde lokale Maßnahme werden seltener.

Das sanfte Einreiben mit entsprechenden ätherischen Ölen erfordert nur wenige Extraminuten, durch die gleichzeitige antiseptische Wirkung können schlimme Geschwüre verhindert werden, die Haut wird zudem durch natürliche Pflanzenöle widerstandsfähiger. Kolleginnen konnten mithilfe von ätherischen Ölen nicht nur eine Geschwürbildung abwenden, sondern sogar bei vorliegendem Geschwür Amputationen verhindern (Figl 2015, Rädlein 1995).

Basisrezeptur

Ölmischung für verschiedene Zwecke

- 50 ml Olivenöl
- 15 Tropfen Lavendel

Diese hautregenerierende und -pflegende Allround-Mischung eignet sich, um die gefährdeten Körperstellen zu pflegen, kann jedoch auch für vielerlei andere pflegerelevante Themen wie Juckreiz, Verspannungen, Muskelbeschwerden, Bauchschmerzen, Unruhe und Einschlafstörungen als Hautpflegemischung genutzt werden.

Spezialrezeptur

Ölmischung

- 30 ml Olivenöl
- 20 ml Johanniskrautöl
- 3 Tropfen Rosengeranie
- 3 Tropfen Weihrauch
- 2 Tropfen Speiklavendel
- 2 Tropfen Benzoe

Diese durchblutungsfördernde, hautpflegende Mischung wird 1–2 × täglich auf die gefährdeten Areale aufgetragen.

Auch mit diesen Ölen wirksam: Lavandin, Palmarosa, Rosmarin Ct. Cineol

19.2.6 Intertrigoprophylaxe

Der warm-feuchte Bereich zwischen zwei Hautarealen, die aufeinander liegen, typisch zwischen Bauchfalten, bietet Keimen, vor allem Pilzen, einen idealen Ort der Zuflucht. Gründliche Hygiene und Trockenhalten sind wichtig.

Die Pflege mit hautpflegenden Pflanzenölen und sanft keimwidrigen ätherischen Ölen bietet einen hervorragenden Schutz. Wir schätzen daneben Reispuder, das bei starkem Schwitzen, vor allem in den Sommermonaten, die Feuchtigkeit und auch Gerüche bindet. Es handelt sich um feinst vermahlenen Reis – unserer Meinung nach ein absoluter Geheimtipp.

Basisrezeptur

Hautpflegeöl

- 30 g Kokosöl
- 2 Tropfen Teebaum
- 2 Tropfen Rosengeranie
- 2 Tropfen Lavendel

Die gefährdeten Hautareale werden mit dieser kühlenden, hautregenerierenden und antimykotischen Mischung 1–2 × täglich gepflegt.

Spezialrezeptur

Puder mit Rosengeranie

- 50 g Reispulver
- 3 Tropfen Rosengeranie
- 2 Tropfen Manuka
- 1 Tropfen Palmarosa

Die ätherischen Öle werden in eine leere Puderdose oder einen Salzstreuer aus Glas geträufelt. Das Gefäß wird so lange leicht geschwenkt, bis die Innenwände mit den ätherischen Ölen benetzt sind. Danach fügt man das Reispulver hinzu, verschließt das Gefäß und schüttelt die Mischung gut.
Die gefährdeten Hautareale werden dünn mit dem Puder benetzt.

Auch mit diesen Ölen/Hydrolaten wirksam: Monarde, Thymian Ct. Linalool; Rosenhydrolat

19.2.7 Abszess

Abszesse werden chirurgisch geöffnet, sodass der Eiter abfließen kann, der sich in einem durch Einschmelzung von abgestorbenem Gewebe verkapselten Hohlraum befindet. Oft sind Staphylokokken an dieser sehr schmerzhaften Entzündung beteiligt.

Wir können als Erste-Hilfe-Maßnahme mit Rosenhydrolat kühlen sowie eine sanfte Umgebungspflege mit Thymian, Teebaum und Copaibabalsam durchführen, sodass sowohl die Keimzahl reduziert als auch der entzündliche Druckschmerz verringert wird. Unverdünntes Galbanumöl (1 Tropfen) sowie Rotlichtanwendungen sind ebenfalls als erste Hilfe geeignet.

Basisrezepturen

Umgebungspflegeöl

- 30 ml Johanniskrautöl
- 3 Tropfen Teebaum
- 2 Tropfen Thymian Ct. Linalool
- 1 Tropfen Lavendel

Mit dieser entzündungshemmenden und antibakteriell wirkenden Mischung die Wundumgebung vorsichtig einreiben.

Umgebungspflege (kühlend)

- 40 ml Kokosöl
- 10 ml Jojobaöl
- 3 Tropfen Lavendel
- 2 Tropfen Pfefferminze
- 1 Tropfen Cajeput

Das Kokosöl in einem sauberen Tiegel im Wasserbad schmelzen, die restlichen Zutaten unterrühren und abkühlen lassen. Mit dieser kühlenden, schmerzlindernden und entzündungshemmenden Rezeptur wird vorsichtig die Wundumgebung eingerieben.

Spezialrezeptur

Wundspray

- 30 ml Teebaumhydrolat
- 1 ml Solubol
- 3 Tropfen Galbanum
- 2 Tropfen Lavendel
- 2 Tropfen Niaouli

Sind die Wunde und die Wundumgebung sehr berührungsempfindlich, wird dieses entzündungshemmende Wundspray auf die betroffenen Areale aufgesprüht.

Auch mit diesen Ölen wirksam: Cajeput, Deutsche Kamille, Manuka

19.2.8 Furunkel und Karbunkel

Bei einer bakteriellen eitrigen Entzündung des Haarfollikels handelt es sich um einen Furunkel, verschmelzen mehrere Entzündungsherde entsteht ein Karbunkel. Da bei diesen angeschwollenen, schmerzhaften Beulen meistens eine Infektion mit Staphylococcus aureus vorliegt, liegt es nahe, antiseptisch und antientzündlich zu arbeiten.

Wir schätzen zur Behandlung drei ausgesprochen gut wirksame Öle: Das vermutlich die Phagozytose anregende fette Calophyllumöl hilft, den bakteriellen Abfall leichter zu beseitigen; die schwefelhaltigen ätherischen Öle des Niaouli-Baumes und des Iranischen Riesenfenchels (Galbanum), wir nennen sie die „Zugsalbe der Aromatherapie", unterstützen diese Wirkung in einer verblüffend kurzen Zeit. Unverdünntes Galbanumöl (1 Tropfen) sowie Rotlichtanwendungen sind ebenfalls als erste Hilfe geeignet.

Die hier vorgestellten Rezepturen sind für Abszesse/Furunkel gedacht, die nicht vom Arzt eröffnet wurden – vielmehr geht es darum, genau dies zu verhindern.

Basisrezeptur

Ölmischung 1

- 10 ml Johanniskrautöl
- 2 Tropfen Teebaum
- 2 Tropfen Cajeput
- 1 Tropfen Copaibabalsam

Je nach Größe des Furunkels ca. 2–3 ml der entzündungshemmenden Mischung auf eine kleine Kompresse geben. Auf die betroffene Stelle auflegen und fixieren. Die Kompresse verbleibt ca. 2–3 Stunden dort.

Spezialrezeptur

Ölmischung 2

- 5 ml Calophyllumöl
- 5 ml Olivenöl
- 2 Tropfen Niaouli
- 2 Tropfen Galbanum
- 2 Tropfen Manuka

Je nach Größe des Furunkels ca. 2–3 ml der entzündungshemmenden Mischung auf eine kleine Kompresse geben. Auf die betroffene Stelle auflegen und fixieren. Die Kompresse verbleibt ca. 2–3 Stunden dort.

Auch mit diesen Ölen wirksam: Deutsche Kamille, Lavendel, Lemongrass

Hintergrundwissen

Einsatz von Galbanumöl

Wir konnten bei einem jungen Mann beobachten, dass beim Ausbruch eines Furunkels auf der Stirn, die sofortige Anwendung von Galbanum unverdünnt, innerhalb weniger Stunden zu einer selbstständigen Entleerung führte. Die Wundumgebung wurde danach mit den Rezepturen, die beim Abszess (S. 227) aufgeführt sind, behandelt. Ein medizinischer Eingriff konnte somit vermieden werden.

19.2.9 Ulcus cruris

Die häufigste Ursache eines Ulcus cruris sind Erkrankungen der Beinvenen. Die häufigste Form ist das venös bedingte Ulcus cruris (ca. 85 % der Fälle). Im Volksmund spricht man vom „offenen Bein" und damit verbunden einer sehr schlecht heilenden Wunde. Nicht selten wird diese Wunde zu allem Übel auch noch von unterschiedlichsten Keimen besiedelt. Diese verhindern, neben der schlechten Durchblutung des geschädigten Gewebes, einen raschen Heilungsverlauf.

Mit entzündungshemmenden und keimwidrigen ätherischen Ölen wie Lavendel, Teebaum, Deutsche Kamille und Rosengeranie können die Keime in Schach gehalten werden. Zusätzlich werden entstauende und durchblutungsfördernde ätherische Öle wie Zypresse, Rosmarin Ct. Cineol, Zirbelkiefer oder Zitrone beigemischt.

! Beachte

Das Ulcus cruris muss immer von einem Wundtherapeuten oder Arzt behandelt werden. Alle aromapflegerischen Maßnahmen finden ausschließlich im Wundumfeld statt! Achten Sie darauf, dass das Verbandsmaterial auch auf der umliegenden Haut haften kann, deshalb sollten die Mischungen nicht in diesem Bereich aufgetragen werden.

Basisrezeptur

Wundumgebungspflege

- 50 g Kokosöl
- 2 Tropfen Rosmarin Ct. Cineol
- 2 Tropfen Zypresse
- 2 Tropfen Rosengeranie
- 1 Tropfen Zitrone

Die Wundumgebung 1–2 × täglich vorsichtig mit dieser durchblutungsfördernden Mischung einreiben.

Spezialrezeptur

Wundumgebungspflegegel

- 50 g Aloe-vera-Gel
- 3 Tropfen Lavendel
- 2 Tropfen Zirbelkiefer
- 2 Tropfen Niaouli
- 2 Tropfen Pfefferminze

Die Wundumgebung 1–2 × täglich vorsichtig mit dieser kühlenden, leicht abschwellenden Mischung einreiben.

Auch mit diesen Ölen/Hydrolaten wirksam: Deutsche Kamille, Immortelle, Zeder

19.2.10 Narbenpflege

Die Wundheilung umfasst mehrere Phasen: Während in der Exsudationsphase eine Reinigung der Wunde durch Wundsekret erfolgt, bildet sich in der Granulations- bzw. Proliferationsphase das Granulationsgewebe, ein Netz aus Kapillaren und Bindegewebsfasern, in der Regenerationsphase schließt sich die gesamte Wundoberfläche durch Epithelisierung. Wird nur die

Epidermis verletzt, heilen die meisten Wunden ohne Narbenbildung ab. Sind auch tiefer liegende Haut- und Gewebeschichten betroffen, bilden sich durch das faserreiche Ersatzgewebe Narben.

In der Aromatherapie können wir auf etliche ätherische Öle zurückgreifen, die granulationsfördernd und epithelisierend wirken. Hauptverantwortlich sind hierfür die enthaltenen Monoterpenketone. Zur Narbenpflege hat sich ein gut studiertes Pflanzenöl bewährt, das durch seinen Gehalt an speziellen Vitamin-A-Säure-Verbindungen auch auf ältere Narben einen sichtbaren Effekt hat: Wildrosenöl, gepresst aus den Samen in den Früchten bestimmter Wildrosen (Hagebutten). Sogar eine Reduktion von unschönen Keloidnarben mit stark überschießender Narbengewebebildung konnten wir bei regelmäßiger Anwendung beobachten.

Das Narbenpflegeöl darf erst aufgetragen werden, wenn die Haut geschlossen ist. Sind Hämatome (S. 210) im Wundbereich vorhanden, sollte in eine der beiden Mischungen jeweils 1 Tropfen Immortellenöl hinzugefügt oder vor der Anwendung ein Immortellenhydrolat aufgesprüht werden.

Basisrezeptur

Ölmischung zur Pflege der Wundumgebung

- 20 ml Johanniskrautöl
- 2 Tropfen Rosengeranie
- 1 Tropfen Pfefferminze
- 1 Tropfen Thymian Ct. Linalool

Je nach Größe der zu behandelnden Wundumgebung werden vorsichtig wenige Tropfen der kühlenden und epithelisierenden Mischung 1 × täglich aufgetragen.

Auch mit diesen Ölen wirksam: Spearmint, Speiklavendel, Weihrauch

Spezialrezeptur

Narbenpflegeöl

- 25 ml Weizenkeimöl
- 5 ml Wildrosenöl (Hagebuttenkernöl)
- 2 Tropfen Speiklavendel
- 2 Tropfen Rosengeranie
- 2 Tropfen Karottensamen

Diese hautregenerierende und -pflegende Mischung 1–2 × täglich auf die geschlossene Haut auftragen.

Auch mit diesen Ölen wirksam: Immortelle, Neroli, Rosmarin Ct. Verbenon

19.2.11 Klinikeinweisung, MRSA-Prophylaxe

Resistente Keime wie der Methicillin-resistente Staphylococcus aureus (MRSA) bereiten allen damit befassten Fachpersonen große Sorgen. Man spricht schon von einer „neuen Pandemie“, wenn also durch die Resistenzbildung von Keimen bei starken Infekten, nach Unfällen und vor allem zur Begleitung von schweren chirurgischen Eingriffen wie Transplantationen keine wirksamen Antibiotika mehr zur Verfügung stehen. Wohl jeder Mensch, der wegen auch noch so banaler Eingriffe in eine Klinik muss, kann sich mit solchen Krankheitskeimen anstecken. Viele Menschen sind unbemerkt MRSA-Träger, ihre Haut oder Schleimhäute sind zwar mit dem Keim besiedelt, sie haben aber keine Beschwerden. Sie können Mitpatienten und/oder das Krankenhauspersonal anstecken. Ein MRSA-Screening ist daher in Krankenhäusern und Pflegeheimen sehr wichtig.

Als Prophylaxe vor einer Infektion mit Bakterien, z. B. vor geplanten Operationen, eignen sich folgende gut untersuchte ätherische Öle (Beier et al. 2022), die, wenn möglich, 4–7 Tage vor dem Eingriff anzuwenden sind und zudem seelisch aufbauend wirken.

Basisrezeptur

Hautpflegemischung 1

- 50 ml Johanniskrautöl
- 3 Tropfen Lavendel
- 3 Tropfen Teebaum
- 2 Tropfen Rosengeranie
- 2 Tropfen Lorbeer

Die Haut, besonders die Areale, in denen Zugänge gelegt werden oder innerhalb derer die Operation stattfinden wird, 2 × täglich mit dieser Mischung einreiben.

19

Spezialrezeptur

Hautpflegemischung 2
- 50 ml Johanniskrautöl
- 3 Tropfen Neroli
- 3 Tropfen Teebaum
- 2 Tropfen Lemongrass
- 2 Tropfen Melisse 10 %

Die Haut, besonders die Areale, in denen Zugänge gelegt werden oder innerhalb derer die Operation stattfinden wird, 2× täglich mit dieser Mischung einreiben.

19.2.12 Haut-/Schleimhautpflege bei resistenten Keimen wie MRSA

Im klinischen und stationären Bereich können neben den üblichen hautpflegenden Maßnahmen beim Befall der Haut mit multiresistenten Keimen aromapflegerische Anwendungen die Heilung unterstützen oder sogar beschleunigen. In unterschiedlichsten Studien wurde außerdem bewiesen, dass die Aromatherapie den Keimen geradezu „stinkt", sie stören maßgeblich deren Quorum-Sensing-Signale, können außerdem die Zellmembran der Bakterien schädigen, sodass das Antibiotikum seine Arbeit wieder verrichten kann, und verhindern die Bildung eines Biofilms (D'Aquila et al. 2023).

Quasi jede aromapflegerische Anwendung trägt zur Keimminderung bei oder verhindert sogar eine Infektion. Aromapflege sollte allein aus diesem Grund in jeder Klinik etabliert werden!

Basisrezeptur

Hautpflegeöl
- 50 ml Johanniskrautöl
- 3 Tropfen Thymian Ct. Linalool
- 3 Tropfen Lavendel
- 2 Tropfen Rosengeranie
- 2 Tropfen Teebaum
- 1 Tropfen Fenchel

Die Haut 1–2 × täglich mit dieser keimwidrigen Mischung einölen.

Spezialrezepturen

Ölmischung
- 10 Tropfen Thymian Ct. Linalool
- 10 Tropfen Manuka
- 10 Tropfen Ho-Blätter
- 8 Tropfen Lemongrass
- 2 Tropfen Thymian Ct. Thymol

Für Waschungen 1 × täglich 1–2 Tropfen in 1 ml Solubol oder ½ TL Sahne emulgieren und dem Waschwasser zusetzen.

Nasenöl
- 10 ml Johanniskrautöl
- 3 Tropfen obiger Ölmischung
- 2 Tropfen Sanddornfruchtfleischöl

1–3 × täglich 2 Tropfen (pro Nasenloch) auf ein Wattestäbchen geben und die Nasenschleimhaut damit einreiben.

Auch mit diesen Ölen wirksam: Manuka, Niaouli, Palmarosa

19.2.13 Mundpflege

Eine achtsam durchgeführte Mundpflege ist eine sehr intime Pflegehandlung, bei bettlägerigen Patienten jedoch wichtig, da sonst Infektionen und Geschwüre entstehen können. Nicht zuletzt werden die Betroffenen oft von unangenehmen Gefühlen der sehr ausgetrockneten Mundschleimhaut geplagt.

Mit vertrauten Aromen wie Orange oder Zitrone, auf Wunsch auch mit gering dosiertem Pfefferminzöl, kann bei gesunden, aber auch (terminal) erkrankten Menschen zu mehr Wohlbefinden beigetragen werden. Mundpflege ist allerdings Geschmacksache, und der Patient entscheidet letztendlich darüber, ob er den Geschmack bzw. das Aroma mag oder nicht!

Basisrezeptur

Mundpflegeöl 1
- 50 g Kokosöl
- 5 Tropfen Sanddornfruchtfleischöl
- 2 Tropfen Zitrone
- 1 Tropfen Pfefferminze

Diese frische und kühlende Mischung bei leichten Defekten der Mundschleimhaut 1–2 × täglich anwenden.

Spezialrezeptur

Mundpflegeöl 2
- 45 ml Mandelöl
- 5 ml Pflaumenkernöl
- 2 Tropfen Orange
- 1 Tropfen Fenchel

Diese eher fruchtig schmeckende Mundpflegemischung kann zur täglichen Mundpflege verwendet werden.

Auch mit diesen Ölen/Hydrolaten wirksam: Mundpflegemischungen sollten immer individuell auf den jeweiligen Patienten, dessen Vorlieben und Geschmack angepasst werden (Herber 2017). Es gibt eine Vielzahl an wohlschmeckenden und pflegenden Pflanzenölen, ätherischen Ölen und Hydrolaten, die hierfür infrage kommen:

- Pflanzenöle:
  - Kakaobutter
  - Kokosöl
  - Mandelöl
  - Olivenöl
  - Pflaumenkernöl
  - Sesamöl
  - Sonnenblumenöl
- ätherische Öle:
  - Fenchel
  - Grapefruit
  - Kardamom
  - Mandarine
  - Manuka
  - Nanaminze
  - Orange
  - Pfefferminze
  - Tonka-Extrakt
  - Vanille-Extrakt
  - Zitrone
- Hydrolate:
  - Melissenhydrolat
  - Pfefferminzhydrolat
  - Rosenhydrolat
  - Salbeihydrolat
  - Teebaumhydrolat

19.2.14 Stomapflege

Die Stomapflege kann nur bedingt mit Aromapflegemischungen erfolgen, da es wichtig ist, dass die Haftfähigkeit des Stomabeutels erhalten bleibt. Dennoch ist die Stomapflege mit wohlriechenden Pflegemischungen eine Wohltat für die betroffenen Patienten, lassen sich doch leichte bis mittelschwere Hautläsionen sehr gut behandeln und der für Betroffene selbst als unangenehm empfundene Geruch gut eindämmen.

Als Grundlage für Stomapflegemischungen sind Hydrolate bestens geeignet. Mit angenehm frischen Düften wie Pfefferminze und einem Hauch Zitrone empfinden die Patienten eine angenehm kühle Frische, ätherische Öle wie Lavendel, Rosengeranie, Teebaum und Manuka pflegen die gereizte Haut und mindern mögliche Keimbelastungen.

Basisrezeptur

Hautpflege- und Reinigungsspray
- 30 ml Rosenhydrolat
- 20 ml Melissenhydrolat
- 16 Tropfen Solubol
- 2 Tropfen Rosengeranie
- 2 Tropfen Pfefferminze

Spezialrezepturen

Reinigungsmischung
- 40 ml Rosenhydrolat
- 10 ml Pfefferminzhydrolat
- 12 Tropfen Solubol
- 1 Tropfen Lavendel
- 1 Tropfen Rosengeranie
- 1 Tropfen Palmarosa

Beim Wechsel des Stomabeutels die Umgebung mit der Mischung einsprühen, kurz trocknen lassen, nochmals einsprühen und mit einer Kompresse trocknen.

Pflegemischung
- 40 ml Rosenhydrolat
- 10 ml Teebaumhydrolat
- 32 Tropfen Solubol
- 3 Tropfen Rosengeranie
- 2 Tropfen Niaouli
- 2 Tropfen Pfefferminze
- 1 Tropfen Manuka

Bei Hautläsionen und/oder gereizter Haut wird diese frische, entzündungshemmende und keimmindernde Mischung wie die obige Mischung verwendet.

Auch mit diesen Ölen wirksam: Deutsche Kamille, Lemongrass, Schafgarbe

19.2.15 Venenportkatheter, Schmerzen am

Um vorsorglich Schmerzen zu reduzieren oder gar zu vermeiden, inhalierten 123 türkische Krebspatienten, die sich einer Chemotherapie unterziehen mussten, jeweils 3 min lang ätherische Öle vor dem Legen des Venenzugangs: 41 Personen inhalierten Lavendelöl, 41 Personen Eukalyptusöl und 41 Personen inhalierten als Kontrollgruppe nichts (Yayla u. Ozdemir 2019). Die durchschnittlichen Schmerzwerte, gemessen mittels VAS, in der Lavendel-Gruppe waren signifikant niedriger als in den beiden anderen Gruppen ($p < 0{,}05$). Die Angstwerte unterschieden sich nicht signifikant. Yayla und Ozdemir (2019) kommen zu dem Schluss, dass mit dieser preiswerten und einfach durchzuführenden Anwendung bei den Betroffenen weniger Leid durch schmerzhafte Behandlungsmethoden erzielt werden kann.

Wir konnten aus eigener Erfahrung oft sehen und spüren, dass topische Anwendungen an den geplanten Einstichstellen stärker zur Schmerzlinderung beitragen als das alleinige Einatmen von Lavendelöl. Wir kombinierten die Erkenntnisse aus der genannten und einer weiteren Studie (Kristiniak et al. 2012) und bekommen seitdem positives Feedback dazu.

Basisrezeptur

Einreibungsöl für die Unterarme
- 10 ml Olivenöl
- 2 Tropfen Pfeffer
- 2 Tropfen Lavendel

Spezialrezeptur

Inhalierstift
- 4 Tropfen Lavendel
- 4 Tropfen Mandarine

Auch mit diesen Ölen wirksam: Römische Kamille, Orange, Vanille-Extrakt

19.2.16 Blutabnahme, erschwerte/Legen von Zugängen

In einer fast kurios anmutenden kleinen Studie unter Aufsicht unserer engagierten britischen Kollegin Dr. Jane Buckle konnte gezeigt werden, dass die lokale Anwendung eines Naturduftes Venen besser sichtbar macht (Kristiniak et al. 2012). Pfefferöl wirkt durch den sogenannten Counterirritant-Effekt schmerzlindernd, es verursacht also durch einen hohen Anteil an bestimmten Monoterpenen minimale Reizungen im Gewebe, offensichtlich auch der Venen, die nicht nur die Ausschüttung von Schmerzmediatoren beeinflusst, sondern auch zu einer gesteigerten Durchblutung führt. Wir übten diese Anwendung bereits mit unzähligen Kursteilnehmenden und konnten die bessere Sichtbarkeit der Blutgefäße bestätigen.

Eingesetzt werden bei erschwerter Blutabnahme oder zum Legen von Zugängen durchblutungsfördernde und leicht schmerzstillende Ölmischungen.

Basisrezeptur

Venenmischung
- 10 ml Olivenöl
- 8 Tropfen Pfeffer
- 2 Tropfen Rosmarin Ct. Cineol

Die stark durchblutungsfördernde Mischung ca. 10 min vor der Intervention auf die betroffenen Venen auftragen. Die Stelle kann unmittelbar vor der Blutabnahme ganz normal desinfiziert werden.

Spezialrezeptur

Venenmischung für Kinder

- 10 ml Johanniskrautöl
- 5 Tropfen Pfeffer
- 3 Tropfen Rose 10 %
- 2 Tropfen Mandarine

Diese durchblutungsfördernde, leicht schmerzstillende Mischung wird ca. 10 min vor der Intervention aufgetragen. Die Stelle kann unmittelbar vor der Blutabnahme ganz normal desinfiziert werden.

19.3 Onkologische und palliative Begleitbehandlung

19.3.1 Übelkeit/Erbrechen

Eine der gefürchteten Begleiterscheinungen von Bestrahlung und Chemotherapie kann eine extreme Übelkeit sein, die sich je nach Behandlung über Wochen und Monate hinziehen kann. In Großbritannien ist die Begleitung onkologischer Therapien durch ätherische Öle inzwischen Standard. Somit gibt es etliche kleine klinische Studien, die die Wirksamkeit inhalativer Anwendungen von Ingwer, Pfefferminze, Zitrone und Limette bei durch Chemotherapie induzierter Nausea/Emesis belegen konnten (Herber u. Zimmermann 2021; Toniolo et al. 2021).

Ein CO_2-Extrakt aus Ingwer wirkt auf die 5-HT3-Rezeptoren (S. 174), sodass dieser immer die frischeren Düfte ergänzen sollte. Selbst zu füllende Riechstifte aus Kunststoff oder Glas bieten eine unkomplizierte individuelle Hilfe, sodass die Patienten sich jederzeit selbst helfen können. Der frische mentholige Duft der Pfefferminze wird von den Patienten ebenfalls als sehr angenehm empfunden, wenn diese den durch die Chemotherapie verursachten metallischen Geschmack verspüren.

Basisrezeptur

Inhalierstift 1

- 4 Tropfen Zitrone
- 2 Tropfen Pfefferminze

Bei Bedarf intensiv am Inhalierstift riechen.

Spezialrezeptur

Inhalierstift 2

- 2 Tropfen Ingwer-CO_2-Extrakt
- 2 Tropfen Pfefferminze
- 2 Tropfen Limette

Bei Bedarf intensiv am Inhalierstift riechen.

19.3.2 Prophylaxe einer Strahlendermatitis

Als wäre der Grund, diese aggressive Behandlung durchführen zu müssen, nicht bereits schlimm genug, sollten wenigstens die nicht nur für die Tumorzellen zerstörerischen Schäden eingedämmt werden.

Die hier vorgestellte aromatherapeutische Vorsorge wird seit über 25 Jahren erfolgreich durchgeführt, leider ist sie trotz positiver Studienergebnisse noch kein Standard geworden (Giraud-Robert 2014). Einige Öle der Gattung Melaleuca sowie Sanddornfruchtfleischöl sollten mindestens 14 Tage vor Beginn der Behandlung rund um die betroffene Stelle aufgetragen werden, Letzteres sollte als schmackhaftes Speiseöl auch eingenommen werden.

Basisrezeptur

Hautöl 1

- 48 ml Aloe-vera-Mazerat
- 2 ml Sanddornfruchtfleischöl
- 2 Tropfen Pfefferminze
- 2 Tropfen Lavendel
- 2 Tropfen Rosengeranie

Spezialrezeptur

Hautöl 2

- 30 ml Mandelöl
- 20 ml Olivenöl
- 10 Tropfen Sanddornfruchtfleischöl
- 7 Tropfen Lavendel
- 3 Tropfen Niaouli

Hintergrundwissen

Schutz vor Bestrahlungsschäden durch Pflanzenextrakte

Es ist bekannt, dass freie Sauerstoffradikale, die durch ionisierende Strahlung erzeugt werden, die DNA angreifen und somit Einzel- und Doppelstrangbrüche durch oxidative Schädigung der Zuckerbestandteile und Basen in der bestrahlten Zelle verursachen. In der kranken Zelle ist diese Wirkung erwünscht, umgebendes Gewebe sollte jedoch so gut wie möglich geschützt werden.
Pflanzliche Strahlenschutzmittel minimieren oder reduzieren die strahleninduzierte Schädigung gesunder Gewebe. Sie müssen dort einige Zeit vor oder zum Zeitpunkt der Strahlenbelastung vorhanden sein, um ihre Schutzwirkung zu entfalten.
In den letzten Jahren konnte die Bedeutung aromatischer Pflanzen – zumindest im Tierexperiment – für ihre strahlenschützenden Wirkungen nachgewiesen werden (Samarth et al. 2017).
Wir empfehlen daher zusätzlich zu den vorgestellten Rezepten vor dem Beginn der Bestrahlungssequenzen insbesondere Lavendel-, Melissen- und Rosmarinhydrolat (ohne Alkohol!) aufzusprühen, denn diese enthalten wertvolle Phenolsäuren wie Rosmarinsäure. Auch Medizinalpilze (S. 214) sollten bei der ganzheitlichen Krebsbehandlung berücksichtigt werden.

19.3.3 Hautschäden durch Strahlentherapie

Selbst bei den mittlerweile modernen Bestrahlungsmethoden kann es bei empfindlicher Haut zur Schädigung dieser kommen. Unmittelbar vor der Bestrahlung sollten keine Pflegeprodukte auf die betroffenen Areale aufgetragen werden.

Nach der Bestrahlung kann jedoch ein gekühltes Rosenhydrolat, auf die Haut aufgesprüht, erhebliche Linderung bringen. Eine Beeinträchtigung der Haut oder der Markierung ist dabei nicht zu erwarten.

Basisrezeptur

Rosenhydrolat (gekühlt), äußerlich

Bei geröteter, brennender und angespannter Haut bei Bedarf gekühltes Rosenhydrolat aufsprühen und trocknen lassen.

Spezialrezeptur

Hydrolatespray

- 10 ml Rosenhydrolat
- 10 ml Lavendelhydrolat
- 10 ml Pfefferminzhydrolat

Alle Hydrolate in eine 30-ml-Sprühflasche füllen und bei Bedarf auf die betroffenen Hautareale aufsprühen. Die Mischung entfaltet sofort ihre schmerzlindernde, juckreizstillende und kühlende Wirkung.

19.3.4 Mukositis

Von einer Entzündung der Schleimhäute (Mukositis) im Mund- und Rachenbereich sind sehr viele onkologische Patienten betroffen. Sie kann als Folge von Strahlentherapien im Kopf- und Halsbereich und/oder hochdosierten Chemotherapien auftreten.

Bei entzündlichen Prozessen im Mundraum ist das fette Öl aus dem Fruchtfleisch der Sanddornbeeren fast unschlagbar. Es mindert Entzündungen, unterstützt Heilungs- und Regenerationsprozesse der geschädigten Schleimhäute und lindert die Schmerzen. Auch Mundpflegemischungen mit den ätherischen Ölen aus Myrrhe, Manuka, Teebaum, Pfefferminze und Thymian Ct. Linalool können zur Verbesserung des Hautzustands beitragen. Dabei ist zu beachten, dass Mundpflegemischungen mit ätherischen Ölen eher niedrig (ca. 0,2–0,5 %ig) dosiert werden.

Basisrezepturen

Mundpflegeöl 1
- 45 ml Kokosöl
- 5 ml Sanddornfruchtfleischöl

Mehrmals täglich und/oder bei Bedarf ½ TL dieser Mischung im Mund zergehen lassen.

Sanddornfruchtfleischöl, innerlich
Bei Schädigungen der empfindlichen Schleimhäute in der Speiseröhre kann 1–2 × täglich ½–1 TL Sanddornfruchtfleischöl pur eingenommen werden.

Spezialrezeptur

Mundpflegeöl 2
- 45 ml Mandelöl
- 5 ml Sanddornfruchtfleischöl
- 1 Tropfen Teebaum
- 1 Tropfen Pfefferminze

Die betroffenen Areale im Mundbereich vorsichtig damit betupfen.

19.3.5 Haarausfall

Während einer Chemotherapie verlieren die meisten Menschen ihre Haare. Insbesondere die sonst unempfindliche Kopfhaut reagiert dann „gereizt“. Es kann zu Juckreiz und Berührungsempfindlichkeiten kommen.

Mit natürlichen Pflanzenölen wird der Juckreiz gelindert, die Haut „genährt“ und sanft gepflegt. Rosenhydrolat hat einen leicht sauren pH-Wert, sodass es beruhigend auf die Kopfhaut wirkt, zudem enthält es den fein duftenden Rosenalkohol namens Phenylethanol, der leicht „betäubend“ wirkt.

Basisrezepturen

Hydrolatespray
- 45 ml Rosenhydrolat
- 5 ml Mandelöl
- 1 Tropfen Rosengeranie

Mehrmals täglich und/oder bei Bedarf die Kopfhaut damit einsprühen und sanft einmassieren.

Kopfhautpflege
- 50 g Kokosöl
- 3 Tropfen Benzoe
- 2 Tropfen Atlaszeder

Täglich die Kopfhaut damit einreiben.

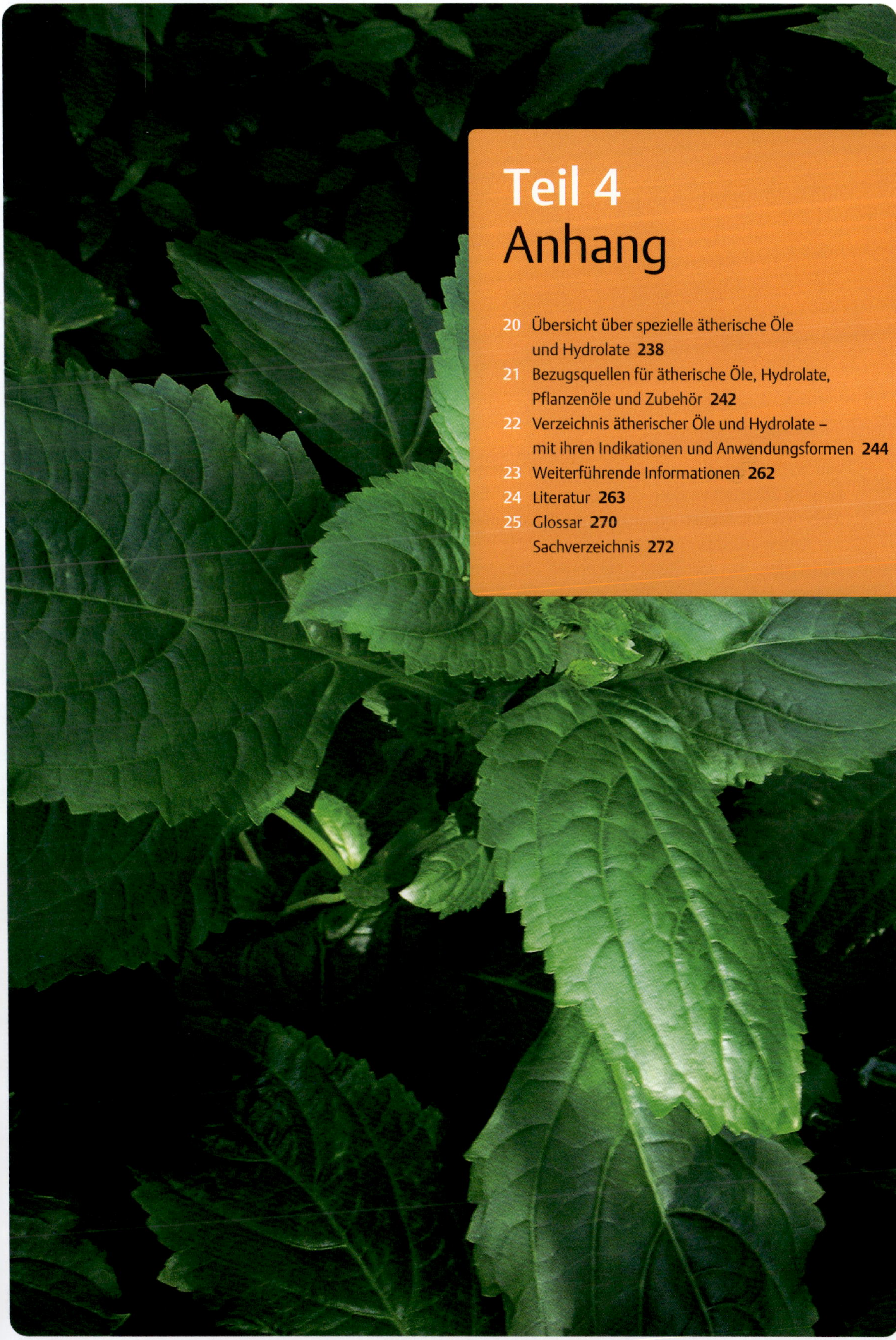

Teil 4
Anhang

20 Übersicht über spezielle ätherische Öle und Hydrolate

Wir stellten für dieses Buch eine Grundausstattung an ätherischen Ölen zusammen, die für die Mehrheit der Menschen angenehm duften und mit denen aus unserer Sicht möglichst viele Beschwerden hervorragend behandelt werden können. Jedoch verwenden wir gerne für ganz bestimmte Indikationen weitere ätherische Öle, die entweder ganz besonders schnell wirken, teilweise auch ungewöhnlich duften, und somit das Repertoire etwas erweitern können (► **Tab. 20.1**).

Beispielsweise gibt es erstaunlich viele Menschen, die den Duft von Lavendel gar nicht mögen; diese fühlen sich womöglich mit dem ähnlich zusammengesetzten Petitgrainöl aus den Bergamotteblättern oder aus den Linaloebeeren wohler. Ähnlich ergeht es immer wieder Menschen mit Rosengeranienöl, diese finden vermutlich eher am Monardenöl Gefallen.

Wir nahmen ferner einige schwerere Baumdüfte in diese weiterführende Liste auf, da in der heutigen Zeit Erdung, Struktur und Stabilität gefordert sind; diese Naturdüfte können aufgrund vieler interessanter Sesquiterpenverbindungen dabei unterstützen.

Khellaöl passt auch zu aktuellen Themen, da vielen Menschen „eng um die Brust" ist – sei es aus Ängsten, Sorgen oder durchgemachten schweren viralen Infektionen. Die erstaunliche Wirkung dieses noch recht unbekannten Öles konnte uns in der jüngsten Vergangenheit mehrfach sehr überraschen. Diese und ähnliche Erfahrungen möchten wir gerne mit Ihnen teilen!

Tab. 20.1 Übersicht über spezielle ätherische Öle und Hydrolate.

Ätherisches Öl/Hydrolat	Beschreibung
Cistrose Cistus ladanifer L.	Cistrosenöl könnte auch als „Pflaster der Aromatherapie“ bezeichnet werden. Bei kleineren, blutigen Verletzungen und Schnitten ist seine blutstillende Wirkung fast unschlagbar. Es ist eines der wenigen ätherischen Öle, die bei solchen kleinen Unfällen tröpfchenweise unverdünnt aufgetragen werden können.
Galbanum Ferula gummosa Boiss.	Das extrem duftende Galbanumöl riecht für viele Menschen eher unangenehm. Dafür verantwortlich sind Schwefelmoleküle, die den Duft durchaus sehr besonders machen. In hoher Verdünnung kann es jedoch Naturparfums eine „grüne“ Note verleihen. In der Aromatherapie wird es als „Zugsalbe der Aromatherapie“ bezeichnet, da es sich besonders gut für Abszesse und Furunkel eignet.
Immortelle Helichrysum italicum (Roth) G.Don	Immortelle wird gerne als das „Arnika der Aromatherapie“ bezeichnet. Dieses Öl enthält jedoch keine potenziell hautreizenden Lactone. Bei stumpfen Verletzungen sowie Schwellungen und Blutergüssen ist es ein Muss. Das ätherische Öl ist in den letzten Jahren im Preis um mehr als das Doppelte gestiegen. In den allermeisten Fällen wirkt das preiswerte gekühlte Immortellenhydrolat besser. Es enthält auch die abschwellend und antikoagulierend wirksamen Diketone.
Karottensamen Daucus carota L.	Das Samenöl der „wilden Möhre“ ist bei allen ungewöhnlichen Hauterscheinungen ein fast unverzichtbares ätherisches Öl. Sein Duft ist warm, erdig, leicht würzig. Es schmeichelt nicht jeder Nase, dafür umso mehr der Haut. Wir setzen es außerdem gerne als traditionell geschätztes Lebertonikum ein.
Khella Ammi visnaga (L.) Lam.	Khella (auch Knorpelmöhre oder Zahnstocherkraut) ist ein im deutschsprachigen Raum noch sehr selten verwendetes ätherisches Öl. In der französischen Aromatherapie wird dieses Öl traditionell seit vielen Jahren zur entkrampfenden Wirkung auf die glatte Muskulatur verwendet. Wir haben mit diesem Öl sehr gute Erfahrungen bei Engegefühl im Brustkorbbereich gemacht. Auch bei Menschen, denen das tiefe Atmen schwerfällt, sollte das Öl in der entsprechenden Mischung nicht fehlen.
Laricio-Kiefer Pinus nigra subsp. laricio Maire	Das Öl der Laricio-Kiefer kommt derzeit überwiegend aus Korsika. Es enthält einen deutlich geringeren Monoterpenanteil als die meisten Nadelbaumöle, stattdessen fast 40 % eines Diterpens. Dieser Duft mit leicht blumigem Hintergrund kann den Haushalt des Stresshormons Kortisol harmonisieren. Es gilt zudem als entstauend auf die Blutgefäße, stimulierend auf die Atemwege, schmerzlindernd sowie sanft stimmungsaufhellend.
Linaloebeeren Bursera delpechiana Poiss. ex Engl.	Dieses fein duftende ätherische Öl aus den Beeren eines in Mittelamerika beheimateten Baumes ist das perfekte Ersatzöl für Menschen, die Lavendelduft nicht mögen. Die Zusammensetzung der Inhaltsstoffe ähnelt diesem sehr. Sein antiinfektiöses Spektrum wird in der Aromatherapie bei vielerlei Infektionen, besonders bei Kindern und sehr empfindlichen Menschen, geschätzt. In stressigen Situationen, bei Burnout oder Depressionen kann es entsprechende Rezepturen ergänzen.

▶ **Tab. 20.1** Fortsetzung.

Ätherisches Öl/Hydrolat	Beschreibung
Monarde Ct. Geraniol (Indianernessel) Monarda fistulosa L.	Der Duft der Indianernessel erinnert an Rosengeranie, wird jedoch oft als weniger kratzig und aufdringlich empfunden. In stressigen Situationen kann der leicht rosige Duft in Mischungen oder Inhalierstiften für Entspannung sorgen. Der hohe Gehalt an Geraniol hilft bei Nagelpilzinfektionen, zudem sorgt dieses Molekül für die antivirale und antibakterielle Wirkung. Das Öl eignet sich sowohl für Kinder als auch für Erwachsene.
Myrte Myrtus communis L.	Das Öl aus den Zweigen der Brautmyrte ist ein bewährter Helfer bei Infektionen im Hals-Nasen-Ohren-Bereich, insbesondere bei jungen und empfindlichen Menschen. Durch Spuren von Butyraten wirken die drei Chemotypen (Ct. Cineol, Ct. Myrtenylacetat, Ct. Pinen) der Myrte besonders entspannend und unterstützen den gesunden Schlaf.
Patchouli Pogostemon cablin Benth.	Aus den getrockneten Blättern der „indischen Minze" wird dieser extrem schwere Naturduft destilliert. Tatsächlich sieht die Pflanze für Laien unserer in Europa beheimateten Minze sehr ähnlich, der Duft ist jedoch genau das Gegenteil von frisch. Dieses absolut hautfreundliche ätherische Öl wird als effektives Haut- und Venenöl in entsprechenden Mischungen eingesetzt. Auf der emotionalen Ebene hilft dieser Duft Menschen, die sich abgrenzen möchten.
Petitgrain Bergamotte Citrus × bergamia Risso u. Poit.	Diese Besonderheit unter den Zitrusblätterölen enthält einen erheblichen Anteil von stark psychisch und physisch krampflösenden Estern (ca. 70 % Linalylacetat, fast das Doppelte von Lavendel). Es kann als beliebte Alternative für Bergamotte, Bergamottminze oder Lavendel eingesetzt werden.
Ponderosa-Kiefer Pinus ponderosa P.Lawson & C.Lawson	Dieses ungewöhnlich duftende Nadelöl enthält eine beachtliche Menge an Methylchavicol. Dieser Inhaltsstoff gehört zu den Ethern, die eine ähnlich starke entspannende und krampflösende Wirkung wie Ester ausüben können. Dieses ätherische Öl kann als Alternative für Basilikum verwendet werden.
Rhododendron Rhododendron anthopogon D.Don	Es gibt Hunderte unterschiedliche Arten des Rhododendrons, die allermeisten gelten als giftig. Diese spezielle, recht kleinwüchsige Art ist jedoch völlig ungiftig. Das ätherische Öl duftet äußerst ungewöhnlich: assoziiert wird damit ein Hauch Weihrauch mit nadeligen Untertönen und manchmal einer würzigen Lorbeernote. Ein Mix aus Monoterpenen macht diesen Naturduft aus dem Himalaya zu einem wichtigen Begleiter bei Gelenk- und Muskelschmerzen.
Rosalina Melaleuca ericifolia Smith	Das Öl aus den Zweigen des „Lavendel-Teebaumes" duftet tatsächlich leicht nach Lavendel. Dies ist auf die sehr hautfreundlichen und antiseptisch wirkenden Monoterpenalkohole zurückzuführen. Besonders für Kinder und andere empfindliche Menschen ist es ein hervorragendes Öl bei Infektionen im Hals-Nasen-Ohren-Bereich. Auch als (schleimhaut-)freundliche Beigabe bei Mischungen zur Behandlung von Pilzinfektionen (Mykose) konnte es sich bewähren.

▶ **Tab. 20.1** Fortsetzung.

Ätherisches Öl/Hydrolat	Beschreibung
Tuberose Polianthes tuberosa L.	Diese hitzeliebende, lilienähnliche Pflanze gehört zur Familie der Spargelgewächse. Eine einzige Blüte schafft es, einen ganzen Raum mit ihrem betörenden Geruch zu beduften. Das seltene und schwer duftende Absolue schätzen wir im Bereich der Psycho-Aromatherapie bei seelischen Schmerzen. Je nach Anbieter kann es bis zu 8 % Methylsalicylat enthalten. Dieser auch im Wintergrün vorkommende, stark schmerzlindernde Inhaltsstoff macht das Absolue durchaus auch interessant für die Behandlung von körperlichen Schmerzen.
Vetiver Vetiveria zizanioides (L.) Nash	Die bis zu 2 m langen Wurzeln dieses tropischen Grases werden für den Erosionsschutz angepflanzt. Sie duften schwer und balsamisch und sind daher in der Herrenparfümerie beliebt. In der Aromatherapie nutzen wir diesen erdenden Duft vor allem in seelisch stabilisierenden Mischungen. Der Duft kann starke Anspannungen lösen und unterstützt einen gesunden und tiefen Schlaf.
Virginiazeder Juniperus virginiana L.	Der Duft dieses Holzöles erinnert viele Menschen an ihre ersten Schultage, da er dem Geruch von Bleistiften ähnelt. Virginiazedernöl wird ähnlich eingesetzt wie das Öl der Atlaszeder, enthält jedoch nicht die als antihistaminisch wirksam geltenden Sesquiterpenketone. Durch den besonderen Inhaltsstoff Eudesmol kann es bei akuten Blutdruckkrisen helfen.
Weiße Zypresse Callitris glaucophylla Joy Thomps. & L.A.S.Johnson	Menschen ohne Affinität zu blumig-fruchtigen Düften werden diesen schweren, rauchigen, holzigen Duft mögen. Durch die Mixtur aus Eudesmol und Guaiol kann er bei akuten Blutdruckkrisen in Mischungen angewendet werden. Eine Spur davon kann in maskulin duftenden Naturparfüms an Ledernoten erinnern.
Zitroneneukalyptus Eucalyptus citriodora Hook.	Der nach Zitronen duftende Eukalyptus besteht fast nur aus dem Aldehyd Citronellal. Dieser Inhaltsstoff gilt in starker Verdünnung als besonders entzündungshemmend sowie als antiviral. So erfreut sich dieses ätherische Öl nicht nur bei der Anwendung zur Abwehr von Stechinsekten, sondern auch in Schmerzmischungen großer Beliebtheit. Bei der Anwendung auf der Haut muss das Öl sehr frisch sein, denn Aldehyde altern (oxidieren) schnell und lassen das Öl extrem hautreizend werden.
Zitronen-Teebaum, Zitronenmanuka Leptospermum petersonii F.M.Bailey	Fälschlicherweise wird der Zitronenmanuka im deutschsprachigen Raum meist als Zitronen-Teebaum bezeichnet. Doch der feine zitronige Duft erinnert weder an Teebaum noch an Manuka. Der Gehalt von über 80 % Aldehyden verhilft diesem ätherischen Öl zu seiner stark antiviralen Wirkung. Somit eignet es sich zur Behandlung von grippalen Infekten, Warzen und Herpesinfektionen, inklusive Zoster.

21 Bezugsquellen für ätherische Öle, Hydrolate, Pflanzenöle und Zubehör

In ▸ Tab. 21.1 haben wir für Sie eine Auswahl an Firmen zusammengestellt, über die Sie ätherische Öle, Hydrolate, Pflanzenöle, Aromapflegemischungen und Zubehör beziehen können.

Tab. 21.1 Bezugsquellen für ätherische Öle, Hydrolate, Pflanzenöle und Zubehör.

Firma	Produkte	Firmensitz und Internetpräsenz
Aromapflege Evelyn Deutsch	ätherische Öle, fertige Aromapflegemischungen für den Pflegebereich, elektrische Duftgeräte	Sepp-Haggenmüller-Str. 6 A-6600 Lechaschau https://www.aromapflege.com
Arte Verde Duftmanufaktur	ätherische Öle, fertige Aromapflegemischungen	Wingatweg 6 A-6832 Röthis https://www.arteverde.at
Bahnhof-Apotheke	fertige Aromapflegemischungen, Hydrolate ohne Alkohol, ätherische Öle	Bahnhofstr. 12 D-87435 Kempten https://www.bahnhof-apotheke.de
Bergila	kleine, aber feine Auswahl ätherischer Öle, besonders Latschenkiefer, Wacholder, Zirbenkiefer etc.	Weiherplatz 8 I-39030 Pfalzen https://www.bergila.com
Bruno Zimmer	Pflanzenöle in guter Qualität und großer Auswahl	Gewerbegebiet Wallfeld 6–8 D-66649 Oberthal https://www.brunozimmer.de
Ceres Heilmittel	hochwertige, besonders wirksame Urtinkturen	Schloss Türnich D-50169 Kerpen https://www.ceresheilmittel.de
Damascena	seltene ätherische Öle, Rohstoffe zum Selbermischen, Aromaküche	Barzloostr. 20 CH-8330 Pfäffikon ZH https://damascena.ch
Farfalla Essentials	ätherische Öle, Hydrolate ohne Alkohol, elektrische Duftgeräte	Florastr. 18b CH-8610 Uster https://www.farfalla.eu
FEELING	ätherische Öle, Hydrolate ohne Alkohol, elektrische Duftgeräte	Augasse 48 A-6822 Satteins https://www.feeling.at

▶ **Tab. 21.1** Fortsetzung.

Firma	Produkte	Firmensitz und Internetpräsenz
Florentia	ätherische Öle, Hydrolate ohne Alkohol, Pflanzenöle	Gartenstadtstr. 7 CH-3098 Köniz https://florentia.ch
Jophiel Aromaöle	ätherische Öle, Hydrolate ohne Alkohol	Eckerstr. 32 D-93471 Arnbruck https://jophiel-aromaoele.de
Karadar	Hydrolate und ätherische Öle, fertige Aromapflegemischungen, Gemmomazerate	Albertus-Magnus-Platz 5 I-39057 Eppan (Südtirol) https://www.doriskaradar.com
Limes-Apotheke	fertige Aromapflegemischungen, große Auswahl Gemmomazerate	Uhlandstr. 18 D-35415 Pohlheim https://www.limes-aposhop.de
Maienfelser Naturkosmetik	ätherische Öle, große Auswahl an Hydrolaten und Pflanzenölen	Brettacher Str. 5 D-71543 Wüstenrot http://www.maienfelser-naturkosmetik.de
Neumond – Düfte der Natur	ätherische Öle, fertige Aromapflege-mischungen für den Pflegebereich	Gewerbegebiet 2 D-82399 Raisting https://www.neumond.de
Oshadhi	große Auswahl ätherischer Öle und Hydrolate	Schwanenstr. 15 D-77815 Bühl https://oshadhi.de
Primavera	ätherische Öle, Pflanzenöle, fertige Aromapflegemischungen für den Pflegebereich, Hydrolate mit Alkohol, elektrische Duftgeräte	Naturparadies 1 D-87466 Oy-Mittelberg https://www.primaveralife.com
TAOASIS	ätherische Öle in Apotheken erhältlich, ätherische Öle für die Aromaküche – zertifiziert als Lebensmittel	Am Duftgarten 1 D-32791 Lage https://taoasis.com
Vegaroma	ätherische Öle für die Aromaküche – zertifiziert als Lebensmittel	Lange Str. 35 D-21255 Kakenstorf https://www.vegaroma.de
ViVere – Sabrina Herber, Eliane Zimmermann	große Auswahl ätherischer Öle, Hydrolate, Pflanzenöle unterschiedlicher Anbieter, eigene Seelenmischungen, Zubehör, elektrische Duftgeräte	Schulstr. 17 D-55767 Schwollen https://www.shop-vivere.de
WADI Etherische Öle von Professor Wabner	ätherische Öle, Hydrolate ohne Alkohol	Erfurter Str. 4 D-85386 Eching https://etherischeoele.de

22 Verzeichnis ätherischer Öle und Hydrolate – mit ihren Indikationen und Anwendungsformen

Das nachfolgende Verzeichnis **ätherischer Öle** und **Hydrolate**, ihre Verwendung bei unterschiedlichen Indikationen und die Angaben, welche Anwendungsformen hierfür jeweils in Frage kommen, soll Ihnen einen raschen Zugriff bei konkreten, speziellen Fragestellungen ermöglichen.
Die Verwendung ätherischer Öle und Hydrolate der Grundausstattung in den **Basisrezepturen** haben wir darüber hinaus für Sie durch **fette Seitenzahlen** zusätzlich kenntlich gemacht.

23 Weiterführende Informationen

23.1 Lernmaterial

Sabrina Herber und Eliane Zimmermann
Poster, Lernkarten und aromaMAMA Magazin
https://www.shop-vivere.de

23.2 Zum Weiterlernen: fundierte Hintergrundinformationen

Eliane Zimmermann
Schwerpunkt auf Studien und klinische Aromatherapie
https://www.aromapraxis.de

Sabrina Herber
Schwerpunkt auf Rezepturen und Pflege
https://www.vivere-aromapflege.de

Christine Lamontain
Schwerpunkt auf seelisches Wohlbefinden
https://www.christinelamontain.de

23.3 Ausbildungen in Aromatherapie/Aromapflege

Sabrina Herber, Schwollen
Schwerpunkt Gesundheits- und Krankenpflege – Forum Essenzia zertifiziert
https://www.vivere-aromapflege.de

Sibylle Broggi-Läubli, Bern
Schwerpunkt Gesundheits- und Krankenpflege – ISPA zertifiziert
https://www.sela.info

Aromapflege Evelyn Deutsch, Wien und Tirol
Schwerpunkt Gesundheits- und Krankenpflege – laut § 64 GuKG Abs. 3 GuKG
https://www.aromapflege.com

23.4 Onlinekurse/ Webseminare

Sabrina Herber und Eliane Zimmermann
informative Webseminare (live und als Aufzeichnungen)
https://www.shop-vivere.de

Sibylle Broggi-Läubli
informative Webseminare (live) und E-Learning
https://www.sela.info

24 Literatur

[1] Aazza S, Lyoussi B, Miguel MG. Antioxidant and antiacetylcholinesterase activities of some commercial essential oils and their major compounds. Molecules 2011; 16: 7672–7690

[2] Abd Alkhalek WM. Clinical evaluation of the effect of volatile oils on anxiety of children during dental procedures: An in-vivo study. Egypt Dent J 2023; 69: 919–927

[3] Abdel-Ghaffar F, Al-Quraishy S, Al-Rasheid KA, Mehlhorn H. Efficacy of a single treatment of head lice with a neem seed extract: an in vivo and in vitro study on nits and motile stages. Parasitol Res 2012; 110: 277–280

[4] Adel Mehraban MS, Shirzad M, Ahmadian-Attari MM, Shakeri R, Taghizadeh Kashani LM, Tabarrai M, Shirbeigi L. Effect of rose oil on gastroesophageal reflux disease in comparison with omeprazole: A double-blind controlled trial. Complement Ther Clin Pract 2021; 43: 101361

[5] Adolph D, Meister L, Pause BM. Context counts! social anxiety modulates the processing of fearful faces in the context of chemosensory anxiety signals. Front Hum Neurosci 2013; 7: 283

[6] Adorjan B. Biological properties of essential oils – an update [Diplomarbeit]. Wien: Universität Wien; 2010

[7] Adorjan B, Buchbauer G. Biological properties of essential oils: an updated review. Flavour Frag J 2010; 25; 407–426

[8] Agatonovic-Kustrin S, Kustrin E, Morton DW. Essential oils and functional herbs for healthy aging. Neural Regen Res 2019; 14: 441–445

[9] Akhondzadeh S, Noroozian M, Mohammadi M, Ohadinia S, Jamshidi AH, Khani M. Melissa officinalis extract in the treatment of patients with mild to moderate Alzheimer's disease: a double blind, randomised, placebo controlled trial. J Neurol Neurosurg Psychiatry 2003; 74: 863–866

[10] Akhondzadeh S, Noroozian M, Mohammadi M, Ohadinia S, Jamshidi AH, Khani M. Salvia officinalis extract in the treatment of patients with mild to moderate Alzheimer's disease: a double blind, randomized and placebo-controlled trial. J Clin Pharm Ther. 2003; 28: 53–59

[11] Allmer G. Gesetzliche Grundlagen. In: Deutsch-Grasl E, Buchmayr B, Fink M, Hrsg. Aromapflege Handbuch – Leitfaden für den Einsatz ätherischer Öle in Gesundheits-, Krankenpflege- und Sozialberufen. 4. akt. Aufl. Lechaschau: Aromapflege; 2018

[12] Alpi A, Amrhein N, Bertl A, Blatt MR, Blumwald E, Cervone F, Dainty J, De Michelis MI, Epstein E, Galston AW, Goldsmith MH, Hawes C, Hell R, Hetherington A, Hofte H, Juergens G, Leaver CJ, Moroni A, Murphy A, Oparka K, Perata P, Quader H, Rausch T, Ritzenthaler C, Rivetta A, Robinson DG, Sanders D, Scheres B, Schumacher K, Sentenac H, Slayman CL, Soave C, Somerville C, Taiz L, Thiel G, Wagner R. Plant neurobiology: no brain, no gain? Trends Plant Sci 2007; 12: 135–136

[13] Anhäuser M. Forscherstreit: Die Intelligenz der Sonnenblume (19.05.2010). Süddeutsche Zeitung. Im Internet: https://www.sueddeutsche.de/wissen/forscherstreit-die-intelligenz-der-sonnenblume-1911997; Stand: 31.08.2023

[14] Arruda C, Aldana Mejía JA, Ribeiro VP, Gambeta Borges CH, Martins CHG, Sola Veneziani RC, Ambrósio SR, Bastos JK. Occurrence, chemical composition, biological activities and analytical methods on Copaifera genus: A review. Biomed Pharmacother 2019; 109: 1–20

[15] Bagheri S, Salehi I, Ramezani-Aliakbari F, Kourosh-Arami M, Komaki A. Neuroprotective effect of geraniol on neurological disorders: a review article. Mol Biol Rep 2022; 49: 10 865–10 874

[16] Ballard CG, O'Brien JT, Reichelt K, Perry EK. Aromatherapy as a safe and effective treatment for the management of agitation in severe dementia: the results of a doubleblind, placebo-controlled trial with Melissa. J Clin Psychiatry 2002; 63: 553–558
[17] Baluška F, Volkmann D, Mancuso S. Communication in plants: neuronal aspects of plant life. Berlin: Springer; 2006
[18] Beier C, Demleitner M, Hamm D, Danner H. Aromapraxis Heute. München: Elsevier/Urban & Fischer; 2022
[19] Beshara MC. Use of plant essential oils in treating agitation in a dementia unit 10 case studies. Int J Aromather 2002; 12: 207–212
[20] Böhme H. Aromatherapie und Recht, Teil 1. Pflege- & Krankenhausrecht 2018; 4: 114–118
[21] von Braunschweig R. Das große Buch von der Haut. Wiggensbach: Stadelmann; 2022
[22] Brenker C, Goodwin N, Weyand I, Kashikar ND, Naruse M, Krähling M, Müller A, Kaupp UB, Strünker T. The CatSper channel: a polymodal chemosensor in human sperm. EMBO J 2012; 31: 1654–1665
[23] Buchbauer G. Über biologische Wirkungen von ätherischen Ölen und Duftstoffen. Plenarvortrag am 33ten Internationalen Symposium über ätherische Öle (ISEO) in Lissabon. ÖAZ 2003; 14: 76
[24] Burke BE, Baillie JE, Olson RD. Essential oil of Australian lemon myrtle (Backhousia citriodora) in the treatment of molluscum contagiosum in children. Biomed Pharmacother 2004; 58: 245–247
[25] Cáceres M, Hidalgo W, Stashenko E, Torres R, Ortiz C. Essential oils of aromatic plants with antibacterial, anti-biofilm and anti-quorum sensing activities against pathogenic bacteria. Antibiotics (Basel) 2020; 9: 147
[26] Çalışkan UK, Karakuş MM. Essential oils as skin permeation boosters and their predicted effect mechanisms. J Dermatol Ski Sci 2020; 2: 24–30
[27] Carmen G, Hancu G. Antimicrobial and antifungal activity of Pelargonium roseum essential oils. Adv Pharm Bull 2014; 4(Suppl 2): 511–514
[28] Caumes E, Marty M, Cadot M, Boulanger P, Rousseaux C, Petit A. A prospective cohort of patients with common scabies treated with 10 % benzyl benzoate emulsion as monotherapy: EPIGALE study. Int J Dermatol 2022; 61: 434–441
[29] Chaiyasut C, Sivamaruthi BS, Wongwan J, Thiwan K, Rungseevijitprapa W, Klunklin A, Kunaviktikul W. Effects of *Litsea cubeba* (Lour.) Persoon essential oil aromatherapy on mood states and salivary cortisol levels in healthy volunteers. Evid Based Complement Alternat Med 2020; 2020: 4389239
[30] Chernev T. Coriolus-MRL supplementation in patients infected with low-risk and high-risk HPV subtypes – Bulgarian experience, 3rd Congress of Gynecologists and obstetricians of Macedonia, 16–19 May; 2013
[31] D'Aquila P, Sena G, Crudo M, Passarino G, Bellizzi D. Effect of essential oils of *Apiaceae*, *Lamiaceae*, *Lauraceae*, *Myrtaceae*, and *Rutaceae* family plants on growth, biofilm formation, and quorum sensing in *Chromobacterium violaceum*, *Pseudomonas aeruginosa*, and *Enterococcus faecalis*. Microorganisms 2023; 11: 1150
[32] Daou H, Paradiso M, Hennessy K, Seminario-Vidal L. Rosacea and the microbiome: A systematic review. Dermatol Ther (Heidelb) 2021; 11: 1–12
[33] Deutsch-Grasl E, Buchmayr B, Fink M, Hrsg. Aromapflege Handbuch – Leitfaden für den Einsatz ätherischer Öle in Gesundheits-, Krankenpflege- und Sozialberufen. 4. Aufl. Lechaschau: Aromapflege; 2018
[34] Dohi S, Terasaki M, Makino M. Acetylcholinesterase inhibitory activity and chemical composition of commercial essential oils. J Agric Food Chem 2009; 57: 4313–4318
[35] Dold M, Bartova L, Volz HP, Seifritz E, Möller HJ, Schläfke S, Kasper S. Efficacy of Silexan in patients with anxiety disorders: a meta-analysis of randomized, placebo-controlled trials. Eur Arch Psychiatry Clin Neurosci 2023; 273: 1615–1628
[36] Doty R. Clinical studies of olfaction. Chem Senses 2005; 30 (Supp. 1): i207–i209
[37] Duarte A, Ferreira S, Silva F, Domingues F. Synergistic activity of coriander oil and conventional antibiotics against Acinetobacter baumannii. Phytomedicine 2012; 19: 236–238
[38] Duroux R, Mandeau A, Guiraudie-Capraz G, Quesnel Y, Loing E. A rose extract protects the skin against stress mediators: A potential role of olfactory receptors. Molecules 2020; 25: 4743
[39] Efe Ertürk N, Taşcı S. The effects of peppermint oil on nausea, vomiting and retching in cancer patients undergoing chemotherapy: An open label quasi-randomized controlled pilot study. Complement Ther Med 2021; 56: 102587
[40] Elsebai MF, Albalawi MA. Essential oils and COVID-19. Molecules 2022; 27: 7893
[41] Eren H, Turkmen AS, Aslan A. Effect of topical application of black pepper essential oil on peripheral intravenous catheter insertion: A randomized controlled study. Explore (NY) 2022; 18: 457–462
[42] Erickson KI, Voss MW, Prakash RS, Basak C, Szabo A, Chaddock L, Kim JS, Heo S, Alves H, White SM, Wojcicki TR, Mailey E, Vieira VJ, Martin SA, Pence BD, Woods JA, McAuley E, Kramer AF. Exercise training increases size of hippocampus and improves memory. Proc Natl Acad Sci U S A. 2011; 108: 3017–3022
[43] Farmer EE, Ryan CA. Interplant communication: airborne methyl jasmonate induces synthesis of proteinase inhibitors in plant leaves. Proc Natl Acad Sci U S A 1990; 87: 7713–6

[44] Figl R. Verlust der Zehen oder nicht? Eine aromapflegerische Herausforderung (17.03.2015). Im Internet: https://aromapraxis.de/2015/03/17/verlust-der-zehen-oder-nicht-eine-aromapflegerische-herausforderung/; Stand: 09.07.2023
[45] Fitzgerald J, Fenniri H. Cutting edge methods for non-invasive disease diagnosis using e-tongue and e-nose devices. Biosensors 2017; 7: 59
[46] Frasnelli J. Wir riechen besser als wir denken. Wien – Graz: Styria/Molden; 2021
[47] Frasnelli J. Der Geruchssinn könnte als Frühwarnsystem für Parkinson und Alzheimer dienen (26.01.2023). Im Internet: https://www.eurac.edu/de/magazine/geruchssinn-fruhwarnsystem-parkinson-und-alzheimer-interview-johannes-frasnelli; Stand: 13.06.2023
[48] Gelmini F, Belotti L, Vecchi S, Testa C, Beretta G. Air dispersed essential oils combined with standard sanitization procedures for environmental microbiota control in nosocomial hospitalization rooms. Complement Ther Med 2016; 25: 113–119
[49] Giraud-Robert AM. L'huile essentielle de niaouli (Melaleuca quinquenervia) dans la prévention des radiodermites du cancer du sein. Phytothérapie 2004; 2: 72–76
[50] Göbel H, Fresenius J, Heinze A, Dworschak M, Soyka D. Effectiveness of Oleum menthae piperitae and paracetamol in therapy of headache of the tension type. Nervenarzt 1996; 67: 672–681
[51] Göbel H, Heinze A, Heinze-Kuhn K, Göbel A, Göbel C. Oleum menthae piperitae (Pfefferminzöl) in der Akuttherapie des Kopfschmerzes vom Spannungstyp [Peppermint oil in the acute treatment of tension-type headache]. Schmerz 2016; 30: 295–310
[52] Greenway FL, Frome BM, Engels TM 3rd, McLellan A. Temporary relief of postherpetic neuralgia pain with topical geranium oil. Am J Med 2003; 115: 586–587
[53] Gröber U. Morbus Alzheimer: Mikronährstoffe in der frühen Phase der Therapie. Z f Orthomol Med 2009; 2: 6–10
[54] Hammer KA, Carson CF, Riley TV, Nielsen JB. A review of the toxicity of Melaleuca alternifolia (tea tree) oil. Food Chem Toxicol 2006; 44: 616–625
[55] Hamoud R, Sporer F, Reichling J, Wink M. Antimicrobial activity of a traditionally used complex essential oil distillate (Olbas® Tropfen) in comparison to its individual essential oil ingredients. Phytomedicine 2012; 19: 969–976
[56] Hasan A, Farooqui H. A review on role of essential oil as penetration enhancer in transdermal drug delivery system. Sys Rev Pharm 2021; 12: 439–444
[57] Hasanuzzaman M, Fujita M. Plant oxidative stress: Biology, physiology and mitigation. Plants (Basel) 2022; 11: 1185
[58] Hawkins J, Hires C, Dunne E, Keenan L. Prevalence of endocrine disorders among children exposed to lavender essential oil and tea tree essential oils. Int J Pediatr Adolesc Med 2022; 9: 117–124
[59] Hay IC, Jamieson M, Ormerod AD. Randomized trial of aromatherapy – successful treatment for Alopecia areata. Arch Dermatol 1998; 134: 1349–1352
[60] Heidary Navid M, Reichling J, Schnitzler P. Antiherpetic activity of the traditionally used complex essential oil Olbas®. Pharmazie 2013; 68: 702–705
[61] Herber S. Aromatherapie in der häuslichen Pflege. Oy/Allgäu: Joy; 2017
[62] Herber S, Zimmermann E. Aromatherapie für Frauen. Oy/Allgäu: Joy; 2019
[63] Herber S, Zimmermann E. Aromatherapie – Plötzlich ist vieles anders. Begleitung bei Tumorerkrankungen. 3. Aufl. Schwollen: Eigenverlag; 2021
[64] Herber S, Zimmermann E. Aromatherapie: Rezepturen für das Lymphsystem. DHZ – Deutsche Heilpraktiker Zeitschrift 2022; 17: 52–57
[65] Heuberger E. Effects of essential oils in the central nervous system – Part I: Central nervous system effects of essential oils in humans. In: Baser KHC, Buchbauer G, eds. Handbook of essential oils: Science, technology, and applications. London: CRC Press; 2009: 281–297
[66] Hillestad EMR, van der Meeren A, Nagaraja BH, Bjørsvik BR, Haleem N, Benitez-Paez A, Sanz Y, Hausken T, Lied GA, Lundervold A, Berentsen B. Gut bless you: The microbiota-gut-brain axis in irritable bowel syndrome. World J Gastroenterol 2022; 28: 412–431
[67] Holland RW, Hendriks M, Aarts H. Smells like clean spirit: Nonconscious effects of scent on cognition and behavior. Psychol Sci 2005; 16: 689–693
[68] Holmes C, Ballard C. Aromatherapy in dementia. Adv Psychiatr Treat 2004; 10: 296–300
[69] Holmes C, Hopkins V, Hensford C, MacLaughlin V, Wilkinson D, Rosenvinge H. Lavender oil as a treatment for agitated behaviour in severe dementia: a placebo controlled study. Int J Geriatr Psychiatry 2002; 17: 305–308
[70] Hongratanaworakit T, Buchbauer G: Autonomic and emotional responses after transdermal absorption of sweet orange oil in humans: placebocontrolled trial. G Int J Essential Oil Therapeutics 2007; 1: 29–34
[71] Hönig S, Kutschera U. Aromaküche: Gaumenfreuden mit ätherischen Ölen. 2. Aufl. Granz: Stöcker; 2012
[72] Howes MR, Perry NSL, Vásquez-Londoño C, Perry EK. Role of phytochemicals as nutraceuticals for cognitive functions affected in ageing. Br J Pharmacol 2020; 177: 1294–1315

[73] Huang L, Abuhamdah S, Howes MJ, Dixon CL, Elliot MS, Ballard C, Holmes C, Burns A, Perry EK, Francis PT, Lees G, Chazot PL. Pharmacological profile of essential oils derived from Lavandula angustifolia and Melissa officinalis with anti-agitation properties: focus on ligand-gated channels. J Pharm Pharmacol 2008; 60: 1515–1522

[74] Huffaker A, Pearce G, Veyrat N, Erb M, Turlings TC, Sartor R, Shen Z, Briggs SP, Vaughan MM, Alborn HT, Teal PE, Schmelz EA. Plant elicitor peptides are conserved signals regulating direct and indirect antiherbivore defense. Proc Natl Acad Sci U S A 2013; 110: 5707–5712

[75] Jäger W, Nasel C, Binder R, Stimpfl T, Vycudilik W, Buchbauer G. Pharmacokinetic studies of the fragrance compound 1,8-cineol in humans during inhalation. Chem Senses 1996; 21: 477–480

[76] Johnson JR, Rivard RL, Griffin KH, Kolste AK, Joswiak D, Kinney ME, Dusek JA. The effectiveness of nurse-delivered aromatherapy in an acute care setting. Complement Ther Med 2016; 25: 164–169

[77] Juergens LJ, Worth H, Juergens UR. New perspectives for mucolytic, anti-inflammatory and adjunctive therapy with 1,8-Cineole in COPD and Asthma: Review on the new therapeutic approach. Adv Ther 2020; 37: 1737–1753

[78] Juergens LJ, Worth H, Juergens UR. New perspectives for mucolytic, anti-inflammatory and adjunctive therapy with 1,8-Cineole in COPD and asthma: Review on the new therapeutic approach. Adv Ther 2020; 37: 1737–1753

[79] Jukic M, Politeo O, Maksimovic M, Milos M, Milos M. In vitro acetylcholinesterase inhibitory properties of thymol, carvacrol and their derivatives thymoquinone and thymohydroquinone. Phytother Res 2007; 21: 259–261

[80] Jung HJ, Shin IS, Lee JE. Olfactory function in mild cognitive impairment and Alzheimer's disease: A meta-analysis. Laryngoscope. 2019;129: 362–369

[81] Kairey L, Agnew T, Bowles EJ, Barkla BJ, Wardle J, Lauche R. Efficacy and safety of Melaleuca alternifolia (tea tree) oil for human health-A systematic review of randomized controlled trials. Front Pharmacol 2023; 14: 1 116 077

[82] Kalbe B, Knobloch J, Hatt H. Olfactory receptors modulate physiological processes in human airway smooth muscle cells. Front Physiol 2016; 7: 339

[83] Karsten M, Prince D, Robinson R, Stout-Aguilar J. Effects of peppermint aromatherapy on postoperative nausea and vomiting. J Perianesth Nurs 2020; 35: 615–618

[84] Kasper S, Eckert A, Möller HJ, Volz HP, Seifritz E. Psychiatric manifestations of post-COVID-19 syndrome: the potential benefit of Silexan. Int J Psychiatry Clin Pract 2023; 27: 285–291

[85] Kerkhof M. CO_2 extracts in aromatherapy. Wernhout (NL): Institut Kicozo; 2018

[86] Kettenring MM. Duftküche: 80 Vitalrezepte mit ätherischen Ölen. Wien: Kneipp; 2012

[87] Khalil N, Bishr M, Desouky S, Salama O. *Ammi Visnaga* L., a potential medicinal plant: A review. Molecules 2020; 25: 301

[88] Kim MJ, Nam ES, Paik SI. The effects of aromatherapy on pain, depression, and life satisfaction of arthritis patients. Taehan Kanho Hakhow Chi 2005; 35: 186–194

[89] Koczulla R, Hattesohl A, Biller H, Hofbauer J, Hohlfeld J, Oeser C, Wirtz H, Jörres RA. Comparison of four identical electronic noses and three measurement set-ups. Pneumologie 2011; 65: 465–470

[90] Kristiniak S, Harpel J, Breckenridge DM, Buckle J. Black pepper essential oil to enhance intravenous catheter insertion in patients with poor vein visibility: a controlled study. J Altern Complement Med 2012; 18: 1003–1007

[91] Lamm L. Wood Wide Web: Können Bäume miteinander sprechen? (19.05.2022). Im Internet: https://www.nationalgeographic.de/umwelt/2022/05/wood-wide-web-koennen-baeume-miteinander-sprechen; Stand: 31.08.2023

[92] Lange M. Das botanische „Gehirn“ sitzt in der Wurzel (09.05.2009). Im Internet: https://www.dw.com/de/das-botanische-gehirn-sitzt-in-der-wurzel/a-4 237 294; Stand: 31.08.2023

[93] Lanzerstorfer A, Hackl M, Schlömer M, Rest B, Deutsch-Grasl E, Lanzerstorfer C. The influence of air-dispersed essential oils from lemon (Citrus limon) and silver fir (Abies alba) on airborne bacteria and fungi in hospital rooms. J Environ Sci Health A Tox Hazard Subst Environ Eng 2019; 54: 256–260

[94] Le Faou M, Beghe T, Bourguignon E, Dei Tos S, Dupre T, Saunier M, Scaravelli J. The effects of the application of Dermasport plus Solution Cryo in physiotherapy. Int J Aromather 2005; 15: 123–128

[95] Lee SJ, Depoortere I, Hatt H. Therapeutic potential of ectopic olfactory and taste receptors. Nat Rev Drug Discov 2019; 18: 116–138

[96] Lehrner J, Marwinski G, Lehr S, Johren P, Deecke L. Ambient odors of orange and lavender reduce anxiety and improve mood in a dental office. Physiol Behav 2005; 86: 92–95

[97] Leonardão EJ, Savegnago L, Jacob RG, Victoria FN, Martinez DM. Antinociceptive effect of essential oils and their constituents: an update review. J Braz Chem Soc 2016; 27: 435–474

[98] Levy J, Neukirch C, Larfi I, Demoly P, Thabut G. Tolerance to exposure to essential oils exposure in patients with allergic asthma. J Asthma 2019; 56: 853–860

[99] Li G, Bartram S, Guo H, Mithöfer A, Kunert M, Boland W. SpitWorm, a herbivorous robot: Mechanical leaf wounding with simultaneous application of salivary components. Plants (Basel) 2019; 8: 318

[100] Liu WR, Qiao WL, Liu ZZ, Wang XH, Jiang R, Li SY, Shi RB, She GM. Gaultheria: Phytochemical and pharmacological characteristics. Molecules 2013; 18: 12071–12108
[101] Lizarraga-Valderrama LR. Effects of essential oils on central nervous system: Focus on mental health. Phytother Res 2021;35: 657–679
[102] Loivamäki M, Mumm R, Dicke M, Schnitzler JP. Isoprene interferes with the attraction of bodyguards by herbaceous plants. Proc Natl Acad Sci U S A 2008; 105: 17430–17435
[103] Lopes Campêlo LM, de Lima S, Mendes Feitosa C, Mendes de Freitas R. Evaluation of central nervous system effects of Citrus limon essential oil in mice. Rev Bras Farmacogn 2011; 21: 668–673
[104] Mandal D, Sahu BR, Parija T. Combination of tamoxifen and D-limonene enhances therapeutic efficacy in breast cancer cells. Med Oncol 2023; 40: 216
[105] Maruyama N. The effects of essential oils on inflammation and superficial mycoses. Vortrag, 9/2012. Dublin: Botanica2012-Konferenz; 2012
[106] Maruyama N, Tansho-Nagakawa S, Miyazaki C, Shimomura K, Ono Y, Abe S. Inhibition of neutrophil adhesion and antimicrobial activity by diluted hydrosol prepared from Rosa damascena. Biol Pharm Bull 2017; 40: 161–168
[107] Mehlhorn H, Abdel-Ghaffar F, Al-Rasheid KA, Schmidt J, Semmler M. Ovicidal effects of a neem seed extract preparation on eggs of body and head lice. Parasitol Res 2011; 109: 1299–1302
[108] Miller JA, Lang JE, Ley M, Nagle R, Hsu CH, Thompson PA, Cordova C, Waer A, Chow HH. Human breast tissue disposition and bioactivity of limonene in women with early-stage breast cancer. Cancer Prev Res (Phila) 2013; 6: 577–584
[109] Mitic M, Zrnić A, Wanner J, Stappen I. Clary sage essential oil and its effect on human mood and pulse rate: An in vivo pilot study. Planta Med 2020; 86: 1125–1132
[110] Montibeler J, Domingos TDS, Braga EM, Gnatta JR, Kurebayashi LFS, Kurebayashi AK. Effectiveness of aromatherapy massage on the stress of the surgical center nursing team: a pilot study. Rev Esc Enferm USP 2018; 52: 03 348
[111] Moss M, Oliver L. Plasma 1,8-cineole correlates with cognitive performance following exposure to rosemary essential oil aroma. Ther Adv Psychopharmacol 2012; 2: 103–113
[112] Moss M, Smith E, Milner M, McCready J. Acute ingestion of rosemary water: Evidence of cognitive and cerebrovascular effects in healthy adults. J Psychopharmacol 2018; 32: 1319–1329
[113] Mumm R, Hilker M. The significance of background odour for an egg parasitoid to detect plants with host eggs. Chem Senses 2005; 30: 337–343
[114] Neuhaus EM, Zhang W, Gelis L, Deng Y, Noldus J, Hatt H. Activation of an olfactory receptor inhibits proliferation of prostate cancer cells. J Biol Chem 2009; 284: 16 218–16 225
[115] Ou MC, Lee YF, Li CC, Wu SK. The effectiveness of essential oils for patients with neck pain: A randomized controlled study. J Altern Compl Med 2014; 20: 771–779
[116] Owen L, Grootveld M, Arroo R, Ruiz-Rodado V, Price P, Laird K. A multifactorial comparison of ternary combinations of essential oils in topical preparations to current antibiotic prescription therapies for the control of acne vulgaris-associated bacteria. Phytother Res 2017; 31: 410–417
[117] Pavarino M, Marengo A, Cagliero C, Bicchi C, Rubiolo P, Sgorbini B. *Elettaria cardamomum* (L.) Maton essential oil: An interesting source of bioactive specialized metabolites as inhibitors of acetylcholinesterase and butyrylcholinesterase. Plants (Basel) 2023; 12: 3 463
[118] Patel DP, Swink SM, Castelo-Soccio L. A review of the use of biotin for hair loss. Skin Appendage Disord 2017; 3: 166–169
[119] Pause BM, Seul SM. Alles Geruchssache: Wie unsere Nase steuert, was wir wollen und wen wir lieben. München: Piper; 2020
[120] Perry NS, Bollen C, Perry EK, Ballard C. Salvia for dementia therapy: review of pharmacological activity and pilot tolerability clinical trial. Pharmacol Biochem Behav 2003; 75: 651–659
[121] Pfetzing U. Vorstellung eines neuen Riechkurztests [Dissertation]. Technische Universität Dresden; 2008
[122] Radhika V, Kost C, Mithöfer A, Boland W. Regulation of extrafloral nectar secretion by jasmonates in lima bean is light dependent. Proc Natl Acad Sci U S A 2010; 107: 17 228–17 233
[123] Rädlein U. Statt Amputation: Ein paar Tropfen Teebaum täglich. Forum Essenzia 1995; 7: 13–14
[124] Rashidi Fakari F, Tabatabaeichehr M, Kamali H, Rashidi Fakari F, Naseri M. Effect of inhalation of aroma of geranium essence on anxiety and physiological parameters during first stage of labor in nulliparous women: a randomized clinical trial. J Caring Sci 2015; 4: 135–141
[125] Reichling J, Saller R, Tarabichi A. Olbas Tropfen – Ein pflanzliches Arzneimittel mit langer Tradition. Pharmazeutische Zeitung 2014. Im Internet: https://www.pharmazeutische-zeitung.de/ausgabe-112014/ein-pflanzliches-arzneimittel-mit-langer-tradition/; Stand: 06.07.2023
[126] Runkel U. Keimsanierung mit ätherischen Ölen – eine wirksame Methode bei Antibiotikaresistenz? [Jugend-forscht-Arbeit im Fachgebiet Biologie]. Gelnhausen; 2003
[127] Samarth RM, Samarth M, Matsumoto Y. Medicinally important aromatic plants with radioprotective activity. Future Sci OA 2017; 3: FSO247

[128] Saneei Totmaj A, Emamat H, Jarrahi F, Zarrati M. The effect of ginger (Zingiber officinale) on chemotherapy-induced nausea and vomiting in breast cancer patients: A systematic literature review of randomized controlled trials. Phytother Res 2019; 33: 1957–1965

[129] Schiestl FP. The evolution of floral scent and insect chemical communication. Ecol Lett 2010; 13: 643–656

[130] Schlösser S. Zum Einfluss chemosensorischer Aggressionssignale auf das Sozialverhalten beim Menschen [Inaugural-Dissertation zur Erlangung des Doktorgrades]. Düsseldorf: Mathematisch-Naturwissenschaftliche Fakultät der Heinrich-Heine-Universität Düsseldorf; 2014

[131] Schmahl G, Al-Rasheid KA, Abdel-Ghaffar F, Klimpel S, Mehlhorn H. The efficacy of neem seed extracts (Tre-san, MiteStop) on a broad spectrum of pests and parasites. Parasitol Res 2010; 107: 261–269

[132] Schmidt K, Podmore I. Current challenges in volatile organic compounds analysis as potential biomarkers of cancer. J Biomark 2015; 2015: 981458

[133] Schnaubelt K. The healing intelligence of essential oils. Vermont: Healing Arts Press Rochester; 2011

[134] Schnitzler P. Essential oils for the treatment of herpes simplex virus infections. Chemotherapy 2019; 64: 1–7

[135] Schnitzler P, Schuhmacher A, Astani A, Reichling J. Melissa officinalis oil affects infectivity of enveloped herpesviruses. Phytomed 2008; 15: 734–740

[136] Schulze P, Bestgen AK, Lech RK, Kuchinke L, Suchan B. Preprocessing of emotional visual information in the human piriform cortex. Sci Rep 2017; 7: 9191

[137] Sharifi A, Nayeri Fasaei B. Selected plant essential oils inhibit biofilm formation and luxS- and pfs-mediated quorum sensing by Escherichia coli O157:H7. Lett Appl Microbiol 2022; 74: 916–923

[138] Sharma D, Singh VP, Singh NK. A review on phytochemistry and pharmacology of medicinal as well as poisonous mushrooms. Mini Rev Med Chem 2018; 18: 1095–1109

[139] Soltmann O. Keuchhusten und Zypressenöl. Therapie d Gegenw 1904; 6: 117

[140] Stern C. Gemmotherapie. Stuttgart: Haug; 2018

[141] Strauch C, Manahan-Vaughan D. Orchestration of hippocampal information encoding by the piriform cortex. Cereb Cortex 2020; 30: 135–147

[142] Sukmawan YP, Anggadiredja K, Adnyana IK. Antineuropathic pain mechanistic study on *A. conyzoides* essential oil, precocene II, caryophyllene, or longifolene as single agents and in combination with pregabalin. CNS Neurol Disord Drug Targets 2023; 22: 924–931

[143] Sumorek-Wiadro J, Zając A, Maciejczyk A, Jakubowicz-Gil J. Furanocoumarins in anticancer therapy – For and against. Fitoterapia. 2020; 142: 104492

[144] Tadokoro Y, Shigeko Horiuchi S, Takahata K, Shuo T, Sawano E, Shinohara K. Changes in salivary oxytocin after inhalation of clary sage essential oil scent in term-pregnant women: a feasibility pilot study. BMC Res Notes 2017; 10: 717

[145] Theierl S. Aromapflege: Palliative Care für Einsteiger (Bd. 2). 2. Aufl. Esslingen am Neckar: Der Hospiz Verlag; 2015

[146] Tisserand R, Young R. Essential oil safety. 2nd ed. Edinburgh: Churchill Livingstone; 2014

[147] Thieme Konsens: 10 Experten – 10 Statements – Wissenschaftlich fundierte Anwendung ätherischer Öle. Gesundheitsökonomie und Qualitätsmanagement 2022; 27(04): 174–177

[148] Thomann PA, Dos Santos V, Seidl U, Toro P, Essig M, Schröder J. MRI-derived atrophy of the olfactory bulb and tract in mild cognitive impairment and Alzheimer's disease. J Alzheimers Dis 2009; 17: 213–221

[149] Tognolini M, Ballabeni V, Bertoni S, Bruni R, Impicciatore M, Barocelli E. Protective effect of Foeniculum vulgare essential oil and anethole in an experimental model of thrombosis. Pharmacol Res 2007; 56: 254–260

[150] Toniolo J, Delaide V, Beloni P. Effectiveness of inhaled aromatherapy on chemotherapy-induced nausea and vomiting: a systematic review. J Altern Complement Med 2021; 27: 1058–1069

[151] Vagedes J, Henes J, Deckers B, Vagedes K, Kuderer S, Helmert E, von Schoen-Angerer T. Topical Rosmarinus officinalis L. in systemic sclerosis-related Raynaud's phenomenon: An open-label pilot study. Complement Med Res 2022; 29: 242–248

[152] Valussi M. Essential oils and their biological activities in the light of evolutionary theory: a review of the field including synergy and network pharmacology. Int J Aromather 2014; 9: 69–84

[153] de Vasconcelos C Braz J, de Carvalho FO, de Vasconcelos C Meneses D, Calixto FAF, Santana HSR, Almeida IB, de Aquino LAG, de Souza Araújo AA, Serafini MR. Mechanism of action of limonene in tumor cells: A systematic review and meta-analysis. Curr Pharm Des 2021; 27: 2956–2965

[154] Veiga Jr VF, Rosas EC, Carvalho MV, Henriques MG, Pinto AC. Chemical composition and anti-inflammatory activity of copaiba oils from Copaifera cearensis Huber ex Ducke, Copaifera reticulata Ducke and Copaifera multijuga Hayne – a comparative study. J Ethnopharmacol 2007; 112: 248–254

[155] Walton SF, McKinnon M, Pizzutto S, Dougall A, Williams E, Currie BJ. Acaricidal activity of Melaleuca alternifolia (tea tree) oil: in vitro sensitivity of sarcoptes scabiei var hominis to terpinen-4-ol. Arch Dermatol 2004; 140: 563–566

[156] Wang ZJ, Heinbockel T. Essential oils and their constituents targeting the GABAergic system and sodium channels as treatment of neurological diseases. Molecules 2018; 23: 1061

[157] von der Weid P-Y, Zawieja DC. Lymphatic smooth muscle: the motor unit of lymph drainage. Int J Biochem Cell Biol 2004; 36: 1147–1153

[158] Weitz HA. Mentale Geruchsvorstellungen im Schlaf [Dissertation zur Erlangung eines doctor medicinae]. Dresden: Medizinische Fakultät Carl Gustav Carus der Technischen Universität Dresden; 2010

[159] Wink M. Wie funktionieren Phytopharmaka? Z Phytother 2005; 26: 262–270

[160] Yaralizadeh M, Abedi P, Najar S, Namjoyan F, Saki A. Effect of Foeniculum vulgare (fennel) vaginal cream on vaginal atrophy in postmenopausal women: A double-blind randomized placebo-controlled trial. Maturitas 2016; 84: 75–80

[161] Yayla EM, Ozdemir L. Effect of inhalation aromatherapy on procedural pain and anxiety after needle insertion into an implantable central venous port catheter: A quasi-randomized controlled pilot study. Cancer Nurs 2019; 42: 35–41

[162] Zimmermann E. Aromatherapie für Pflege- und Heilberufe. 7. Aufl. Stuttgart: Haug; 2022

[163] Zimmermann MR, Maischak H, Mithöfer A, Boland W, Felle HH. System potentials, a novel electrical long-distance apoplastic signal in plants, induced by wounding. Plant Physiol 2009; 149: 1593–1600

25 Glossar

Absolue
Duftstoff einer Pflanze, der mit einem leicht flüchtigen Lösungsmittel (z. B. Hexan) extrahiert wurde; es ist meistens zähflüssiger als ein ätherisches Öl und enthält oft noch natürliche Farbstoffe

adstringierend
zusammenziehend

Anosmie
Verlust der Riechfähigkeit

Apoptose
vorprogrammierter, auf ein bestimmtes Signal hin ablaufender Zelltod

Chemotaxis
Beeinflussung der Fortbewegungsrichtung von Lebewesen oder Zellen durch Stoffkonzentrationsgradienten. Als positive Chemotaxis wird die Bewegung in Richtung der höheren Konzentrationen eines (Lock-)Stoffs bezeichnet. Erfolgt die Bewegung hin zur geringeren Konzentration eines (Schreck-)Stoffs, handelt es sich um eine negative Chemotaxis

Chemotyp (Ct.)
Unterschiedliche chemische Zusammensetzung bei Pflanzen derselben Art. Die Inhaltsstoffe der Pflanzen variieren je nach Wuchsbedingungen, sodass sich die Zusammensetzung des Öles deutlich unterscheiden kann

Compliance
die Bereitschaft zur regelmäßigen Anwendung von therapeutischen Maßnahmen/Präparaten

Counterirritant-Effekt
Auch Gegenreizeffekt genannt. Durch lokale Reizung kommt es zur Entleerung des Neuropeptids Substanz P ins Gewebe. Hierdurch wird die Schmerzwahrnehmung (Nozizeption) herabgesetzt und eine schmerzlindernde Wirkung, ähnlich einem Lokalanästhetikum, bewirkt

Emulgator
Hilfsstoff, mit dem Öl und Wasser zu einer Emulsion, also zu einem fein verteilten Stoffgemisch, vermengt werden können

Extrakt
Ein durch Extraktion (Trennung) gewonnenes Mittel. Aus Pflanzen(teilen) werden mithilfe geeigneter Lösungsmittel (z. B. Wasser, Ethanol, Hexan oder Petrolether) z. B. ätherische Öle herausgelöst

Fettbegleitstoffe, unverseifbare
wertvolle hautpflegende und therapeutisch wirksame Moleküle, die bei der Verseifung von Ölen mit Laugen – der Seifenherstellung – unerwünscht sind

Flavedo
auch Exokarp, die äußere gelb, orange oder grün gefärbte Schicht der Zitrusfrüchte

Fotosensibilisierung
Manche Inhaltsstoffe in ätherischen Ölen, z. B. Cumarine (Bergapten), wirken fotosensibilisierend, d. h., diese Moleküle haben die Fähigkeit, sich an die Melaninzellen der Haut zu binden; diese absorbieren dadurch wiederum geballt das UV-Licht und verursachen so – je nach Hauttyp – leichte bis starke verbrennungsartige Reizungen

Gel
Ein Gel besteht aus mindestens zwei Komponenten, einer festen und einer flüssigen Phase. Im Gegensatz zu Schüttellotionen vermischen sich diese vollständig miteinander, sodass eine Dispersion vorliegt. Natürlich vorkommende Fette sind häufig Gele

Globally Harmonised System (GHS)
Ein System zur weltweit einheitlichen Einstufung und Kennzeichnung von Chemikalien bzw. Gefahrenstoffen und -gemischen

Haptene
partielle oder unvollständige Antigene, die erst nach Verbindung mit einem Protein eine Immunreaktion bzw. allergische Reaktion beim Menschen auslösen

Hyposmie
Beeinträchtigung der Riechfähigkeit

Mazerat
Durch Mazeration (Ölauszug) gewonnene Öle. Da viele pflanzliche Inhaltsstoffe in Fett löslich sind, eignen sich Öle wie Soja-, Oliven- und Sonnenblumenöl für die Herstellung von Mazeraten

Ölmischung
Eine Mixtur aus verschiedenen ätherischen Ölen, die (selten) pur oder verdünnt genutzt werden, z. B. in Körperölen, Roll-ons, Sprays, für Inhalierstifte oder Vernebler und Diffusoren

phlebotonisch
die Venen straffend und unterstützend

Quorum sensing
Schwarmintelligenz, Gemeinschaftskommunikation

Resinoid
Extrakt aus Harzen

Schüttellotion
Gemisch aus einer Wasser- und einer Ölphase, in dem die lipophilen (fettliebenden) und die hydrophilen (wasserliebenden) Phasen getrennt vorliegen. Sie lassen sich durch Schütteln nur vorübergehend vermengen. Um beide zu verbinden, ist ein Emulgator notwendig

Solubol
Ein pflanzlicher Emulgator, bestehend aus Glycerin, Kokosextrakt, Kürbisextrakt, Lecithin, Vitamin E, Vitamin C und Rosmarinextrakt

Solventextraktion
Herstellungsverfahren zur Gewinnung von Absolues, Lösung in flüchtigen Kohlenwasserstoffen wie Hexan

Synergismus
Zusammenwirken von sich fördernden Substanzen, durch das eine höhere Wirksamkeit als bei getrennter Gabe in Form von Einzelstoffen erzielt wird

topisch
örtlich, äußerliche Anwendung

Sachverzeichnis

Aromapflege Evelyn Deutsch®

VON DER PFLEGE FÜR DIE PFLEGE

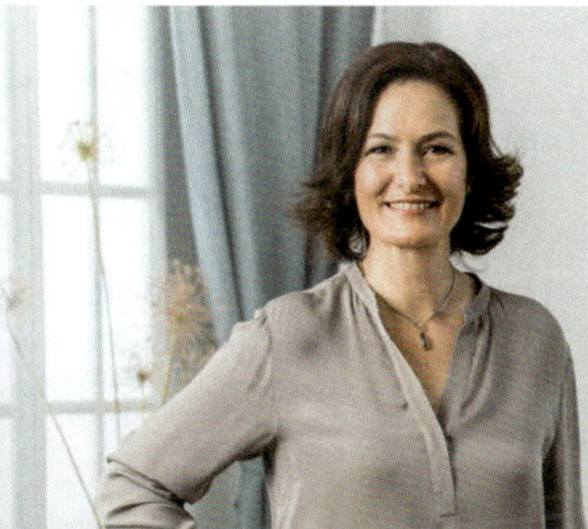

„Über 500 Pflegeeinrichtungen arbeiten bereits mit uns! Ich freue mich auf Sie."

Evelyn Deutsch-Grasl

Gemeinsam stark in der Pflege – unser Rundum-Angebot

Über 20 Jahre Fachkompetenz als Marktführer der Aromapflege in Österreich

Wir sind Pioniere der Aromapflege in Österreich und bieten ein umfassendes Spektrum an Dienstleistungen und Produkten — von der Pflege für die Pflege.

Die ganze Welt der Aromapflege aus einer Hand

Aromapflege Handlungsleitlinien: Fertige Handlungsleitlinien für Allgemein, Raumbeduftung, Waschung, Streichung, Hautpflege uvm. — anpassbar an Ihre Einrichtung.

Service- und Beratungspakete: Von Starter, über Implementierung bis hin zur Optimierung — unser kompetentes Team berät gerne in Sachen Aromapflege.

Ratgeber für Fachbereiche: Ratgeber Implementierung, Ratgeber Aromapflege bei Demenz und Ratgeber Aromapflege bei Schmerzen uvm. — wir bieten konkrete Anleitungen.

Gesundheitsschule Evelyn Deutsch: Fachseminare, Basis- und Aufbaulehrgang, Inhouse-Seminare, E-Learnings und Weiterbildungen laut § 64 GuKG Abs. 3 GuKG. Mit über 20 Seminarjahren und mehr als 25.000 begeisterten Pflegepersonen.

Dermatologisch getestete, gebrauchsfertige Aromapflege-Produkte: 100% dermatologisch getestet, zertifizierte Biokosmetik, Bio-Qualität, frei von Konservierungs-, Farb- und Duftstoffen.

Sonderkonditionen: Für Kliniken, Gesundheits- und Pflegeeinrichtungen, Sozialeinrichtungen, usw. gelten attraktive Einkaufskonditionen.

Unser Aromapflege Evelyn Deutsch® Sortiment für die Pflege umfasst:

- 30 ätherische naturreine Öle
- 5 Duftmischungen
- 3 Hydrolate
- 4 Wasch- und Duschgels
- 12 Basispflegeöle
- 21 Spezialpflegeprodukte
- 6 Baby- und Kinderpflegeprodukte

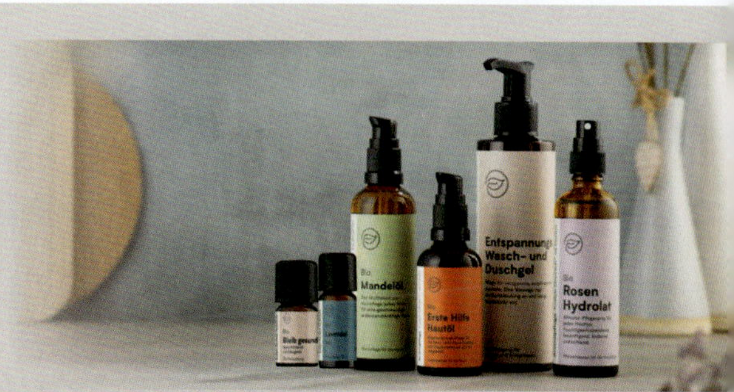

/aromapflege

Alle Informationen finden Sie auch auf unserer Webseite:
https://www.aromapflege.com/fachbereich

Sepp-Haggenmüller-Straße 6, A-6600 Lechaschau
Telefon: +43 5672 64942
info@aromapflege.com, www.aromapflege.com

Eliane Zimmermann & Sabrina Herber

Aromatherapie mit Kompetenz & Herz

evidenzbasiert und firmenunabhängig

ONLINE-FORTBILDUNGEN* (Live)

WEBSEMINARE (Aufzeichnungen)

*zertifiziert von Forum Essenzia

MAGAZINE, RATGEBER, DUFTKARTEN

POSTER UND ANDERE LERNMATERIALIEN

ÖLE-LEXIKON & 12 weitere

ONLINE-SHOP mit Bio-Düften & Naturkosmetik unterschiedlicher Anbieter:

www.shop-vivere.de

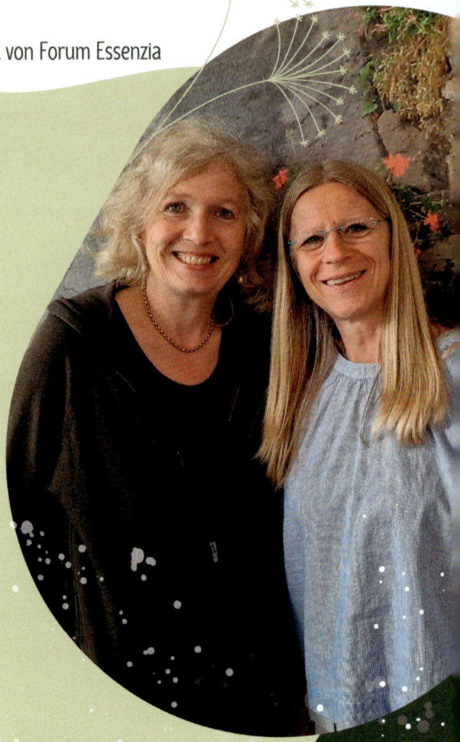

Podcast

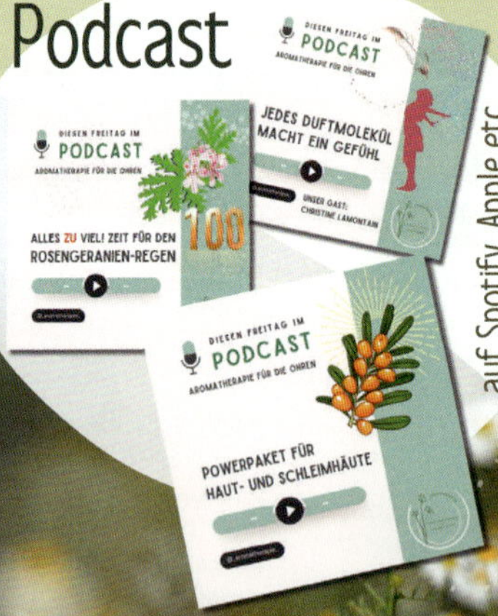

auf Spotify, Apple etc

zum WhatsApp Kanal

www.vivere-aromapflege.de

www.aromapraxis.de

Geschäft: Hauptstraße 22, D-55765 Birkenfeld

Tel.: +49 6782-9 888 446

AROMATHERAPIE ELIANE ZIMMERMANN & SABRINA HERBER

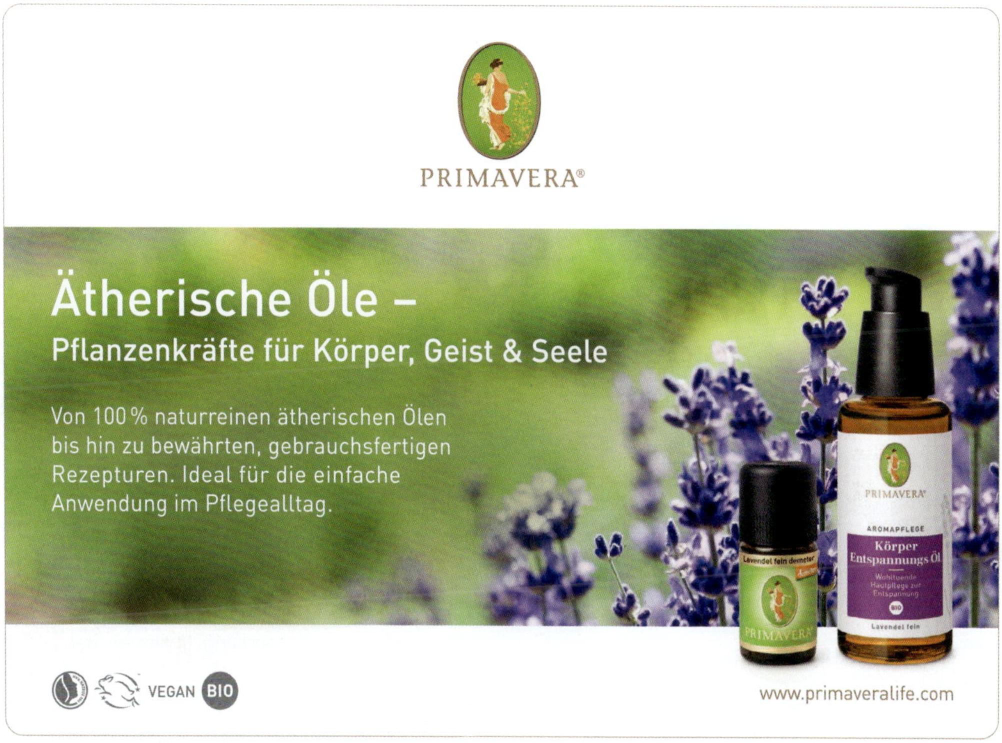
PRIMAVERA®
Ätherische Öle –
Pflanzenkräfte für Körper, Geist & Seele
Von 100 % naturreinen ätherischen Ölen bis hin zu bewährten, gebrauchsfertigen Rezepturen. Ideal für die einfache Anwendung im Pflegealltag.
PRIMAVERA
AROMAPFLEGE
Körper Entspannungs Öl
Lavendel fein demeter
VEGAN BIO
www.primaveralife.com
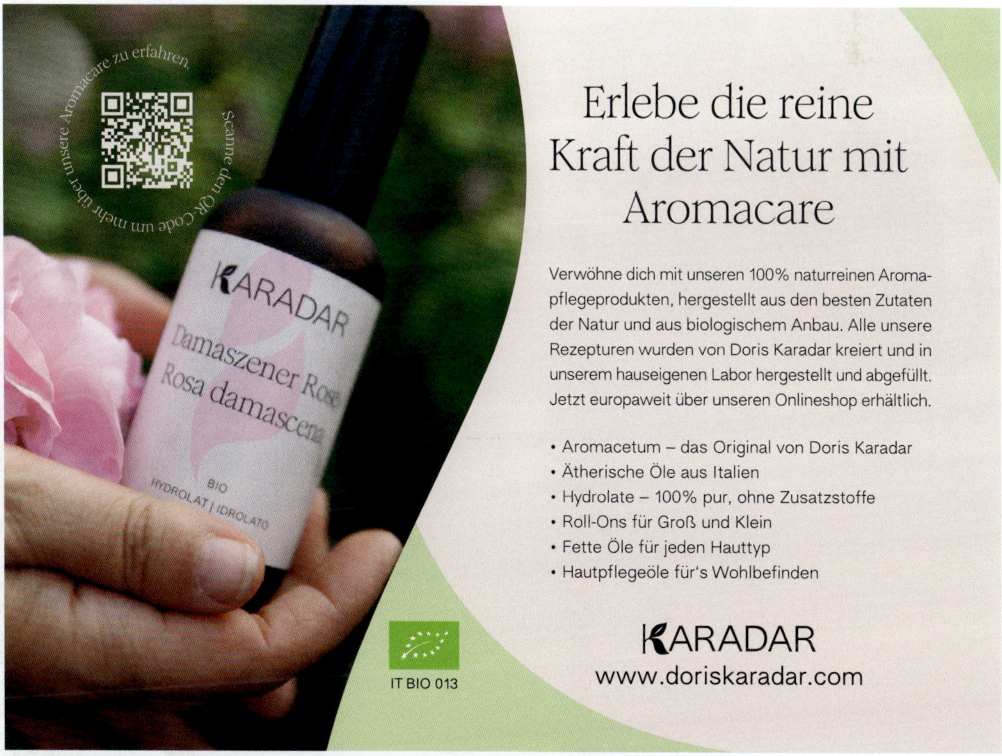
Scanne den QR-Code um mehr über unsere Aromacare zu erfahren.
KARADAR
Damaszener Rose
Rosa damascena
BIO
HYDROLAT | IDROLATO
Erlebe die reine Kraft der Natur mit Aromacare
Verwöhne dich mit unseren 100% naturreinen Aromapflegeprodukten, hergestellt aus den besten Zutaten der Natur und aus biologischem Anbau. Alle unsere Rezepturen wurden von Doris Karadar kreiert und in unserem hauseigenen Labor hergestellt und abgefüllt. Jetzt europaweit über unseren Onlineshop erhältlich.
• Aromacetum – das Original von Doris Karadar
• Ätherische Öle aus Italien
• Hydrolate – 100% pur, ohne Zusatzstoffe
• Roll-Ons für Groß und Klein
• Fette Öle für jeden Hauttyp
• Hautpflegeöle für's Wohlbefinden
IT BIO 013
KARADAR
www.doriskaradar.com

Ätherische Pflanzenöle pflegen, lindern, heilen!

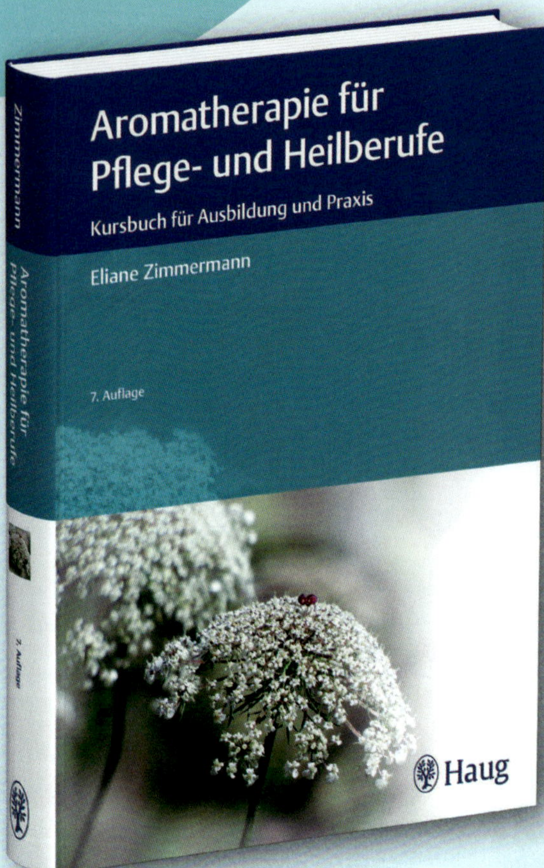

Von der Steigerung des Wohlbefindens bis zur Linderung von Krankheiten – die Aromatherapie bietet ein breites Wirkspektrum und punktet durch schonende Behandlung. In diesem Standardwerk erhalten Sie konkrete Informationen für die Praxis:

- Essenzielles Wissen für die Anwendung der Aromatherapie
- Ätherische Öle inkl. wichtiger Eckdaten und Indikationen sowie alles Notwendige zu Botanik und Biochemie
- Pflanzenfotos kombiniert mit Tropfengrafiken zu den Hauptwirkstoffen
- Jetzt mit neuen Porträts ätherischer Öle und aktuellen Studien sowie Empfehlungen zum Riechtraining bei Riechstörungen infolge Covid-19

Aromatherapie für Pflege- und Heilberufe
Zimmermann
ISBN 978 3 13 244327 3
69,99 € [D] / 72,00 € [A]
Auch als E-Book

Stand 12/2023: Preisänderungen und Irrtum vorbehalten

shop.thieme.de

Haug

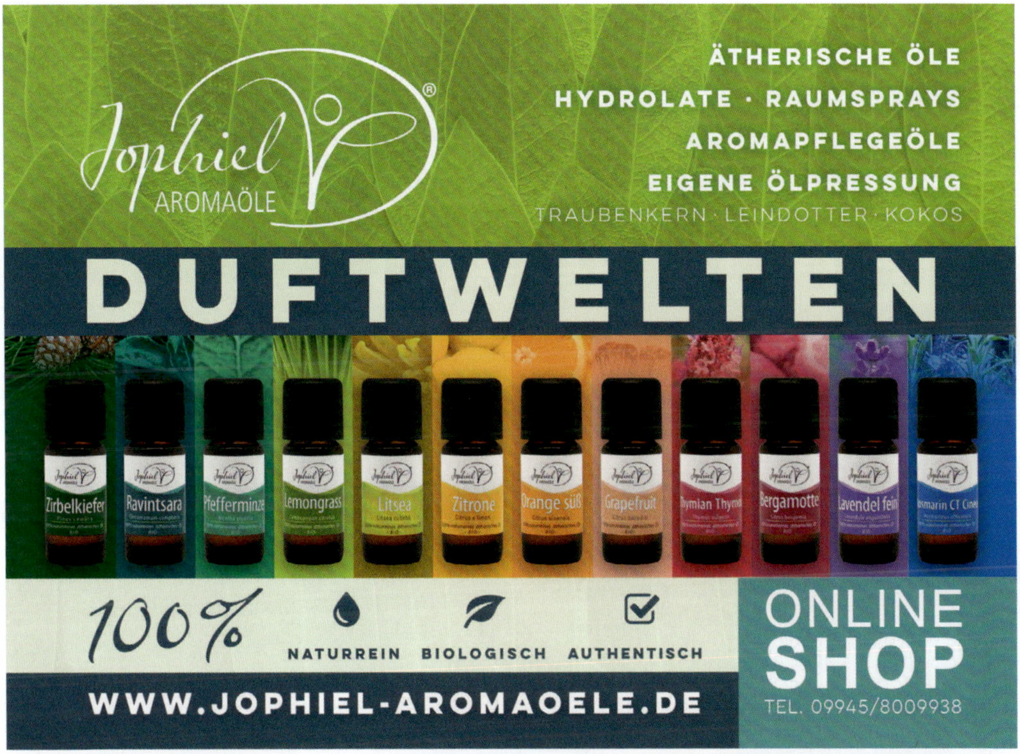
Jophiel®
AROMAÖLE
ÄTHERISCHE ÖLE
HYDROLATE · RAUMSPRAYS
AROMAPFLEGEÖLE
EIGENE ÖLPRESSUNG
TRAUBENKERN · LEINDOTTER · KOKOS
DUFTWELTEN
Zirbelkiefer
Ravintsara
Pfefferminze
Lemongrass
Litsea
Zitrone
Orange süß
Grapefruit
Bergamotte
Lavendel fein
100%
NATURREIN
BIOLOGISCH
AUTHENTISCH
ONLINE
SHOP
WWW.JOPHIEL-AROMAOELE.DE
TEL. 09945/8009938

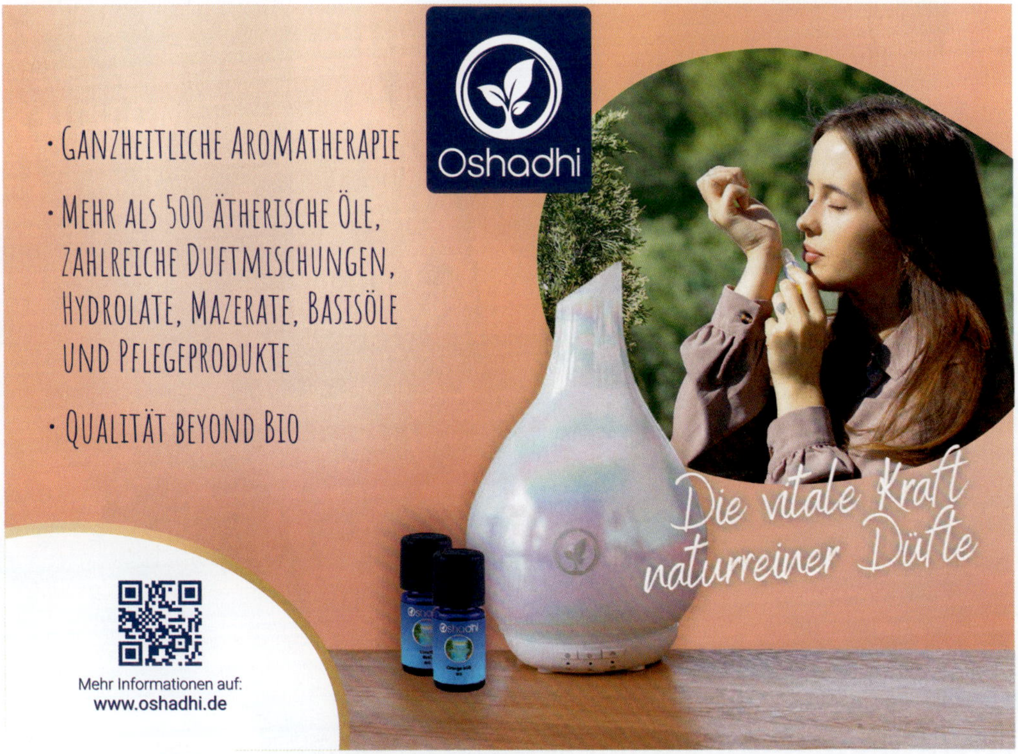
Oshadhi
· Ganzheitliche Aromatherapie
· Mehr als 500 ätherische Öle, zahlreiche Duftmischungen, Hydrolate, Mazerate, Basisöle und Pflegeprodukte
· Qualität beyond Bio
Die vitale Kraft naturreiner Düfte
Mehr Informationen auf:
www.oshadhi.de

HEILPFLANZEN – DAS BESTE REZEPT

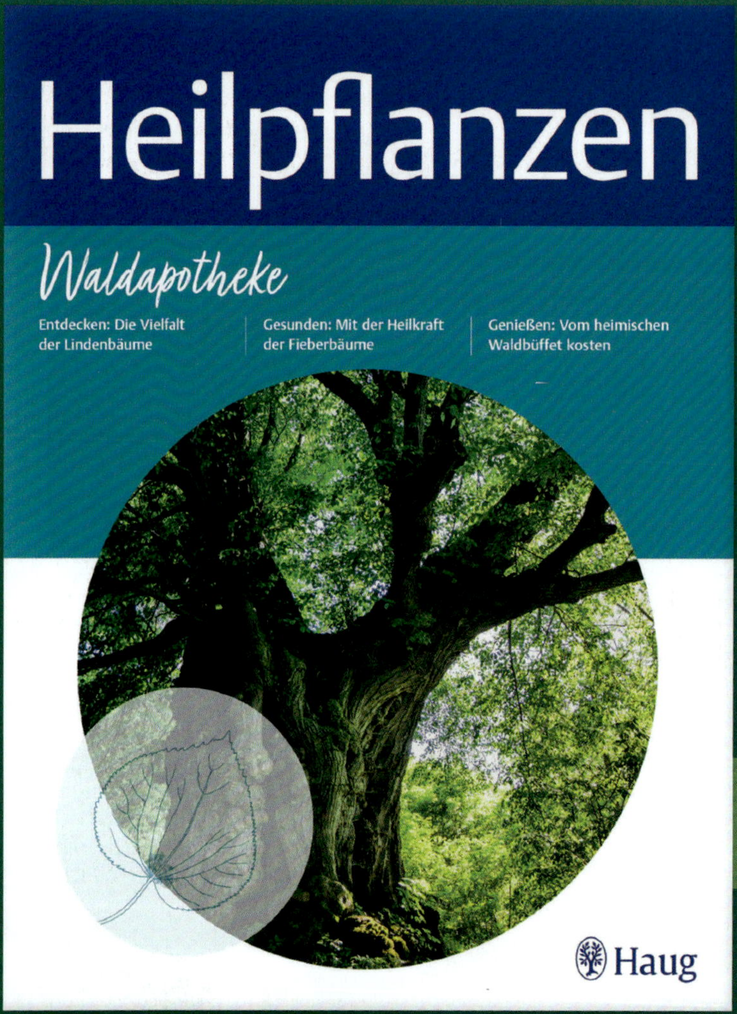

4-MAL JÄHRLICH

Günstiger Einstiegspreis!

MOBIL LESEN
ONLINE & OFFLINE
in Thieme E-Journals

Lernen Sie sie kennen, die Zeitschrift, mit der Sie tiefer in die Welt der Heilpflanzen vordringen. Von der Wurzel bis zur Blüte hält die Natur wertvolle Wirkstoffe für Mensch und Tier bereit. Erfahren Sie, wie Sie Heilpflanzen gesundheitsfördernd nutzen und in der Ernährung einsetzen.

- Mehr als nur Inhaltsstoffe: aus wissenschaftlichen Erkenntnissen für Sie abgeleitete Anwendungsmöglichkeiten
- Altes neu erfahren: Überliefertes Pflanzenwissen in die Moderne übertragen
- Vom Anbau bis zur Rezeptur: heimische bis exotische Pflanzen und wie sie eingesetzt werden können
- Auch optisch ein Genuss: Pflanzenteile und ihre Wirkstoffe bis ins kleinste Detail grafisch aufbereitet
- Immer und überall: alle Ausgaben auch digital verfügbar

www.thieme.de/heilpflanzen

Haug

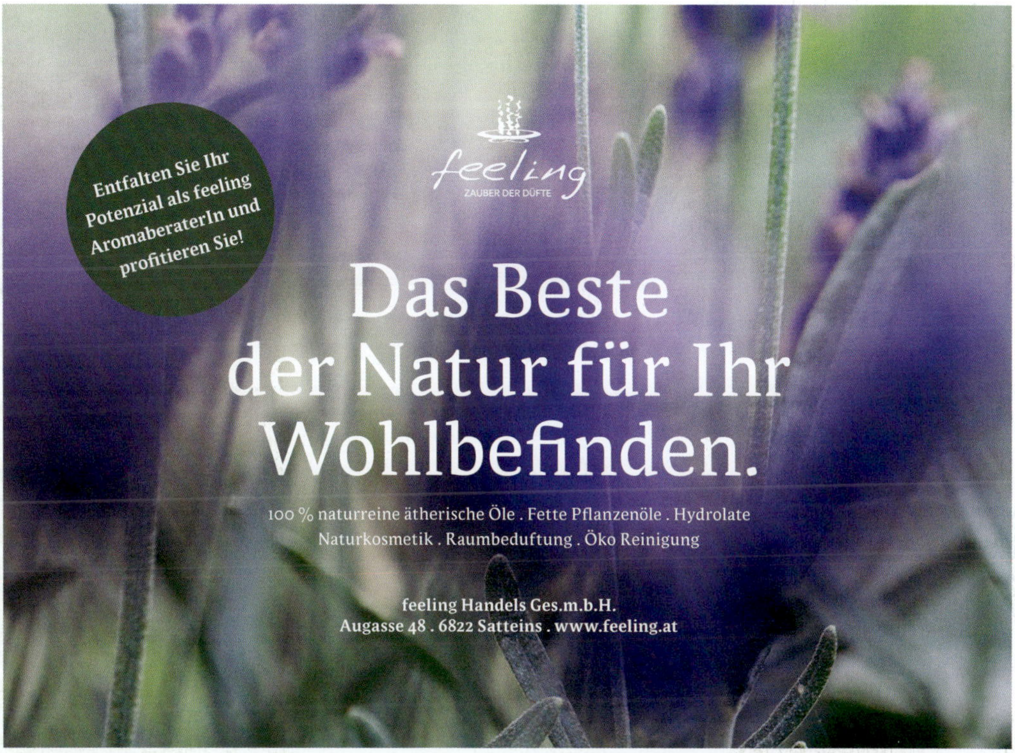
Entfalten Sie Ihr Potenzial als feeling AromaberaterIn und profitieren Sie!
feeling
ZAUBER DER DÜFTE
Das Beste der Natur für Ihr Wohlbefinden.
100 % naturreine ätherische Öle . Fette Pflanzenöle . Hydrolate
Naturkosmetik . Raumbeduftung . Öko Reinigung
feeling Handels Ges.m.b.H.
Augasse 48 . 6822 Satteins . www.feeling.at

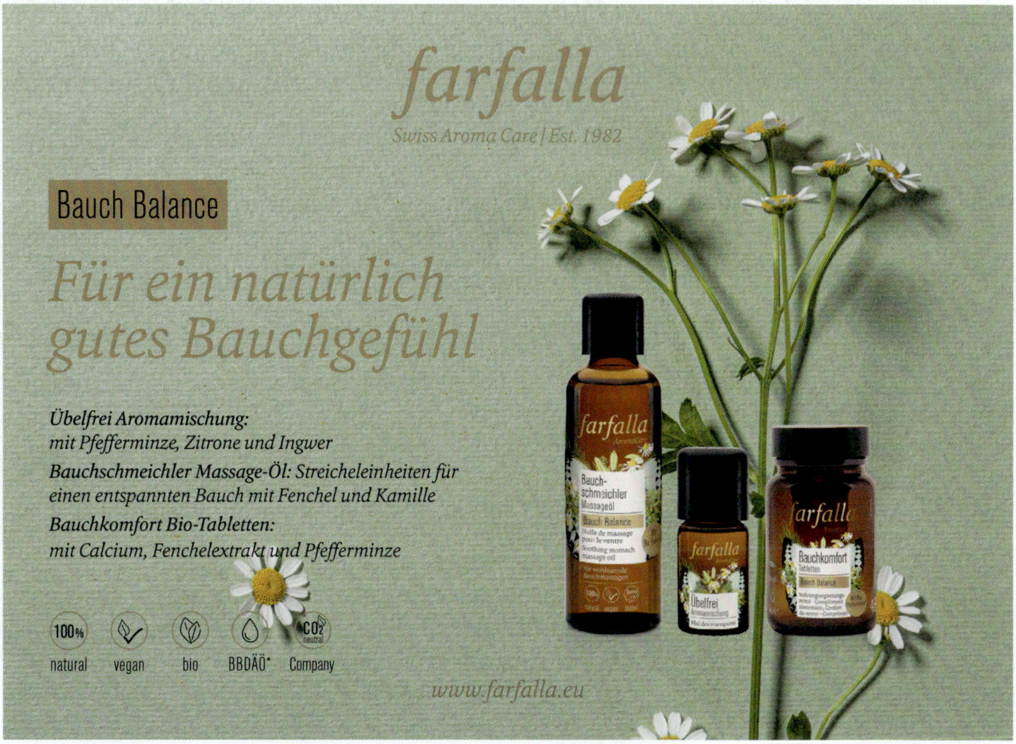
farfalla
Swiss Aroma Care | Est. 1982
Bauch Balance
Für ein natürlich gutes Bauchgefühl
Übelfrei Aromamischung: mit Pfefferminze, Zitrone und Ingwer
Bauchschmeichler Massage-Öl: Streicheleinheiten für einen entspannten Bauch mit Fenchel und Kamille
Bauchkomfort Bio-Tabletten: mit Calcium, Fenchelextrakt und Pfefferminze
100% natural
vegan
bio
BBDÄÖ*
CO2 neutral Company
www.farfalla.eu